全国中等医药卫生职业教育"十二五"规划教材配套教学用书

护理学基础
同步训练与技能考核

（供护理、助产专业用）

主　编　周意丹（哈尔滨市卫生学校）
副主编　（以姓氏笔画为序）
　　　　毛红云（贵州省人民医院护士学校）
　　　　张少羽（南阳医学高等专科学校）
　　　　赵　卿（牡丹江市卫生学校）

中国中医药出版社
·北京·

图书在版编目(CIP)数据

护理学基础同步训练与技能考核/周意丹主编. —北京：中国中医药出版社,2013.8
(2014.8重印)全国中等医药卫生职业教育"十二五"规划教材配套教学用书
ISBN 978 -7 -5132 -1820 -7

Ⅰ.①护…　Ⅱ.①周…　Ⅲ.①护理学－中等专业学校－教学参考资料
Ⅳ.①R47

中国版本图书馆 CIP 数据核字（2014）第 030460 号

中 国 中 医 药 出 版 社 出 版
北京市朝阳区北三环东路28 号易亨大厦16 层
邮政编码　100013
传真　010 64405750
廊坊市祥丰印刷有限公司印刷
各地新华书店经销

*

开本 787 ×1092　1/16　印张18　字数 394 千字
2014 年 3 月第 1 版　2014 年 8 月第 2 次印刷
书　号　ISBN 978 -7 -5132 -1820 -7

*

定价　35. 00 元
网址　www. cptcm. com

社长热线　010 64405720
购书热线　010 64065415　010 64065413
书店网址　csln. net∕qksd∕
官方微博　http：∕∕e. weibo. com∕cptcm

全国中等医药卫生职业教育"十二五"规划教材
专家指导委员会

全国中等医药卫生职业教育"十二五"规划教材

配套教学用书

《护理学基础同步训练与技能考核》 编委会

主　　编　周意丹（哈尔滨市卫生学校）

副 主 编　（以姓氏笔画为序）

　　　　　毛红云（贵州省人民医院护士学校）

　　　　　张少羽（南阳医学高等专科学校）

　　　　　赵　卿（牡丹江市卫生学校）

编　　委　（以姓氏笔画为序）

　　　　　毛红云（贵州省人民医院护士学校）

　　　　　任　静（西安市卫生学校）

　　　　　许培查（西安交通大学医学院附设卫生学校）

　　　　　刘晨冰（辽宁中医药大学护理学院）

　　　　　李成莲（大同市卫生学校）

　　　　　肖　红（郑州市卫生学校）

　　　　　邹杏婵（佛山市南海区卫生职业技术学校）

　　　　　张少羽（南阳医学高等专科学校）

　　　　　林　华（甘肃省中医学校）

　　　　　周意丹（哈尔滨市卫生学校）

　　　　　赵　卿（牡丹江市卫生学校）

　　　　　秦淑英（安阳职业技术学院医药卫生学院）

　　　　　郭莹莹（哈尔滨市卫生学校）

秘　　书　吕玉博（哈尔滨市卫生学校）

前　言

"全国中等医药卫生职业教育'十二五'规划教材"由中国职业技术教育学会教材工作委员会中等医药卫生职业教育教材建设研究会组织，全国120余所高等和中等医药卫生院校及相关医院、医药企业联合编写，中国中医药出版社出版。主要供全国中等医药卫生职业学校护理、助产、药剂、医学检验技术、口腔修复工艺专业使用。

《国家中长期教育改革和发展规划纲要（2010－2020年）》中明确提出，要大力发展职业教育，并将职业教育纳入经济社会发展和产业发展规划，使之成为推动经济发展、促进就业、改善民生、解决"三农"问题的重要途径。中等职业教育旨在满足社会对高素质劳动者和技能型人才的需求，其教材是教学的依据，在人才培养上具有举足轻重的作用。为了更好地适应我国医药卫生体制改革，适应中等医药卫生职业教育的教学发展和需求，体现国家对中等职业教育的最新教学要求，突出中等医药卫生职业教育的特色，中国职业技术教育学会教材工作委员会中等医药卫生职业教育教材建设研究会精心组织并完成了系列教材的建设工作。

本系列教材采用了"政府指导、学会主办、院校联办、出版社协办"的建设机制。2011年，在教育部宏观指导下，成立了中国职业技术教育学会教材工作委员会中等医药卫生职业教育教材建设研究会，将办公室设在中国中医药出版社，于同年即开展了系列规划教材的规划、组织工作。通过广泛调研、全国范围内主编遴选，历时近2年的时间，经过主编会议、全体编委会议、定稿会议，在700多位编者的共同努力下，完成了5个专业61本规划教材的编写工作。

本系列教材具有以下特点：

1. 以学生为中心，强调以就业为导向、以能力为本位、以岗位需求为标准的原则，按照技能型、服务型高素质劳动者的培养目标进行编写，体现"工学结合"的人才培养模式。

2. 教材内容充分体现中等医药卫生职业教育的特色，以教育部新的教学指导意见为纲领，注重针对性、适用性以及实用性，贴近学生、贴近岗位、贴近社会，符合中职教学实际。

3. 强化质量意识、精品意识，从教材内容结构、知识点、规范化、标准化、编写技巧、语言文字等方面加以改革，具备"精品教材"特质。

4. 教材内容与教学大纲一致，教材内容涵盖资格考试全部内容及所有考试要求的知识点，注重满足学生获得"双证书"及相关工作岗位需求，以利于学生就业，突出中等医药卫生职业教育的要求。

5. 创新教材呈现形式，图文并茂，版式设计新颖、活泼，符合中职学生认知规律及特点，以利于增强学习兴趣。

6. 配有相应的教学大纲，指导教与学，相关内容可在中国中医药出版社网站

（www. cptcm. com）上进行下载。本系列教材在编写过程中得到了教育部、中国职业技术教育学会教材工作委员会有关领导以及各院校的大力支持和高度关注，我们衷心希望本系列规划教材能在相关课程的教学中发挥积极的作用，通过教学实践的检验不断改进和完善。敬请各教学单位、教学人员以及广大学生多提宝贵意见，以便再版时予以修正，使教材质量不断提升。

中等医药卫生职业教育教材建设研究会

中国中医药出版社

2013 年 7 月

编写说明

本书是根据"全国中等职业教育教学改革创新工作会议"精神，参照全国卫生专业技术资格考试大纲，以掌握护理学基础学科的基本理论、基本知识、基本技能为宗旨，突出本专业的专业知识、强化专业动手能力而编写的。可供中等、高等卫生职业学校护理专业教学使用，也可供卫生专业人员自学与参考。

护理学基础同步训练与技能考核是"全国中医药卫生职业教育十二五"规划教材《护理学基础》的配套用书，在帮助学生掌握理论知识的基础上，能够更快、更有效地达到技能操作的要求与目标。在编写中重视护理专业技能，强调培养和形成良好的职业素质和护理职业操守。为方便学生的学习，每章（个别章除外）都设有学习要点、技能考核，其中考核标准大多使用"四字口诀"。同时，考虑到本门课程为基础课程，专门编写了符合教育心理学的护理学同步训练，包括选择题、填空题、判断题、名词解释、简答题等多种题型，以帮助学生理解学习内容，书末并附有参考答案。

希望本书能在改变学生的学习方式、改善学生的学习效果中达到预期的效果；能开拓学生的视野，为培养临床和社会所急需的实用性护士起到良好的作用。

参加本书编写的编委及分工为：周意丹（哈尔滨市卫生学校）第一章；刘晨冰（辽宁中医药大学护理学院）第二章；任静（西安市卫生学校）第三章；李成莲（大同市卫生学校）第四章第1、2、5、6节；肖红（郑州市卫生学校）第四章第3、4节；许培查（西安交通大学医学院附设卫生学校）第五章、第九章、第十六章；赵卿（牡丹江市卫生学校）第六章；林华（甘肃省中医学校）第七章；邹杏婵（佛山市南海区卫生职业技术学校）第八章；秦淑英（安阳职业技术学院医药卫生学院）第十章；张少羽（南阳医学高等专科学校）第十一章；郭莹莹（哈尔滨市卫生学校）第十二章；毛红云（贵州省人民医院护士学校）第十三章、第十五章；吕玉博（哈尔滨市卫生学校）第十四章。

本书在编写思路、结构、编排格式等方面做了较大创新，得到了各编写单位领导和同仁的大力支持，在此深表感谢！由于时间紧、任务重，对书中所存在的瑕疵和疏漏还请各使用单位的老师、学生、护理同仁提出宝贵意见，以便再版时修订提高。

《护理学基础同步训练与技能考核》编委会

2014 年 2 月 10 日

目　录

第一章 绪 论

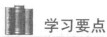

学习要点

　　本章主要介绍护理学发展的历史及与护理学相关的一些重要观点。需要掌握人、环境、健康、护理、护士素质的概念；现代护理的发展阶段及其特点；熟悉南丁格尔对护理事业的贡献；护理学的任务；护理学的理论范畴和实践范畴。了解新中国成立后护理事业的发展特点。特别是应当高度重视本门课程的学习，端正态度，明确学习目的，不断改进学习方法，这样才能很好地完成本门课程的学习任务。

同步训练

一、A1 型题

以下每一道题有 A、B、C、D、E 5 个备选答案，请从中选择一个最佳答案。

1. 原始社会时期医疗护理的模式是_____。
    A. 宗教式　　　　　　　B. 个体式　　　　　　　C. 家庭式
    D. 大众式　　　　　　　E. 自然式

2. 现代护理学形成于_____。
    A. 16 世纪中叶　　　　　B. 17 世纪中叶　　　　　C. 18 世纪中叶
    D. 19 世纪中叶　　　　　E. 20 世纪中叶

3. 克里米亚战争中，南丁格尔率领的护士团最终使士兵的死亡率由 42% 降到_____。
    A. 1.2%　　　　　　　　B. 2.2%　　　　　　　　C. 3.2%
    D. 4.2%　　　　　　　　E. 5.2%

4. 南丁格尔在圣托马斯医院创立的世界上第一所正式护士学校的时间为_____。
    A. 1840 年　　　　　　　B. 1846 年　　　　　　　C. 1860 年
    D. 1861 年　　　　　　　E. 1888 年

5. 国际护士节定在每年的 5 月 12 日，这一天是_____。

A. 南丁格尔战后凯旋的日期

B. 南丁格尔奖设立的日期

C. 南丁格尔的生日

D. 南丁格尔逝世的日期

E. 南丁格尔接受奖励的日期

6. 国际红十字会首次颁发南丁格尔奖是在_____。

　　A. 1892 年　　　　　　　　B. 1902 年　　　　　　　　C. 1912 年

　　D. 1920 年　　　　　　　　E. 1922 年

7. 南丁格尔发表的论著中最有名的是_____。

　　A. 医院札记　　　　　　B. 护理札记　　　　　　C. 护理福利札记

　　D. 卫生统计札记　　　　E. 护理 - 社会学札记

8. 国际护士会_____倡议，世界各国医院和护士学校以南丁格尔的生日为国际护士节。

　　A. 1860 年　　　　　　　　B. 1900 年　　　　　　　　C. 1901 年

　　D. 1910 年　　　　　　　　E. 1912 年

9. 我国第一所护士学校成立于_____。

　　A. 1688 年，广州　　　　B. 1788 年，苏州　　　　C. 1888 年，福州

　　D. 1988 年，上海　　　　E. 2008 年，江西

10. 现代医学模式为_____。

　　A. 生物 - 社会医学模式

　　B. 生物 - 心理医学模式

　　C. 生物医学模式

　　D. 生物 - 生理 - 社会医学模式

　　E. 生物 - 心理 - 社会医学模式

11. "以病人为中心"的护理阶段，其特点是_____。

　　A. 护患是合作伙伴

　　B. 医患是合作伙伴

　　C. 医护是合作伙伴

　　D. 护士与病人家属是合作伙伴

　　E. 医、护和病人家属是合作伙伴

12. "以人的健康为中心"的护理阶段，其特点是_____。

　　A. 建立以病人为中心的护理教育模式

　　B. 系统化地贯彻"护理程序"

　　C. 护理工作扩展到对人的生命全过程和全人类群体的护理

　　D. 护理方法是执行医嘱和护理常规

　　E. 强调护理是一门专业

13. 现代护理观认为，健康与疾病之间的关系是_____。

A. 呈动态变化   B. 彼此相适应   C. 可人为控制

D. 由环境决定   E. 可自身调节

14. 中国护理界的群众性学术团体最早名为_____。

    A. 中华护士会   B. 中国护士会   C. 中华护士学会

    D. 中华护理学会   E. 中国护理学会

15. 自1964年以来，中国护理界的群众性学术团体称_____。

    A. 中华护士会   B. 中华护士学会   C. 中华护理学会

    D. 中国护士学会   E. 中国护理学会

16. 护理学的性质是_____。

    A. 生命科学中不可缺少的学科

    B. 研究基础护理学和专科护理的科学

    C. 研究护理管理和护理教育的科学

    D. 临床护理和社区护理综合应用的学科

    E. 生命科学中综合自然、社会及人文科学的应用学科

17. 全国首届护士执业考试举行于_____。

    A. 1990年6月   B. 1991年6月   C. 1994年6月

    D. 1995年6月   E. 1998年6月

18. 护理服务的对象是_____。

    A. 全体人类   B. 健康者   C. 患病者

    D. 有心理障碍者   E. 有健康问题者

19. WHO关于健康的定义不包括_____。

    A. 躯体没有疾病   B. 有完整的生理状态   C. 有完整的心理状态

    D. 有良好的社会适应能力   E. 有一定的劳动能力

20. 从病人入院到出院均由责任护士对病人实行8小时在岗、24小时负责制的护理属于_____。

    A. 个案护理   B. 功能制护理   C. 小组制护理

    D. 责任制护理   E. 综合护理

21. 适用于重症监护病人的护理工作方式为_____。

    A. 个案护理   B. 功能制护理   C. 小组护理

    D. 责任制护理   E. 系统整体化护理

22. 不属于护理理论基本概念的是_____。

    A. 人   B. 健康   C. 保健

    D. 环境   E. 护理

23. 关于整体护理的叙述不正确的是_____。

    A. 使护理对象达到最佳健康状态

    B. 体现"以病人为中心"的现代护理观

    C. 工作范围包括个体、家庭和社区

D. 工作内容贯穿健康与疾病的全过程

E. 护理服务于人生命的各个阶段

24. 基础护理学定义不包括_____。

A. 是各门学科的基础

B. 应用护理学的基本理论知识

C. 基本实践技能

D. 基本态度方法

E. 满足病人的基本需求

25. 不属于基础护理解决的问题是_____。

A. 饮食护理　　　　　　B. 清洁护理　　　　　　C. 腹腔穿刺护理

D. 口腔护理　　　　　　E. 排尿护理

26. 护理工作的范畴不包括_____。

A. 护理管理　　　　　　B. 临床护理　　　　　　C. 护理教育

D. 护理科研　　　　　　E. 护理方式

27. 人的素质是以人的生理和心理作基础，其基本前提是_____。

A. 个性　　　　　　　　B. 成长经历　　　　　　C. 基本属性

D. 社会属性　　　　　　E. 自然属性

28. "慎独"属于护士素质中_____。

A. 品行素质　　　　　　B. 职业道德素质　　　　C. 科学文化素质

D. 专业能力素质　　　　E. 身体心理素质

29. 《护理学基础》作为护理专业的骨干课程，其所包含的护理基本理论、基本知识和基本技能是未来_____。

A. 就业的基础　　　　　B. 打针的基础　　　　　C. 竞争的基础

D. 与病人交流的基础　　E. 临床工作的基础

二、A2 型题

以下每一个案例有 A、B、C、D、E 5 个备选答案，请从中选择一个最佳答案。

1. 护生小周实习期间，不小心打碎了一支进口的注射剂。她悄悄地将碎瓶扔掉，并假装将其已经加入到药瓶中，并给病人滴注。她的行为违背了护士品德素质中的_____原则。

A. 兢兢业业　　　　　　B. 敬业　　　　　　　　C. 积极主动

D. 高度的责任感　　　　E. 慎独

2. 护生小刘总是穿戴不好护士服和护士帽，她这样经常地出现在治疗室和病房，缺少了护士素质中的_____。

A. 身体素质　　　　　　B. 心理素质　　　　　　C. 行为素质

D. 科学文化素质　　　　E. 品德素质

3. 小孙、小郭、小吕、小宋均是医院综合内科的护士，小孙是处理医嘱的主班护士，小郭是治疗护士，小吕是药疗护士，小宋是生活护理护士。每隔一段时间就会由护士长安排调换岗位。这种工作方式被称为_____。

A. 个案护理   B. 功能制护理   C. 责任制护理

D. 小组护理   E. 综合护理

4. 护士小赵从小医院调入大医院工作，工作任务较以前更加繁重，但该护士能保持稳定的工作情绪，规范的行为举止，很快地胜任了工作。说明该护士具有_____。

A. 完整的人格   B. 良好的人际关系   C. 明确的生活目标

D. 生理功能正常   E. 良好的社会适应能力

三、A3 型题

以下每一个案例设 2~3 个试题，请根据病例所提供的信息在 A、B、C、D、E 5 个备选答案中选择一个最佳答案。

(1~3 题共用题干)

小张是 2013 级新生，入学后学习《护理学基础》中出现了一些困惑，遇到了一些想不明白的问题。

1. 小张认为当护士就是为病人打点滴的，可是教材中却出现了许多她不喜欢的理论知识，请问这是因为她_____。

A. 基础太差

B. 不理解《护理学基础》的学习任务

C. 不爱学习

D. 不能吃苦

E. 没有良好的学习习惯

2. 小张也想当成绩优秀的学生，可是她在考试中总拿不到高分，这是因为她_____。

A. 没能弄懂学习要求   B. 不用功   C. 不爱背书

D. 学习能力不好   E. 不愿意多看教材

3. 小张如何才能成为优秀的护生_____。

A. 考试时"借鉴"同学的答案

B. 请家教

C. 上课不说话

D. 按照学习规律去学习

E. 请同学帮助

四、X 型题

以下每一道题有 A、B、C、D、E 5 个备选答案，请从中选择所有的正确答案。

1. 护理实践的方式和重点主要取决于_____。

A. 社会对护理活动的认识　　B. 实践的范围　　　　C. 服务对象的需求

D. 护理专业组织的标准　　E. 护理活动的功能

2. 护士的基本职责包括_____。

A. 促进健康　　　　　　　B. 预防疾病　　　　　　C. 恢复健康

D. 减轻痛苦　　　　　　　E. 协助治疗

五、判断题

（　　）1. 21 世纪，由于人口老龄化的原因，将会出现大量非专业的护理人员从事护理工作，因此护士将不再重要。

（　　）2. 近代护理学起始于中世纪。

（　　）3. 生物医学模式处于以疾病为中心的护理阶段。

六、名词解释

1. 护理学

2. 人

3. 环境

4. 健康

5. 护理

6. 慎独

7. 护士素质

七、填空题

1. 世界上第一所正式护士学校于_____年在_____成立。

2. 护理学的实践范畴包括_____、_____、_____、_____、_____。

3. 高超的专业技能是指_____、_____、_____、_____。

八、简答题

1. 南丁格尔为现代护理事业的发展做了哪些贡献？

2. 近代护理学经历了哪几个历史阶段？各有什么特点？

3. 概括新中国成立后我国护理事业发展的要点。

4. 简述人的概念。

5. 简述环境的概念。

6. 简述健康的概念。

7. 简述护理的概念。

8. 护理学的任务是什么？

9. 护理学理论范畴的内涵是什么？

10. 护理学实践范畴的内涵是什么？

11. 简述各种护理工作方式的特点。

12. 简述护士素质的主要内涵。

九、论述题

护士素质的要求有哪些？你将如何提高自身素质？

十、讨论报告

1. 南丁格尔的伟大之处是什么？我们应该学什么？

2. 做一名合格的护士如何计划与行动？

第二章　整体护理与护理程序

 学习要点

　　整体护理是当代护理学发展的一个新阶段，标志着当代护理思想与观念的重大变革，极大地丰富和完善了护理学的理论体系。护理程序是护理工作科学化的重要标志，是提供高质量护理的重要手段。本章学习的重点是整体护理和护理程序的概念，整体护理的实践特征；难点是护理程序的基本步骤、护理病案。

同步训练

一、A1 型题

以下每一道题有 A、B、C、D、E 5 个备选答案，请从中选择一个最佳答案。

1. 护理程序是以_____为基本框架的。

　　A. 方法论　　　　　　B. 一般系统论　　　　　C. 信息交流论

　　D. 解决问题论　　　　E. 人的基本需要论

2. 获得主观资料的主要方式是_____。

　　A. 护理对象的陈述　　B. 护士的观察　　　　　C. 查阅病历资料

　　D. 体格检查　　　　　E. 医生的反映

3. "有……危险"的护理诊断的陈述方式属于_____。

　　A. PES 公式　　　　　B. PE 公式　　　　　　C. ES 公式

　　D. PS 公式　　　　　E. P 公式

4. 护理程序是科学地确认问题和解决问题的_____。

　　A. 工作基础　　　　　B. 工作方法　　　　　　C. 工作条件

　　D. 工作方针　　　　　E. 工作前提

5. 下列护理诊断中，属于首优问题的是_____。

　　A. 体液不足　　　　　B. 移动能力障碍　　　　C. 知识缺乏

　　D. 角色紊乱　　　　　E. 保持健康能力改变

6. 下列症状中属于客观资料的是_____。

    A. 头晕 2 天   B. 上腹胀痛   C. 体温 39℃

    D. 恶心   E. 睡眠不佳，多梦

7. 护士对住院病人的评估应在_____。

    A. 病人入院时进行

    B. 医嘱要求时进行

    C. 病人要求时进行

    D. 病人入院和出院时进行

    E. 自病人入院时开始至出院为止进行

8. 下列有关资料记录中，描述不正确的是_____。

    A. 记录应及时

    B. 资料描述应清晰简洁

    C. 避免护士的主观判断和结论

    D. 避免使用含糊不清的词语

    E. 主观和客观资料应尽量使用护理对象原话

9. 护理计划制定的主要依据是_____。

    A. 护理诊断   B. 医疗诊断   C. 检验报告

    D. 护理查体   E. 既往病史

10. 护理评价应在_____进行。

    A. 评估阶段   B. 护理程序的全程   C. 计划阶段

    D. 实施阶段   E. 诊断阶段

11. 不符合护理诊断书写要求的是_____。

    A. 诊断明确、书写规范、简单易懂

    B. 一项护理诊断可针对护理对象多个健康问题

    C. 应使用规范的诊断名称

    D. 护理诊断必须是护理措施可以解决的

    E. 相关因素的描述要准确

12. 病人的疼痛可能导致多方面的反应。请分析下列不是疼痛所引起的症状是_____。

    A. 血压升高、心率加快、手掌出汗、面色苍白

    B. 血钙升高

    C. 骨骼肌紧张

    D. 皱眉、哭泣、呻吟、尖叫

    E. 退缩、抑郁、愤怒、依赖

二、A2 型题

以下每一个案例有 A、B、C、D、E 5 个备选答案，请从中选择一个最佳答案。

1. 陈先生，自感全身不适前来就诊。在评估病人时，_____是客观资料。
   A. 主诉腹痛　　　　　　B. 感到恶心　　　　　　　C. 睡眠不佳
   D. 心慌不适　　　　　　E. 面色苍白

2. 陆爷爷，72 岁，因右下肢股骨颈骨折入院，给予患肢持续牵引复位。病人情绪紧张，主诉患肢疼痛，评估病人后，护士应首先解决的健康问题是_____。
   A. 躯体移动障碍　　　　B. 焦虑　　　　　　　　　C. 生活自理缺陷
   D. 疼痛　　　　　　　　E. 有皮肤完整性受损的危险

3. 胡阿姨，40 岁，因夜间阵发性呼吸困难入院，入院后医学诊断为风心病，二尖瓣狭窄。入院评估时发现病人呈"二尖瓣面容"，收集上述资料的方法属于_____。
   A. 视觉观察法　　　　　B. 触觉观察法　　　　　　C. 听觉观察法
   D. 嗅觉观察法　　　　　E. 味觉观察法

4. 王萍，女，12 岁，因急性心肌炎入院。护士收集资料进行评估，其中属于主观资料的是_____。
   A. 心动过速、发热
   B. 感觉心慌、发热、疲乏
   C. 心悸、疲乏、周身不适
   D. 气促、心动过速、发热
   E. 气促、感觉心慌、心率快

5. 张奶奶，73 岁。护士在巡视病房时发现其呼出的气体有烂苹果味。护士收集资料的方法属于_____。
   A. 视觉观察法　　　　　B. 触觉观察法　　　　　　C. 听觉观察法
   D. 嗅觉观察法　　　　　E. 味觉观察法

6. 赵叔叔，31 岁。测量体温 39℃，医嘱即刻注射复方氨基比林 2mL。护士执行此项医嘱属于_____。
   A. 医疗措施　　　　　　B. 独立性护理措施　　　　C. 协作性护理措施
   D. 依赖性护理措施　　　E. 预防性护理措施

7. 谢爷爷，70 岁。腹部术后 8 小时，仍未排尿，主诉下腹胀痛。查体见下腹膀胱区隆起，耻骨联合上叩诊呈实音。目前其主要护理问题是_____。
   A. 下腹疼痛
   B. 潜在呼吸道感染
   C. 体液过多
   D. 有皮肤完整性受损的危险
   E. 尿潴留

8. 张小晶，女，12 岁。左下肢胫骨骨折，护士为其制定功能锻炼的远期目标是_____。
   A. 2 周后护士可协助病人拄拐杖行走

    B. 3 个月后病人能独立行走

    C. 在护士的帮助下，病人逐渐能够自己行走

    D. 病人患肢恢复行走功能

    E. 每天为病人进行被动运动

9. 李爷爷，65 岁，患"肺源性心脏病"，确认病人存在以下健康问题，须优先解决的是_____。

    A. 皮肤完整性受损　　　B. 活动无耐力　　　　　　C. 语言沟通障碍

    D. 清理呼吸道无效　　　E. 便秘

10. 邢女士，因上呼吸道感染入院，护士收集资料的主要来源是_____。

    A. 王某本人　　　　　　B. 与王某关系密切的人员　　C. 其他医护人员

    D. 病历及各种检查报告　　E. 文献资料

11. 赵先生，32 岁。因腹痛、腹泻诊断为急性肠炎入院。病人主诉腹痛 3 小时，有呕吐、腹泻。护理体检：病人表情痛苦、精神萎靡，体温 37.2℃，粪便呈水样，有少量脓血。在收集的资料中，属于主观资料的是_____。

    A. 体温 37.2℃

    B. 呕吐物中有酸臭味，量约 300mL

    C. 腹部脐周阵发性隐痛 3 小时

    D. 粪便稀黄，含有少量脓血，镜检见有大量的弧菌

    E. 痛苦面容，精神状态差

12. 姚先生，因糖尿病入院。下列对该病人的护理目标中，陈述正确的是_____。

    A. 不乱吃东西

    B. 7 日内病人能学会注射胰岛素的方法

    C. 血糖维持正常

    D. 教会病人自行注射胰岛素的方法

    E. 病人能保持恰当的饮食

13. 江先生，因严重脑外伤收住院。收集资料评估病人后确认存在以下健康问题，你认为应优先解决的护理问题是_____。

    A. 皮肤的完整性受损　　B. 尿失禁　　　　　　　　C. 自主呼吸障碍

    D. 营养缺乏　　　　　　E. 语言沟通障碍

14. 李阿姨，女，42 岁，因高热、呼吸困难 2 天入院，医生诊断为"大叶性肺炎"。护理体检：精神萎靡，体温 39℃，呼吸困难，咳铁锈色痰。该病人的护理诊断应为_____。

    A. 食欲下降：与高热有关

    B. 高热：与致病菌引起感染有关

    C. 支气管肺炎：与致病菌引起感染有关

    D. 体温过高：与致病菌引起肺部感染有关

    E. 肺炎球菌肺炎：与致病菌引起感染有关

15. 刘伯伯，男，50 岁，患肝硬化 3 年，1 小时前呕血 800mL，诉心慌乏力。体检：精神萎靡，皮肤干燥。体温 36.5℃，心率 120 次/分，呼吸 24 次/分，血压 80/60mmHg。属于主观资料的是＿＿＿＿。

  A. 血压下降   B. 心慌乏力   C. 呕血 800mL

  D. 体温 36.5℃   E. 心率 120 次/分

16. 张女士，26 岁，因发热、咳嗽入院，诊断为肺炎。体温 39.5℃，皮肤发红，触之有热感，呼吸、心率加快。该病人的护理诊断之一："体温过高：与病原菌感染有关"，主要诊断依据为＿＿＿＿。

  A. 心率加快   B. 呼吸加快   C. 皮肤发红

  D. 体温 39.5℃   E. 接触皮肤有热感

17. 马阿姨，38 岁，因乳腺癌入院，常哭泣，焦虑不安，以下护理措施中首选的护理措施是＿＿＿＿。

  A. 注射镇静剂   B. 通知主管医师   C. 通知家属探视

  D. 允许家属陪伴   E. 让其倾诉并给予安慰

三、A3 型题

以下每一个案例设 2～3 个试题，请根据病例所提供的信息在 A、B、C、D、E 5 个备选答案中选择一个最佳答案。

（1～2 题共用题干）

王先生，50 岁。因转移性右下腹疼痛 20 小时伴有发热、恶心、呕吐，以"急性阑尾炎"收住入院。入院时病人呈急性面容，扶入病房。查体：体温 38.9℃，右下腹压痛、反跳痛。

1. 属于主观资料的是＿＿＿＿。

  A. 主诉右下腹痛   B. 恶心、呕吐   C. 体温 38.9℃

  D. 右下腹压痛、反跳痛 E. 急性面容

2. 对于该病人，陈述正确的护理问题是＿＿＿＿。

  A. 急性阑尾炎

  B. 疼痛，炎症引起

  C. 恶心、呕吐，疼痛导致

  D. 组织灌注量不足，因为呕吐

  E. 体温过高：与腹腔炎症有关

（3～5 题共用题干）

徐爷爷，78 岁。慢性支气管炎 20 年。主诉发热、咳嗽、咳黄色黏痰 5 天，自觉咳嗽无力，痰液黏稠不易咳出。既往吸烟 40 年，每天 20 支，难以戒除。体检：精神萎靡，皮肤干燥，体温 38.8℃，肺部听诊可闻及干、湿性啰音。

3. 属于主观资料的是＿＿＿＿。

  A. 皮肤干燥   B. 痰液黏稠   C. 体温 38.8℃

D. 咳嗽无力　　　　　　E. 肺部闻及干、湿啰音

4. 下列陈述正确的护理诊断是_____。

A. 清理呼吸道无效：与痰液黏稠、咳嗽无力有关

B. 体温过高，体温38.8℃，呼吸道炎症导致

C. 活动无耐力，因呼吸道炎症，氧供量减少引起

D. 知识缺乏

E. 组织灌注量不足：与发热、皮肤干燥有关

5. 对上述护理诊断，预期目标是_____。

A. 病人3天内体温下降

B. 3天后病人能自行咳出痰液

C. 指导、帮助病人掌握有关呼吸道疾病的预防保健知识

D. 病人在患病期间得到良好休息，体力得以恢复

E. 遵医嘱静脉输液，增加病人组织灌注量

（6～7题共用题干）

刘阿姨，32岁，因卵巢肿瘤住院手术，病人整日愁眉不展，不思饮食。

6. 护士需要为病人进行心理护理，在收集资料时，不需要_____。

A. 家人对病人的态度　　B. 家人对工作的态度　　C. 病人对疾病的认识

D. 病人的文化背景　　　E. 家庭经济状况

7. 交谈过程中，刘某因对病情担忧而伤心地哭泣，此时护士应采取的沟通方式是_____，以表示对病人的尊重和理解

A. 目光注视病人

B. 暂时离开，让病人平静一下情绪

C. 安慰病人，阻止其悲伤

D. 鼓励尽快说出悲伤的原因

E. 陪伴病人

（8～9题共用题干）

李先生，23岁，因外伤导致下肢开放性骨折，手术修复后，病人插有留置导尿管，下肢石膏固定。

8. 术后第一日，护士做出护理诊断为有感染的危险。该护理诊断的类型为_____。

A. 现存的问题　　　B. 潜在的问题　　　C. 健康的问题

D. 综合的问题　　　E. 合作性问题

9. 术后第4日，病人即将出院，护士计划在病人出院前指导其护理石膏固定部位及止痛的方法，并确定回访时间，此时最主要的护理诊断是_____。

A. 躯体移动障碍：与缺乏拄拐行走相关知识有关

B. 知识缺乏：缺乏出院后自我照顾的相关知识

C. 焦虑：与担心预后有关

D. 急性疼痛：与患侧骨折肢体负重有关

E. 便秘：与缺少身体活动有关

四、X 型题

以下每一道题有 A、B、C、D、E 5 个备选答案，请从中选择所有的正确答案。

1. 护理程序的特点是_____。

    A. 以系统理论为指导

    B. 护士有决策权

    C. 按护理计划进行护理

    D. 是一个需要不断反馈的过程

    E. 按护理对象的生理需要来安排计划

2. 有关护理评价叙述正确的是_____。

    A. 护理评价只涉及护理程序的最后一步

    B. 进入护理评价阶段就意味着护理程序的结束

    C. 通过护理评价可发现新问题，做出新诊断和新计划

    D. 通过护理评价可发现以往护理工作中的问题并进行相应修改

    E. 护理评价是将病人的健康状态与预定目标进行比较并做出判断的过程

3. 杨先生因昏迷偏瘫引起尾骶部皮肤轻度潮红，请按 PES 公式找出其护理诊断_____。

    A. 皮肤完整性受损

    B. 皮肤的完整性有受到损害的危险

    C. 局部皮肤轻度潮红

    D. 尾骶部皮肤轻度潮红

    E. 与长期卧床有关

五、判断题

（　　）1. 整体护理的目的是根据人的生理、心理、社会、精神和文化等方面的需要，提供适合个人的最佳护理。

（　　）2. 护理程序是一个综合的、动态的且具有决策和反馈功能的过程。

（　　）3. 护理评价是护理程序的最后一步，在护理活动的最终阶段进行。

六、名词解释

1. 整体护理
2. 护理程序

七、填空题

1. 护理程序由_____、_____、_____、_____、_____ 5 个步骤组成。

2. 护理程序一词最早由美国的_____提出。

3. 收集资料的方法有_____、_____、_____、_____。

4. 交谈分_____和_____。

5. 护理诊断的 3 部分陈述方式包括_____、_____、_____。

6. 按优先顺序将护理诊断分为_____、_____、_____。

7. 护理目标的种类有_____、_____。

8. 护理措施的类型有_____、_____、_____。

八、简答题

1. 何谓整体护理？其内涵包括哪些？

2. 护理程序包括哪几个步骤？

3. 护理评估阶段应收集病人哪方面的资料？

4. 简述护理诊断的组成部分。

5. 针对健康问题的性质可将护理诊断分为哪几类？

6. 护理诊断的相关因素来自于哪几个方面？

7. 如何陈述护理诊断？

8. 若病人同时存在多个护理诊断，应如何排列？排列时应遵循哪些原则？

9. 护理诊断与合作性问题及医疗诊断有何区别？

10. 设立预期目标时，应注意哪些问题？

11. 护理措施有哪几种类型？

12. 制定护理措施的要求有哪些？

13. 分析护理目标未能完全实现的原因。

九、案例

病人张明，67 岁，因肺炎球菌性肺炎住院。查体：体温 39℃，心率 92 次/分，呼吸 24 次/分。神志清楚，面色潮红，口角疱疹，痰液黏稠不易咳出，情绪烦躁，生活不能自理。医嘱给予抗生素静脉输液。根据上述资料，请您针对病人存在的健康问题列出护理诊断，并依据其中一项护理诊断制定护理计划，并以 PIO 格式进行护理记录。

第三章 医院及入院和出院护理

 学习要点

本章学习应掌握医院的性质和任务，病人的权利和义务，护士的角色功能。本章应重点掌握门、急诊的护理工作，病人入、出院护理工作程序及主要内容。通过学习熟知抢救物品及抢救配合的具体要求。分级护理也是护士应掌握的重要知识点，结合临床实例熟悉不同级别护理的适用范围和护理内容。本章护理技能操作的重点内容是铺床法和运送法，包括铺备用床、暂空床、麻醉床法，轮椅运送法、平车运送法和担架运送法。难点是 3 种铺床法和病人搬运。

同步训练

一、A1 型题

以下每一道题有 A、B、C、D、E 5 个备选答案，请从中选择一个最佳答案。

1. 医院的中心任务是_____。
   A. 以医疗为中心　　　　　B. 以科研为中心　　　　　C. 以教学为中心
   D. 以卫生宣教为中心　　　E. 以预防保健为中心

2. 护士在临床护理工作中，对某一护理措施效果进行观察与研究，此时该护士的角色是_____。
   A. 护理计划者　　　　　　B. 病人代言人　　　　　　C. 科学研究者
   D. 健康教育者　　　　　　E. 健康咨询者

3. 护士的职业角色功能不包括_____。
   A. 照顾者的角色　　　　　B. 咨询者的角色　　　　　C. 家属的角色
   D. 代言人的角色　　　　　E. 教育者的角色

4. 候诊室护士的工作内容，不包括_____。
   A. 测量候诊者的生命体征并记录
   B. 收集整理各种检查化验报告

C. 随时观察候诊者病情的变化

D. 候诊者多时协助医生诊治

E. 按候诊者的先后顺序安排就诊

5. 突遇需要抢救的病人，在医生未到之前，护士可给予的紧急处理不包括_____。

A. 测血压、呼吸、脉搏　　B. 吸痰、吸氧　　C. 静脉输入抢救药物

D. 止血、配血　　E. 进行人工呼吸、胸外按压

6. 在铺床操作中不符合节力原理的选项是_____。

A. 将铺床用物备齐，按顺序放置

B. 避免多余的小动作

C. 尽量减少来回走动次数

D. 两腿前后或左右分开，稍屈膝

E. 铺床时上身与腰部保持一定的弯度

7. 铺备用床时，操作不正确的是_____。

A. 移床旁桌使其距离床20cm

B. 移床旁椅使其距离床尾15cm

C. 根据情况翻转床垫

D. 铺大单，先床尾，后床头

E. 套被套，折被筒齐床沿

8. 铺暂空床的目的是_____。

A. 保持病室整洁，准备迎接新病人

B. 供暂时离床活动的病人使用

C. 有利于病人肢体活动

D. 便于接受麻醉手术后的病人

E. 预防并发症

9. 麻醉床加铺橡胶中单和中单的主要目的是_____。

A. 保护床褥，防止污染　　B. 整洁、舒适　　C. 预防压疮

D. 减少感染　　E. 保护皮肤不被污染

10. 麻醉护理盘内的物品不包括_____。

A. 开口器　　B. 舌钳　　C. 吸水管

D. 压舌板　　E. 吸痰导管

11. 需要准备麻醉床的病人是_____。

A. 外科新入院　　B. CT检查后　　C. 腰椎穿刺术后

D. 肠梗阻术后　　E. 胃溃疡待手术者

12. 铺麻醉床的描述中不正确的是_____。

A. 盖被三折于进门的对侧床边

B. 枕头横立于床头

C. 床旁桌归回原处

    D. 床旁椅放于折叠被之对侧

    E. 枕头开口背门

13. 住院处为病人办理入院手续的根据是_____。

    A. 单位介绍信   B. 住院证   C. 门诊病历

    D. 转院证明   E. 医保证明

14. 危重病人入病室后护士首先应_____。

    A. 热情迎接，介绍病区环境

    B. 通知医生、配合抢救

    C. 介绍主管医生和护士

    D. 通知营养室，准备膳食

    E. 介绍病室病友

15. 接到住院处通知后，病区护士应立即根据病情准备合适的_____。

    A. 病床单位   B. 营养饮食   C. 分级护理

    D. 护理措施   E. 治疗药物

16. 病人入院时间在体温单上填写的正确方法是_____。

    A. $39℃\sim40℃$ 之间，在相应的时间栏内用红钢笔纵写

    B. $39℃\sim42℃$ 之间，在相应的时间栏内用红钢笔纵写

    C. $40℃\sim41℃$ 之间，在相应的时间栏内用蓝钢笔纵写

    D. $40℃\sim42℃$ 之间，在相应的时间栏内用蓝钢笔纵写

    E. $40℃\sim42℃$ 之间，在相应的时间栏内用红钢笔纵写

17. 用轮椅接送病人时，放置轮椅的位置是_____。

    A. 放在床尾，面向床铺

    B. 放在床头，面向床铺

    C. 放在床旁，椅背靠床沿

    D. 放在床旁，面向床尾

    E. 面向床头、椅背与床尾平齐

18. 推平车运送病人上下坡时，应注意_____。

    A. 病人头向前   B. 病人头向后   C. 病人头在高处一端

    D. 病人头在低处一端   E. 病人头在小轮一端

19. 运送颈椎骨折病人应采用_____。

    A. 轮椅运送   B. 平车一人搬运法   C. 平车二人搬运法

    D. 平车三人搬运法   E. 平车四人搬运法

20. 病人住院病历的首页是_____。

    A. 入院记录单   B. 检查单   C. 体温单

    D. 医嘱单   E. 病程记录单

21. 协助病人由病床向平车挪动的顺序是_____。

    A. 上身、臀部、下肢   B. 上身、下肢、臀部   C. 下肢、上身、臀部

D. 臀部、上身、下肢　　　E. 臀部、下肢、上身

22. 急救室中急救药品和各种急救器械要做到"五定"，其中不包括_____。

    A. 定点安置、定人保管　　B. 定时间使用　　　　C. 定数量、品种

    D. 定期消毒、灭菌　　　　E. 定期检查、维修

二、A2 型题

以下每一个案例有 A、B、C、D、E 5 个备选答案，请从中选择一个最佳答案。

1. 刘阿姨，51 岁，因肺炎球菌性肺炎入院，咳嗽，咳脓痰，体温 39.6℃，一级护理。护士巡视病人的时间应为_____。

    A. 24 小时专人护理　　　B. 每 1 小时巡视 1 次　　C. 每 2 小时巡视 1 次

    D. 每 3 小时巡视 1 次　　E. 每日巡视两次

2. 王小宝，7 岁，因家中起火造成大面积烧伤，护士应提供的护理级别是_____。

    A. 特别护理　　　　　　　B. 一级护理　　　　　　C. 二级护理

    D. 三级护理　　　　　　　E. 重症护理

3. 王乐乐，8 岁，因溺水心跳、呼吸骤停，送急诊室。护士采取措施中不恰当的是_____。

    A. 开放气道　　　　　　　B. 人工呼吸　　　　　　C. 立即给药

    D. 胸外心脏按压　　　　　E. 做好抢救记录

4. 李叔叔，因颅骨骨折行急诊手术，护士为其准备麻醉床，下列操作中不正确的是_____。

    A. 橡胶中单和中单铺于床中部和尾部

    B. 盖被扇形三折于门对侧床边

    C. 枕头开口背门并横立于床头

    D. 备好麻醉护理盘、输液架等

    E. 将床旁椅放于盖被折叠侧

5. 王先生，30 岁，急性阑尾炎急诊手术后入病房，需要准备_____。

    A. 暂空床　　　　　　　　B. 备用床　　　　　　　C. 麻醉床

    D. 抢救床　　　　　　　　E. 手术床

6. 程阿姨，40 岁，因车祸致双下肢开放性骨折，大出血，被送至急诊室，在医生未到之前，当班护士应立即

    A. 向保卫部门报告_____。

    B. 询问车祸发生的原因

    C. 给病人止血、测血压、建立静脉通路

    D. 给病人注入镇静剂

    E. 介绍急诊室环境

7. 李伯伯，55 岁，因头晕头痛来医院就诊，对前来就诊的病人，门诊护士首先应_____。

A. 查阅病历资料　　　　B. 预检分诊　　　　C. 卫生指导

D. 心理安慰　　　　　　E. 用药指导

8. 于爷爷，77 岁，因脑出血收住院，大小便失禁，需加铺橡胶中单，其上端距床头距离为_____。

　　A. 35～40cm　　　　B. 40～45cm　　　　C. 45～50cm

　　D. 50～54cm　　　　E. 50～55cm

9. 刘先生，58 岁，因糖尿病酮症酸中毒急诊入院，急诊室已给予输液、吸氧，现准备用平车送到病房，运送途中护士应注意_____。

　　A. 暂停输液，吸氧继续

　　B. 暂停吸氧，输液继续

　　C. 拔管暂停输液、吸氧

　　D. 继续输液、吸氧，避免中断

　　E. 暂停运送，酸中毒好转后再送病房

10. 姜女士，25 岁，因甲状腺功能亢进收住入院，护士为其准备病室应_____。

　　A. 根据病情需要选择床位

　　B. 将其安排在危重病房

　　C. 将其安置在隔离病室

　　D. 按其要求安排床位

　　E. 安排在靠近护士站的病室

11. 赵叔叔，37 岁，因交通事故急诊入院，入院时病情危重，呈昏迷状态。入院后，病房护士首先应_____。

　　A. 通知医生，积极配合抢救

　　B. 询问病史，评估发病过程

　　C. 填写有关表格和各种卡片

　　D. 通知营养室，准备膳食

　　E. 介绍同病室病友

12. 张先生，68 岁，因呼吸道阻塞行气管切开，其病室环境应特别注意_____。

　　A. 调节温度、湿度　　　B. 保持安静　　　　C. 加强通风

　　D. 合理采光　　　　　　E. 适当绿化

13. 李经理，60 岁，因头痛、头晕收住入院。住院处护士首先应_____。

　　A. 立即护送病人入病区

　　B. 介绍医院的规章制度

　　C. 通知医生立即做急救准备

　　D. 办理入院手续

　　E. 进行卫生处置

14. 冯先生，59 岁，因胃溃疡入院，择期手术。病区护士为其实施入院护理中不恰当的是_____。

  A. 帮助病人尽快适应病区环境

  B. 正确测量生命体征并记录

  C. 填写有关表格

  D. 了解病人的身心需要，做好入院评估

  E. 将备用床改为暂空床

15. 刘先生，30 岁，因急性胰腺炎入院。病人精神焦虑，护士在为其实施入院护理时，不正确的是_____。

  A. 热情接待，为病人提供舒适环境

  B. 及时满足病人的所有需要，让病人安心

  C. 认真倾听，科学指导

  D. 服务周到，使病人放心

  E. 耐心安慰解释，减轻病人焦虑

16. 魏先生，45 岁，因心前区疼痛急诊入院，出现烦躁不安、面色苍白，血压 90/60mmHg，脉搏 110 次/分，护士应立即_____。

  A. 准备急救药品，等待医生到来

  B. 询问病史，确立护理诊断

  C. 填写各种卡片

  D. 通知医生、配合抢救、测量生命体征

  E. 介绍病区环境及有关制度

17. 护士小李和小王将不能自理的病人刘女士由床上移至平车上外出做检查，护士移动病人时正确的做法是_____。

  A. 两人弯腰抱起病人移动

  B. 两人在病人同侧托抱起病人，尽量靠近自己的身体后移动

  C. 两人双腿并拢用力抬起病人逐渐移动

  D. 两人手臂伸直，托住病人移动

  E. 两人一人托起头部，一人托起脚部移动

18. 刘阿姨，肺炎病人，在其出院后，病床单位处理不妥的是_____。

  A. 拆下被服送洗

  B. 垫褥、棉胎置日光下暴晒 6 小时

  C. 痰杯、便盆浸泡于消毒溶液中

  D. 病床单位用消毒溶液擦拭

  E. 立即铺好暂空床

19. 陈阿姨，急性胰腺炎手术后，今日出院，护士在实施出院护理工作中不妥的是_____。

  A. 通知病人或家属办理出院手续

  B. 病人离开后，立即铺备用床

  C. 填写病人出院护理记录单

D. 停止病人的一切治疗

E. 征求病人意见，给予健康指导

20. 尚女士，25 岁，在硬膜外麻醉下行剖宫产术，术后顺利返回病房。护士除准备铺床用物外，还需准备_____。

A. 体温计

B. 吸氧管、棉签

C. 胃肠减压器、弯盘、纱布

D. 血压计、听诊器、护理记录单和笔

E. 吸痰器、治疗巾、压舌板

21. 张先生，40 岁，上午 10 点行左下肢截肢手术，护士为其准备麻醉床时不正确的操作是_____。

A. 更换原有的大单、被套和枕套

B. 橡胶中单和中单分别铺在床的中部和头部

C. 将盖被三折叠于床的一侧，开口向门

D. 枕头横立于床头，开口向门

E. 床旁椅放于折叠被同侧

22. 蒋先生，20 岁，因发热、胸痛、咳嗽、咳铁锈色痰被医生诊断为"肺炎球菌性肺炎"。经住院治疗，病人将痊愈出院，此时应_____。

A. 将盖被三折叠于床尾

B. 将病床铺为暂空床

C. 整理床单位，更换新被服后，铺备用床

D. 将枕头横立于床头

E. 将病床铺成麻醉床

23. 门诊护士小刘发现门诊某病人肝功检查结果显示血清转氨酶增高，且病人主诉肝区隐痛、乏力、食欲减退等症状，小刘护士应立即_____。

A. 安排提前就诊　　　　B. 转急诊室处理　　　　C. 开展卫生宣教

D. 转至隔离门诊诊治　　E. 给病人测量 T、P、R、BP

24. 郭叔叔，39 岁，因右上腹剧痛来医院就诊，门诊护士首先应_____。

A. 查阅病例资料　　　　B. 安排提前就诊　　　　C. 进行卫生指导

D. 心理安慰　　　　　　E. 用药指导

25. 小蔺同学，女，20 岁，因交通事故大失血后昏迷，在抢救过程中，对于医生的口头医嘱，护士正确的做法是_____。

A. 重复一遍，确认无误后执行

B. 听到医嘱后直接执行

C. 迅速执行自己听到的医嘱

D. 听到医嘱后应简单复述一次

E. 听清医嘱后立即执行

26. 病人男，无名氏，因外伤致开放性气胸，被紧急送到急诊室，接诊护士发现病人心跳、呼吸停止，应立即_____。
    A. 先通知值班医生
    B. 向有关部门报告
    C. 进行胸外按压和人工呼吸
    D. 安慰病人及家属，耐心等待医生
    E. 建立静脉通路

27. 沈师傅，28 岁，不幸从高空坠落致外伤大出血，处于昏迷状态，被送至急诊室，在医生未到之前，接诊护士应立即_____。
    A. 询问坠落原因
    B. 通知值班医生
    C. 给病人注射镇静剂
    D. 迅速给病人建立静脉通路
    E. 给病人注射止痛剂

28. 宋女士，30 岁，因急性胰腺炎急诊手术后直接入病房，护士为其准备床单位的操作中，正确的是_____。
    A. 将备用床改为暂空床
    B. 枕头横立于床头，开口向门
    C. 床旁椅放于接收病人一侧的床尾
    D. 在床中、床头各铺一橡胶中单和中单
    E. 等待病人送到后再做处理

29. 门诊护士小王，在门诊开诊前，应做好的准备工作有_____。
    A. 测量体温　　　　　　B. 检查就诊、候诊环境　　C. 收集初诊病案
    D. 回收门诊病案　　　　E. 消毒就诊环境

30. 钱女士，27 岁，即将分娩，办理入院手续后刚入住产科病房，针对该病人的处理措施，不妥的是_____。
    A. 由住院处护士护送病人入病室
    B. 实施卫生处置，进行盆浴
    C. 病人换下的衣服和贵重物品交家属带回
    D. 同病室接诊护士做好病情及物品的交接
    E. 立即通知病区护士做好接收新病人的准备工作

31. 李伯伯，55 岁，因哮喘急性发作急诊入院后，护士在入院初步护理中，不妥的是_____。
    A. 护士自我介绍，消除陌生感
    B. 安慰病人，减轻焦虑
    C. 详细介绍病室环境及规章制度
    D. 立即给病人氧气吸入

E. 通知医生，给予诊治

32. 病人小王，男，20 岁，因肺炎收住院。护士为病人实施初步护理中，暂无必要做的是_____。
    A. 准备病人床单位
    B. 通知主管医生
    C. 填写住院病历及相关护理表格
    D. 介绍病室环境
    E. 准备急救物品和药品

33. 张师傅，40 岁，建筑工人，不幸从脚手架上摔下，造成严重颅脑损伤，需随时观察、抢救，应给予的护理等级是_____。
    A. 特级护理   B. 一级护理   C. 二级护理
    D. 三级护理   E. 功能制护理

34. 王先生，30 岁，腰椎骨折，需要平车运送至 CT 室做检查，不正确的操作方法是_____。
    A. 根据体重采取二人搬运法
    B. 护士推车时站在病人头侧
    C. 病人头部放于平车大轮侧
    D. 输液不中断
    E. 注意保暖，避免受凉

35. 吴先生，60 岁，因脑血管意外而偏瘫，需平车运送做检查，根据病情采取二人搬运法，正确的操作方法是_____。
    A. 甲托头颈肩部和腰背部，乙托臀、腘窝
    B. 甲托颈背及腰部，乙托臀部
    C. 甲托头、颈部，乙托臀、小腿
    D. 甲托头背部，乙托臀膝部
    E. 甲托头、肩部，乙托臀、小腿部

36. 陆姥姥，女，60 岁，患有支气管哮喘不能平卧，口唇发绀，护士小王将床头抬高呈端坐卧位，并给予氧气吸入，此时护士小王的角色是_____。
    A. 提供照顾者   B. 健康咨询者   C. 健康协调者
    D. 护理管理者   E. 健康教育者

37. 护生小王练习铺备用床操作，带教老师指出其操作错误的步骤是_____。
    A. 移开床旁桌使其距离床 20cm
    B. 床旁椅放床尾，按顺序放置用物
    C. 铺大单顺序是先床头，后床尾
    D. 枕头开口向门放置
    E. 盖被折成被筒，两边齐床沿

38. 陈师傅，6 床，上午 8 点进入手术室行左下肢手术，护士为其准备麻醉床，铺

橡胶中单和中单的步骤正确的是_____。

    A. 先铺床头部，再铺床尾部

    B. 先铺床尾部，再铺床中部

    C. 先铺床中部，再铺床尾部

    D. 先铺床尾部，再铺床头部

    E. 先铺床中部，再铺床头部

39. 丁先生，因车祸造成外伤大失血，送至急诊室，在医生未到时，值班护士首先应_____。

    A. 向保卫部门报告

    B. 给病人注射镇痛剂、止血剂

    C. 劝病人耐心等待医生

    D. 详细询问车祸发生的原因

    E. 给病人止血、测血压、配血、建立静脉通路

40. 张先生，男，40岁，因阑尾包块住院，择期手术。病区护士实施入院护理中，不妥的是_____。

    A. 将备用床改为麻醉床

    B. 热情介绍病区环境

    C. 正确测量生命体征并记录

    D. 指导正确留取常规标本

    E. 通知医生，协助体检

41. 王女士，38岁，胆囊手术后一周，医嘱明日出院，护士首先要做的护理工作是_____。

    A. 通知病人及家属做好出院准备

    B. 通知病人办理出院手续

    C. 填写病人出院护理记录单

    D. 征求病人意见

    E. 给予健康指导

42. 张阿姨，40岁，急性阑尾炎手术后出院，护士整理其出院病案时，首页应是_____。

    A. 体温单　　　　　　B. 护理病案首页　　　　　C. 病史首页

    D. 住院病历首页　　　E. 手术记录首页

43. 王先生，30岁，因急性胰腺炎急诊住院，现病情好转，通知出院。护士将病人的病案资料整理后，应交由_____保管。

    A. 护理部　　　　　　B. 医务部　　　　　　　　C. 病案室

    D. 病区护士办公室　　E. 质控部

44. 郑女士，36岁，重度贫血，因全身乏力收住入院。用轮椅运送病人时，下列操作不妥的是_____。

A. 推轮椅至床旁，椅背与床尾平齐

B. 扶病人坐起，穿袜、鞋

C. 护士拉起轮椅车闸固定轮椅

D. 叮嘱病人双手扶轮椅扶手，身体尽量向后靠

E. 叮嘱病人勿随意自行下轮椅

45. 常女士，体重 50kg，根据病情需要到 B 超室做检查，护士准备两人搬运至平车运送，搬运时平车放置床边的适宜位置是_____。

A. 平车与床平齐

B. 平车头端与床头呈钝角

C. 平车头端与床头呈锐角

D. 平车头端与床尾呈钝角

E. 平车头端与床尾呈锐角

46. 王大爷，因哮喘发作急诊入院，病人端坐位，耸肩张口呼吸，口唇发绀，大汗淋漓，护送病人入病室时，不妥的是_____。

A. 用平车运送　　　　　B. 注意保暖　　　　　C. 不中断给氧

D. 保证病人安全　　　　E. 与病区值班护士交代病情

47. 黄先生，因冠心病需要住院治疗，病区护士接到住院处通知后，准备床单位，其铺床时，不符合节力原则的是_____。

A. 将用物备齐

B. 按使用顺序放置物品

C. 先铺床头，再铺床尾

D. 先铺远侧，再铺近侧

E. 下肢前后分开，降低重心

48. 黄女士，28 岁，妊娠 10 个月急诊入院，经产科医生检查，宫口已开 4cm，住院处护士应首先_____。

A. 办理入院手续　　　　B. 沐浴更衣　　　　　C. 会阴冲洗

D. 让产妇步行入病区　　E. 护送到产房待产

49. 黄先生，58 岁，因脑出血伴昏迷收住院，护士应将病人安排在_____。

A. 家庭病床　　　　　　B. 普通病室　　　　　C. 隔离病室

D. 走廊加床　　　　　　E. 抢救室

50. 李先生，23 岁，因慢性痢疾收住院。护士为其安排床位时应_____。

A. 安排在急救室　　　　B. 安排在危重病房　　　C. 安排在护士站旁边

D. 按其需求安排床位　　E. 安排在隔离病房

51. 张女士，因肝炎需住院治疗，办理住院手续后其衣物应_____。

A. 消毒后由住院处存放

B. 包好后由住院处存放

C. 日光暴晒 2 小时后由住院处存放

D. 消毒后由病区存放

E. 带入病区病人自行保管

52. 李先生，因脑血管意外需做 CT 检查，在平车运送病人上下坡时，病人头在高处一端的主要目的是_____。

A. 安全   B. 利于观察病情   C. 防止低血压

D. 是病人感到舒适   E. 防止头部充血引起不

三、A3 型题

以下每一个案例设 2～3 个试题，请根据病例所提供的信息在 A、B、C、D、E 5 个备选答案中选择一个最佳答案。

（1～3 题共用题干）

黄先生，突发脑中风送急诊科，病人烦躁不安。因暂无床位被收入急诊观察室。

1. 病人到急诊室时，在医生未到之前，护士应_____。

A. 进行人工呼吸

B. 通知值班医生，配合抢救，测生命体征

C. 给病人注射镇静剂

D. 进行胸外心脏按压

E. 给病人止血治疗

2. 病人在急诊观察室的留住时间为_____。

A. 1～2 天   B. 3～7 天   C. 4～6 天

D. 2～5 天   E. 5～8 天

3. 病人留观期间，护士的工作内容不包括_____。

A. 建立病案，记录病情   B. 认真执行医嘱   C. 做好晨、晚间护理

D. 指导病人的功能锻炼   E. 做好家属的管理工作

（4～6 题共用题干）

吴先生，因外伤引起脾破裂急诊入院，病人烦躁不安，面色苍白，四肢厥冷，血压 80/50mmHg，脉搏 120 次/分。

4. 急诊科护士应立即_____。

A. 进行卫生处置

B. 通知医师，并做好术前准备

C. 通知病区值班护士

D. 介绍医院的规章制度

E. 置休克卧位，测生命体征及身高、体重

5. 当病人术后回外科病房前，病区护士应_____。

A. 将备用床改为暂空床

B. 枕头平放于床头，开口背门

C. 移椅子于床尾

    D. 将备用床改为麻醉床

    E. 根据病人情况准备麻醉盘

6. 术后平车运送病人时_____。

    A. 病人头向前方   B. 病人头向后方   C. 病人头在大轮侧

    D. 病人头在小轮侧   E. 病人头放低处

(7~8题共用题干)

    张师傅，50岁，自感全身不适前来门诊就诊，门诊护士发现病人面色苍白，出冷汗，呼吸急促，病人主诉腹痛剧烈。

7. 门诊护士应采取有效的护理措施是_____。

    A. 让张某就地平卧休息

    B. 安排张某提前就诊

    C. 为张某测脉搏、血压

    D. 安慰病人，仔细观察

    E. 让医生加快就诊速度

8. 急诊医生确诊为急性胰腺炎，并急诊手术，回病房后，应采取的护理级别是_____。

    A. 特级护理   B. 一级护理   C. 二级护理

    D. 三级护理   E. 功能制护理

(9~10题共用题干)

    张女士，40岁。因遭歹徒抢劫致左上肢及胸部多处受伤，病人大量出血、呼吸急促、意识模糊，由路人送至急诊科抢救。

9. 急诊科护士在紧急处理中不妥的一项是_____。

    A. 询问外伤原因

    B. 迅速与相关部门联系

    C. 安排观察病床，等待医师

    D. 请陪伴者留下

    E. 记录病人到达的时间

10. 张某急诊手术后入病区，护士为其准备床单位时正确的方法是_____。

    A. 立即将备用床改为暂空床

    B. 将盖被三折叠于床尾

    C. 橡胶单和中单铺于床尾部

    D. 将备用床改为麻醉床

    E. 将枕头置于床头，开口朝向门

(11~13题共用题干)

    宋师傅，35岁，体重75kg，从高空坠落导致腰椎骨折，入院后立即进行手术治疗。

11. 住院处护士首先应_____。

    A. 给予卫生处置   B. 办理住院手续   C. 通知医生

D. 护送病人入院   E. 收集病历资料

12. 病房护士接到手术通知后首先应_____。

A. 准备床单位，铺麻醉床

B. 测量生命体征

C. 填写住院病历

D. 通知医生

E. 收集病情资料，确立护理问题

13. 病人手术后送回病房，护士将病人从平车移到病床上应采用_____。

A. 挪动法   B. 一人搬运法   C. 二人搬运法

D. 三人搬运法   E. 四人搬运法

（14～15 题共用题干）

成先生，40 岁，近日出现活动后呼吸急促，面色潮红，感觉胸闷、气短，背部疼痛，到医院挂号就诊。

14. 在候诊期间，病人突然出现呼吸困难，表现为口唇发绀，此时门诊护士应_____。

A. 迅速让其平卧，以缓解呼吸困难

B. 立即安排提前就诊

C. 安慰病人耐心等待

D. 通知医生加快诊疗的速度

E. 尽快输注抢救药物

15. 经医生诊查后，病人需要住院治疗，为尽快消除病人不良的心理反应，作为病区护士下列不妥的做法是_____。

A. 热情接待，耐心解释，取得病人的理解和配合

B. 避免向病人提供有关疾病的相关信息

C. 制定合理的医院规章制度，并指导病人及家属遵守

D. 尊重病人的权利和人格，保护病人隐私

E. 鼓励病友间相互帮助和照顾

（16～17 题共用题干）

住院处护士小刘通知神经内科护士站，有一位脑梗塞，一侧肢体偏瘫的病人要住院，护士小马负责床单位的准备工作。

16. 护士小马将备用床改为暂空床，棉被的正确铺法是_____。

A. 将盖被三折叠于一侧床边，开口处背门

B. 将盖被三折叠于一侧床边，开口处向门

C. 将盖被三折叠于床尾

D. 将盖被卷至床尾

E. 将盖被移至床旁椅上，病人躺下后盖被

17. 根据病情应铺橡胶中单和中单，其应距床头_____。

A. 10～15cm   B. 15～20cm   C. 25～30cm

D. 35～40cm   E. 45～50cm

（18～19 题共用题干）

刘女士，25 岁，因急性阑尾炎入院手术，值班护士为其准备麻醉床。

18. 床旁桌上不必准备_____。

     A. 血压计、听诊器

     B. 护理记录单和笔

     C. 弯盘、棉签

     D. 压舌板、开口器、舌钳

     E. 胶布、电筒

19. 铺麻醉床输液架应放在_____。

     A. 床头部   B. 床尾部   C. 近门侧床边

     D. 门对侧床边   E. 床旁桌边

（20～22 题共用题干）

患儿，周宝亮，10 岁，因颈椎骨折住院，现要到 B 超室做检查。

20. 护士应采取_____方式搬运病人。

     A. 一人搬运   B. 二人搬运   C. 三人搬运

     D. 四人搬运   E. 挪动法

21. 护士搬运病人的正确方法是_____。

     A. 护士双臂将患儿抱起，移至平车上

     B. 甲托颈、肩、背部，乙托臀膝部，搬运至平车上

     C. 甲托头、颈、肩部，乙托背臀部，丙托膝腿部，搬运至平车上

     D. 甲托头颈肩部，乙托两腿，丙和丁分别站在病床和平车两侧握中单四角，合力搬运至平车上

     E. 护士帮助病人将上身、下肢、臀部移向平车

22. 平车运送病人途中不妥的是_____。

     A. 护士站在病人头侧

     B. 平车上垫木板

     C. 平车上下坡时，病人头在前

     D. 推平车时车速宜慢

     E. 运送中注意观察病人的面色、呼吸

四、X 型题

以下每一道题有 A、B、C、D、E 5 个备选答案，请从中选择所有的正确答案。

1. 门诊护士预检分诊的内容包括_____。

     A. 观察病情   B. 询问病史   C. 初步判断

     D. 科普教育   E. 分诊指导

2. 急诊科的布局和设施要求是_____。

    A. 室内光线充足

    B. 室内物品放置有序

    C. 设有醒目的标志和路标

    D. 夜间应有醒目的灯光

    E. 是一个独立的单元

3. 铺床时需要使用橡胶中单和中单的病人是_____。

    A. 偏瘫　　　　　　　　B. 昏迷　　　　　　　　C. 心绞痛

    D. 大手术后　　　　　　E. 大小便失禁

4. 急诊就诊对象一般是_____。

    A. 意外事故危及生命　　B. 创伤性休克　　　　　C. 围产期保健

    D. 病情危重　　　　　　E. 定期复诊

5. 入院时不宜在门诊处置室进行卫生处置的病人有_____。

    A. 危重病人　　　　　　B. 胃溃疡病人　　　　　C. 严重心脏病病人

    D. 即将分娩者　　　　　E. 体质极度虚弱者

6. 平车搬运病人时，应注意的事项包括_____。

    A. 多人搬运时动作协调一致

    B. 不可用车撞门

    C. 推车时不可过快

    D. 观察病情变化

    E. 骨折病人车上垫木板

五、判断题

（　　）1. 铺备用床的目的是保持病室整洁，便于病人上下床。

（　　）2. 铺大单的顺序是：先床头后床尾，先近侧后远侧。

（　　）3. 昏迷病人入病区后，病区护士首先要通知医生、配合抢救、测量生命体征。

（　　）4. 一位腰椎骨折病人体重较轻，可采取二人搬运法。

（　　）5. 在平车运送病人时，病人头部放于大轮侧是为了减少运送中的颠簸不适感。

（　　）6. 门诊对于传染病人或疑似传染病人应安排提前就诊。

六、名词解释

1. 医院

2. 角色

3. 护患关系

4. 病区

5. 入院护理

6. 分级护理

7. 出院护理

七、填空题

1. 按照卫生部《医院分级管理标准》，医院被分为_____级_____等。

2. 门诊预检护士需要由临床实践经验丰富的护士承担，做到先_____，后_____。

3. 急诊科预检护士要掌握急诊就诊标准，做到一_____、二_____、三_____、四_____。

4. 平车运送搬运病人的方法有_____、_____、_____、_____、_____。

5. 四人搬运法主要适用于_____或_____等病人。

6. 特级护理需要_____监护病人，一级护理需要每_____巡视病人，二级护理需要每_____巡视病人。

7. 三人搬运病人时，护士甲托住病人_____、_____、_____和_____部，护士乙托住病人_____和_____部，护士丙托住病人_____和_____部。

八、简答题

1. 简述医院的任务。

2. 危重病人就诊时，在医生未到之前，护士应做哪些紧急处理？

3. 临床上常用的铺床有哪几种？各种铺床法的目的是什么？

4. 简述铺备用床法的注意事项。

5. 简述一般病人入院时的初步护理。

6. 简述病人出院时的护理工作。

7. 病人出院后应如何处理病床单位？

8. 简述平车搬运病人时的注意事项。

九、案例

一位母亲抱着一个 3 岁男童在儿科门诊候诊，护士观察发现病儿呼吸急促，有频繁的喷射性呕吐，皮肤有散在的出血点，作为门诊当班的护士：

（1）发现上述情况应该怎样处理？

（2）门诊护士应做好哪些护理工作？

技能考核

考核标准 1		铺备用床法		年　月　日	
操作程序	操作步骤	质量标准	分值	自评分	教师评分
操作准备	着装	衣、帽、口罩、鞋整洁	2		
		指甲、配饰符合要求，洗手，戴口罩	2		
	用物准备	用物齐全，顺序正确。错一项扣1分	2		
报告计时		报告老师某某同学用物准备完毕，现在开始操作。教师计时开始			
铺床基	翻垫移桌	按横向或纵向翻转床垫，移床头桌使其距床约20cm，移椅使其距床尾正中约15cm	2		
	床褥	放置：横、纵中线与床横、纵中线对齐	4		
		褥面平整无皱褶，无二次整理	4		
	大单	放置：大单横、纵中线与床横、纵中线对齐	4		
		大单按次序打开，平整无皱褶	4		
		打开大单后与床横、纵中线正，床面整齐	4		
	床角	依次叠角，手法正确，床角成45°，塞边，床角平紧。每角2分	8		
	床缘	平整无皱褶	4		
套被套	被套	放置：被套纵中线与床纵中线对齐	4		
		被套按次序打开，平整无皱褶	4		
		中线对齐，上端平齐床头	4		
	被胎	放置：打开被尾，将被胎按正确叠法放入	4		
		被胎按正确叠放顺序打开	4		
		被胎平整，不在被套内打折	4		
	被头	被头不虚，平齐床头，被胎在套内无虚边，空2厘米扣1分	4		
	被筒	被筒平齐，平齐床沿	4		
		内无褶皱，被套里外一样平整	4		
	被尾	被尾平整。系带，多余被尾塞于床垫下	2		
套枕套	枕角	枕角紧实，四角充实	4		
	枕头	放置：系带或折叠，开口背门	4		
	桌椅	桌椅归位，将床旁桌椅放回原处	2		
报告结束		报告老师操作结束。教师计时结束			

操作程序	操作步骤	质量标准	分值	自评分	教师评分
综合评价	节力原则	各项动作准确到位，无多余动作，无重大重复	4		
	整体质量	床基平整、床面整齐，无褶、线正，动作有序	4		
	时 间	限时5分钟，超时30秒从总分中扣除1分			
	口 试	本操作相关内容，答错最多从总分中扣5分			
总评			100		

考核标准 2　　　　　　　　　　**铺暂空床法**　　　　　　　年　月　日

操作程序	操作步骤	质量标准	分值	自评分	教师评分
操作准备	着装	衣、帽、口罩、鞋整洁	2		
		指甲、配饰符合要求，洗手，戴口罩	2		
	用物准备	用物齐全，顺序正确。错一项扣1分	2		
报告计时		报告老师某某同学用物准备完毕，现在开始操作。教师计时开始			
铺床基	翻垫移桌	按横或纵向翻转床垫，移床头桌使其距床约20cm，移椅使其距床尾正中约15cm	2		
	床褥	放置：横、纵中线与床横、纵中线对齐	4		
		褥面平整无皱褶，无二次整理	4		
	大单	放置：大单横、纵中线与床横、纵中线对齐	4		
		大单按次序打开，平整无皱褶	4		
		打开大单后与床横、纵中线正，床面整齐	4		
	床角	依次叠角，手法正确，床角成45°，塞边，床角平紧。每角2分	8		
	床缘	平整无皱褶	4		
套被套	被套	放置：被套纵中线与床纵中线对齐	4		
		被套按次序打开，平整无皱褶	4		
		中线对齐，上端平齐床头	4		
	被胎	放置：打开被尾，将被胎按正确叠法放入	4		
		被胎按正确叠放顺序打开	4		
		被胎平整，不在被套内打折	4		
	被头	被头不虚，平齐床头，被胎在套内无虚边，空2厘米扣1分	4		
	被筒	被筒平齐，平齐床缘	4		
		被套里外一样平整，内无褶皱	4		
	被尾	被尾平整。系带，多余被尾塞于床垫下	2		
	盖被	盖被四折于床尾	4		

操作程序	操作步骤	质量标准	分值	自评分	教师评分
套枕套	枕角	四角紧实	2		
	枕头	放置：系带或折叠，开口背门	2		
	桌椅	桌椅归位。将床旁桌椅放回原处	2		
报告结束		报告老师，操作结束。教师计时结束			
综合评价	节力原则	各项动作准确到位，无多余动作，无重大重复	4		
	整体质量	床基平整、床面整齐，无褶线正，动作有序	4		
	时　间	限时 5 分钟，超时 30 秒从总分中扣除 1 分			
	口　试	口述本操作相关内容，答错最多从总分中扣 5 分			
总评			100		

考核标准 3　　　　　　　　　　　铺麻醉床法　　　　　　　　　　年　月　日

操作程序	操作步骤	质量标准	分值	自评分	教师评分
操作准备	着装	衣、帽、口罩、鞋整洁	2		
		指甲、配饰符合要求，洗手，戴口罩	2		
	用物准备	用物齐全，顺序正确。错一项扣 1 分	2		
报告计时		报告老师：某某同学用物准备完毕，现在开始操作。教师计时开始			
铺床基	翻垫移桌	按横或纵向翻转床垫，移床头桌距床约 20cm，移椅距床尾正中约 15cm	2		
	床褥	放置：横、纵中线与床横、纵中线对齐	4		
	褥面	平整无皱褶，无二次整理	4		
	大单	放置：大单横、纵中线与床横、纵中线对齐	4		
		大单按次序打开，平整无皱褶	4		
		打开大单后与床横、纵中线正，床面整齐	4		
	铺橡胶单	如为一次性，则下一项省略，分值归至本项	2		
	加铺中单	橡胶单与中单距床头 45～50cm，酌情加铺第二条橡胶单	2		
	床角平紧	依次叠角，手法正确，床角成 45°，多单时同时塞边，床角平紧。每角 2 分	8		
	床缘	平整无皱褶	4		

续表

操作程序	操作步骤	质量标准	分值	自评分	教师评分
套被套	被套	放置：被套纵中线与床纵中线对齐	4		
		按次序打开，平整无皱褶	4		
		中线对齐，上端平齐床头	2		
	被胎	放置：打开被尾，将被胎按正确叠法放入	4		
		按正确叠放顺序打开	4		
		被胎平整，不在被套内打折	4		
	被头	平齐床头，被胎在套内无虚边，空2厘米扣1分	4		
	被筒	被筒平齐，平齐床沿	2		
		被套里外一样平整，内无褶皱	4		
	被尾	系带，多余被尾折叠平整于床基上	2		
	盖被	折叠盖被。盖被纵向扇形折叠，开口处向门，平整	4		
套枕套	枕角	四角紧实	2		
	枕头	放置：系带或折叠，开口背门，立于床头	2		
	桌椅	将床旁桌椅放回原处	2		
报告结束		报告老师，操作结束。教师计时结束			
综合评价	节力原则	各项动作准确到位，无多余动作，无重大重复	4		
	整体质量	床基平整，床面整齐，无褶线正，动作有序	4		
	时　间	超时30秒从总分中扣除1分			
	口　试	本操作相关内容，答错最多从总分中扣5分			
总评			100		

第四章 环 境

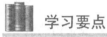 学习要点

　　环境安全是临床工作中一项重要的基础工作。本章主要阐述临床工作中的消毒灭菌、无菌技术、隔离技术等内容。其中重点是消毒灭菌、无菌技术、隔离技术。难点是无菌技术、隔离技术的技术操作。对本章理论知识应做到记忆牢固，并能正确掌握相关的操作方法。

同步训练

一、A1 型题

以下每一道题有 A、B、C、D、E5 个备选答案，请从中选择一个最佳答案。

1. 环境管理中社会环境的内容是_____。
　　A. 安全　　　　　　　　B. 安静　　　　　　　　C. 整洁
　　D. 舒适　　　　　　　　E. 良好的护患关系

2. 一般病室适宜的温度为_____。
　　A. 12℃ ~16℃　　　　　B. 18℃ ~22℃　　　　　C. 23℃ ~25℃
　　D. 26℃ ~28℃　　　　　E. 29℃ ~30℃

3. 病室相对湿度为_____。
　　A. 10% ~20%　　　　　B. 25% ~30%　　　　　C. 35% ~40%
　　D. 50% ~60%　　　　　E. 70% ~80%

4. 为了减少儿童的恐惧感，儿科护士服适宜采用的颜色是_____。
　　A. 粉色　　　　　　　　B. 紫色　　　　　　　　C. 白色
　　D. 蓝色　　　　　　　　E. 灰色

5. 消毒与灭菌的主要区别在于能否杀灭_____。
　　A. 病原微生物　　　　　B. 非致病微生物　　　　C. 繁殖体
　　D. 芽孢　　　　　　　　E. 杆菌

6. 不宜用燃烧法灭菌的物品是_____。

A. 坐浴盆   B. 换药碗   C. 避污纸

D. 手术刀   E. 特殊感染的敷料

7. 煮沸消毒灭菌时，为提高沸点并去污防锈，应将溶液配成_____。

A. 1% ~2% 碳酸氢钠溶液

B. 2% ~3% 乳酸钠溶液

C. 0.1% ~0.2% 硫酸钠溶液

D. 1% ~2% 亚硝酸钠溶液

E. 1% ~2% 氢氧化钠溶液

8. 高压蒸汽灭菌效果的监测，最可靠的方法是_____。

A. 生物监测法   B. 物理监测法   C. 化学指示胶带监测法

D. 化学指示管监测法   E. 化学指示卡监测法

9. 病人出院后，床褥、棉胎、枕芯等在日光下暴晒的时间是_____。

A. 8 小时   B. 6 小时   C. 12 小时

D. 24 小时   E. 2 小时

10. 紫外线灯关闭后如需再开启，应间歇的时间_____。

A. 1 ~2 分钟   B. 3 ~4 分钟   C. 5 ~6 分钟

D. 10 ~15 分钟   E. 30 分钟

11. 纤维胃镜的消毒液常用_____。

A. 0.1% 苯扎溴铵溶液

B. 0.2% 过氧化氢溶液

C. 70% 乙醇溶液

D. 2% 戊二醛溶液

E. 0.5% 碘伏

12. 过氧乙酸不能用于_____。

A. 手的消毒   B. 空气消毒   C. 擦拭家具

D. 浸泡金属器械   E. 浸泡搪瓷物品

13. 能够杀灭芽孢的消毒剂是_____。

A. 过氧乙酸   B. 乙醇   C. 苯扎溴铵

D. 碘伏   E. 洗必泰

14. 不能用于熏蒸消毒剂是_____。

A. 食醋   B. 40% 甲醛   C. 苯扎溴铵（新洁尔灭）

D. 2% 过氧乙酸   E. 乳酸

15. 体温计消毒应选用_____。

A. 0.1% 苯扎溴铵   B. 2% 戊二醛   C. 2% 碘酊

D. 1% 过氧乙酸   E. 氯已定

16. 无菌包在未污染的情况下有效期为_____。

A. 4 小时   B. 8 小时   C. 24 小时

D. 7 天　　　　　　　　　E. 21 天

17. 铺好的无菌盘有效时限不超过_____。

　　A. 4 小时　　　　　　　B. 8 小时　　　　　　　C. 24 小时

　　D. 7 天　　　　　　　　E. 14 天

18. 无菌容器打开后，应记录开启的日期、时间，其有效时间不超过_____。

　　A. 4 小时　　　　　　　B. 8 小时　　　　　　　C. 12 小时

　　D. 24 小时　　　　　　E. 48 小时

19. 下述不符合无菌技术操作原则的是_____。

　　A. 无菌操作前 30 分钟停止清扫地面

　　B. 无菌包潮湿待干后使用

　　C. 取出的无菌物品即使未用也不能放回原处

　　D. 无菌操作台清洁、干燥

　　E. 操作时手臂保持在腰部水平以上

20. 在无菌技术操作原则中，预防交叉感染的关键措施是_____。

　　A. 操作区域要清洁、宽敞

　　B. 取无菌物品时，必须使用无菌持物钳

　　C. 无菌物品疑有污染不可再用

　　D. 无菌物品与非无菌物品分别放置

　　E. 一份无菌物品只能供一个病人使用一次

21. 下列不符合无菌物品管理原则的是_____。

　　A. 无菌物品与非无菌物品分别放置

　　B. 无菌包上必须注明灭菌日期

　　C. 已打开过的无菌包 48 小时后必须重新灭菌

　　D. 取出的无菌敷料不得放回原容器内

　　E. 无菌包的有效期为 7 天

22. 卵圆钳浸泡于无菌容器中，消毒液面高度应_____。

　　A. 钳长的 1/3 处　　　B. 轴节下 2cm　　　　C. 轴节处

　　D. 轴节上 2～3cm　　　E. 轴节 5cm

23. 下列使用无菌持物钳的方法中不正确的是_____。

　　A. 始终保持钳端向上

　　B. 远处取物时，应连同容器一起移动

　　C. 钳端不可触及容器口边缘

　　D. 取放持物钳时钳端要闭合

　　E. 钳端不可碰触非无菌区

24. 门诊换药室的无菌包已打开过，注明的开启时间是 12 月 27 日 14：00，需重新
　　灭菌的时间是_____。

　　A. 12 月 27 日 16：00　　B. 12 月 27 日 18：00　　C. 12 月 27 日 23：00

D. 12 月 28 日 10∶00　　E. 12 月 28 日 14∶00

25. 无菌盘于上午 11 点铺好后，应在什么时间之前使用_____。

    A. 12 点　　　　　　　B. 13 点　　　　　　　C. 14 点

    D. 15 点　　　　　　　E. 16 点

26. 护士取用无菌溶液时，应首先核对_____。

    A. 瓶签　　　　　　　B. 瓶身有无裂缝　　　　C. 瓶盖有无松动

    D. 溶液有无沉淀　　　E. 溶液有无浑浊

27. 取用无菌溶液时，先倒出少许溶液时为了_____。

    A. 检查溶液颜色

    B. 检查溶液有无污染

    C. 检查溶液有无浑浊

    D. 检查溶液有无特殊气味

    E. 冲洗瓶口

28. 下列戴、脱无菌手套不正确的是_____。

    A. 戴手套前先将手洗净擦干

    B. 核对手套袋外标明的手套号码

    C. 核对手套袋外标明的灭菌日期

    D. 戴好手套后，两手置腰部水平以下

    E. 脱手套时，将手套口翻转脱下

29. 传染病区内属于半污染区的是_____。

    A. 走廊及化验室　　　B. 配餐室及更衣室　　　C. 病人的浴室

    D. 病室　　　　　　　E. 值班室

30. 下列不属于清洁区的是_____。

    A. 配餐室　　　　　　B. 处置室　　　　　　　C. 值班室

    D. 储物间　　　　　　E. 医务人员卫生间

31. 被隔离的病人，传染性分泌物_____次培养结果阴性后，或已度过隔离期，医生开出医嘱后，方可解除隔离

    A. 1　　　　　　　　　B. 2　　　　　　　　　C. 3

    D. 4　　　　　　　　　E. 5

32. 不需要采取保护性隔离的病人是_____。

    A. 感冒病人　　　　　B. 早产儿　　　　　　　C. 白血病

    D. 严重烧伤　　　　　E. 肝脏移植

33. 下列传染病病人可安置在一室的是_____。

    A. 流感、百日咳　　　B. 伤寒、痢疾　　　　　C. 破伤风、炭疽

    D. 流脑、乙脑　　　　E. 肺结核、白喉

34. 需行呼吸道隔离的疾病是_____。

    A. 伤寒　　　　　　　B. 白喉　　　　　　　　C. 乙型肝炎

D. 疟疾　　　　　　　　　E. 狂犬病

35. 用隔离衣的要求，正确的是_____。
    A. 每周更换 1 次
    B. 要保持袖口内外面的清洁
    C. 隔离衣潮湿后立即晾干
    D. 必须完全盖住工作服
    E. 隔离衣挂在内走廊，应外面向外

36. 传染病人实施护理操作以下正确的是_____。
    A. 穿好隔离衣后，可到治疗室取物
    B. 穿好隔离衣后，活动不受限制
    C. 穿好隔离衣后，如仅用避污纸接触病人，脱衣后可不洗手
    D. 护理操作前用物计划周全，以免反复穿脱隔离衣、消毒手
    E. 穿好隔离衣，尚未接触病人，允许手抚摸口罩、脸部

37. 已穿过的隔离衣，清洁部位是_____。
    A. 袖口　　　　　　　B. 衣领　　　　　　　C. 腰部以上
    D. 腰部以下　　　　　E. 胸部以上

38. 下列不采用接触隔离的疾病是_____。
    A. 破伤风　　　　　　B. 气性坏疽　　　　　C. 铜绿假单胞菌感染等
    D. 新生儿脓疱病　　　E. 艾滋病

39. 穿脱隔离衣不正确的是_____。
    A. 穿隔离衣时，衣袖不可接触面部及口罩
    B. 脱隔离衣时，翻起衣袖，避免袖口边的污染面接触到清洁区域
    C. 不再穿的隔离衣，脱下后污染面向外
    D. 挂在污染区时污染面朝外
    E. 挂在半污染区时清洁面朝外

40. 在感染病区，取用避污纸的正确方法是_____。
    A. 掀页撕取　　　　　B. 戴手套后抓取　　　C. 用镊子夹取
    D. 随意撕取　　　　　E. 从页面中间抓取

41. 卫生洗手法要求护士至少揉搓_____秒。
    A. 10　　　　　　　　B. 15　　　　　　　　C. 20
    D. 25　　　　　　　　E. 30

42. 某医院隔离病房，收治十几位传染病病人，安置位置正确的是_____。
    A. 艾滋病——严密隔离病房
    B. 乙型肝炎——消化道隔离病房
    C. 乙型脑炎——昆虫隔离病房
    D. 甲型肝炎——血液－体液隔离病房
    E. 非典型性肺炎——呼吸道隔离病房

43. 加强护理安全教育，应树立的观念是_____。

    A. 教育第一   B. 安全第一   C. 医疗第一

    D. 护理第一   E. 管理第一

44. 造成护士职业损伤的化学性因素是_____。

    A. 氧气   B. 手术刀   C. 药物

    D. 烤灯   E. 保温箱

45. 护理人员由于劳动强度大，负重过度，容易导致_____。

    A. 化学性损伤   B. 温度性损伤   C. 放射性损伤

    D. 锐器伤   E. 机械性损伤

46. 导致血液性传播疾病的常见因素是_____。

    A. 扭伤   B. 锐器伤   C. 灼伤

    D. 撞伤   E. 烧伤

47. 衡量医院管理水平高低的重要标志是_____。

    A. 护理安全   B. 护理差错   C. 护理缺陷

    D. 护理风险   E. 护理事故

48. 在临床护理工作中，有时急用某些医疗器械需使用燃烧法灭菌，下列错误的是_____。

    A. 容器应洗净擦干

    B. 消毒时，使其内面全部被火焰烧到

    C. 在燃烧中如达不到灭菌要求时，应随时加入酒精

    D. 锐利及贵重器械不能用燃烧法

    E. 须远离易爆炸物

二、A2 型题

以下每一个案例有 A、B、C、D、E 5 个备选答案，请从中选择一个最佳答案。

1. 张先生因肺结核住院接受治疗，在医院住院期间被蚊子叮咬而感染疟疾，该医院的不安全因素属于_____。

    A. 人员因素   B. 技术因素   C. 病人因素

    D. 物质因素   E. 环境因素

2. 李女士因急性阑尾炎入院，手术治疗后 3 天，未经医护人员同意，擅自出院，结果造成伤口感染。造成伤口感染的不安全因素是_____。

    A. 病人因素   B. 技术因素   C. 人员因素

    D. 环境因素   E. 物理因素

3. 王奶奶，78 岁，因心肌梗死入急诊室抢救。护士应为病人调控好急救室物理环境，适宜的温度、湿度为_____。

    A. 温度 12℃ ~16℃，湿度 10% ~20%

    B. 温度 22℃ ~24℃，湿度 50% ~60%

    C. 温度 24℃ ~26℃，湿度 35% ~40%

    D. 温度 26℃ ~28℃，湿度 25% ~30%

    E. 温度 29℃ ~30℃，湿度 70% ~80%

4. 护士小李用紫外线灯消毒治疗室空气，温度和相对湿度宜为_____。

    A. 温度低于 4℃，湿度超过 50%

    B. 温度低于 5℃，湿度超过 55%

    C. 温度 20℃ ~24℃，湿度超过 40% ~60%

    D. 温度低于 15℃，湿度超过 65%

    E. 温度低于 20℃，湿度超过 70%

5. 某破伤风病人，神志清楚，全身肌肉痉挛、抽搐，所住病室环境不符合要求的是_____。

    A. 室温 18℃ ~22℃

    B. 相对湿度 50% ~60%

    C. 门、椅脚钉橡皮垫

    D. 保持病室光线充足

    E. 护士要做到"四轻"

6. 王先生，68 岁，因呼吸道阻塞行气管切开，其病室环境应特别注意_____。

    A. 合理采光　　　　　B. 保持安静　　　　　C. 调节湿度

    D. 适当绿化　　　　　E. 加强通风

7. 方先生所住的病室温度 30℃，相对湿度 70%，此时对病人的影响是_____。

    A. 水分蒸发快，散热增加

    B. 水分蒸发慢，散热增加

    C. 闷热难受

    D. 咽喉疼痛

    E. 肌肉紧张而产生不安

8. 李先生，60 岁，因喉头阻塞行气管切开，为其安置病室环境时应特别注意_____。

    A. 调节温湿度　　　　B. 保持安静　　　　　C. 加强通风

    D. 合理采光　　　　　E. 适当绿化

9. 张女士，产后子痫，所住病室环境不符合病情要求的是_____。

    A. 室温 18℃ ~22℃

    B. 相对湿度 50% ~60%

    C. 门、椅脚钉橡皮垫

    D. 保持病室光线充足

    E. 护士要做到"四轻"

10. 护士小李在治疗过程中，工作服上不慎沾上碘渍，去除此污渍宜选用_____。

    A. 过氧乙酸　　　　　B. 氨水　　　　　　　C. 碱水

D. 乙醇　　　　　　　　　　　E. 过氧化氢

11. 某病人出院后，护士拆除床单时发现床单上有陈旧血渍，易用_____。

　　A. 乙醇　　　　　　　　B. 草酸　　　　　　　　C. 过氧乙酸

　　D. 漂白粉澄清液　　　　E. 过氧化氢

12. 李女士，42岁，外阴炎，进行坐浴时衣服不慎沾上高锰酸钾溶液，去除此污渍宜用_____。

　　A. 乙醇　　　　　　　　B. 草酸　　　　　　　　C. 过氧乙酸

　　D. 维生素C溶液　　　　E. 氨水

13. 护士小李执行无菌操作时，正确的是_____。

　　A. 操作环境要清洁，操作前半小时减少人员走动

　　B. 操作时要面向无菌区，身体应尽量靠近无菌区

　　C. 无菌物品取出后，如没有用完应及时放回原无菌容器中

　　D. 无菌物品如可疑污染，应尽快使用

　　E. 面对无菌区打喷嚏、咳嗽时必须有口罩防护

14. 护士小张在用臭氧灭菌灯进行病房空气消毒，结束后_____分钟方可进入现场

　　A. 10　　　　　　　　　B. 20~30　　　　　　　C. 40

　　D. 50　　　　　　　　　E. 60

15. 张女士，扁桃体炎住院，出院后被褥在阳光下暴晒6小时可达到_____效果。

　　A. 清洁　　　　　　　　B. 消毒　　　　　　　　C. 灭菌

　　D. 灭虱　　　　　　　　E. 隔离

16. 李先生，足底外伤，继而发热、惊厥、牙关紧闭呈苦笑面容而入院，诊断为破伤风，该病人换下的敷料应_____。

　　A. 先清洗后消毒

　　B. 先灭菌后清洗

　　C. 先清洗再放日光下暴晒

　　D. 先放日光下暴晒然后清洗

　　E. 焚烧

17. 王先生，流感，其家人准备用食醋熏蒸消毒空气，所住房间为50m³的空间，需用食醋_____。

　　A. 20~40mL　　　　　　B. 100~200mL　　　　　C. 250~500mL

　　D. 600~800mL　　　　　E. 1000mL

18. 王先生，男，患百日咳住院隔离治疗，其所住病室长6m，宽3.2m，高3m，用纯乳酸进行空气消毒，乳酸的用量是_____。

　　A. 5mL　　　　　　　　B. 6mL　　　　　　　　C. 7mL

　　D. 12mL　　　　　　　　E. 15mL

19. 在用无菌持物钳夹取物品时，必须用无菌持物钳夹取的是_____。

　　A. 清洁弯盘　　　　　　B. 清洁治疗碗　　　　　C. 石蜡油

D. 无菌治疗巾　　　　　E. 无菌油纱布

20. 打开无菌包，无菌包内物品未用完，下列处理错误的是_____。

A. 按原痕回包扎好

B. 注明开包日期、时间

C. 包内物品被污染或无菌包被浸湿，须重新灭菌

D. 24 小时后失效

E. 4 小时后失效

21. 铺无菌治疗盘时，错误的是_____。

A. 已铺好的无菌盘，在未污染的情况下有效期为 4 小时

B. 无菌治疗巾外面也是无菌区

C. 操作过程中，夹取、放置无菌物品时不得跨越无菌区

D. 无菌治疗巾一旦潮湿，即视为污染

E. 铺盘卡放于治疗盘表面显著处

22. 取用无菌溶液时，下列做法不符合无菌原则的是_____。

A. 打开瓶盖，常规消毒瓶塞

B. 用单手垫纱布将橡皮胶塞打开

C. 手握溶液瓶将溶液倒入无菌容器中

D. 倒液后即将消毒瓶塞盖回

E. 剩余溶液在 24 小时内可用

23. 护士小张在换药的过程中发现手套破损，她应_____。

A. 加戴一副手套

B. 用消毒液消毒破损处

C. 用胶布粘贴破损处

D. 用无菌纱布覆盖破损处

E. 立即更换

24. 护士小赵在操作时正确取无菌纱布的方法是_____。

A. 用手指直接拿取纱布

B. 戴好手套再去拿取纱布

C. 用无菌持物钳夹取纱布

D. 用乙醇擦洗后的换药镊子夹取纱布

E. 手上进入棉纱缸直接抓取无菌纱布

25. 护士小常参加医院组织的无菌技术操作考核，她在准备无菌物品时不符合要求的操作是_____。

A. 干式无菌持物钳已开启，时间在 4 小时以内

B. 无菌治疗巾包已开启，时间在 24 小时内

C. 无菌敷料缸已开启，时间在 72 小时内

D. 一次性无菌手套包装完好无破损，灭菌时间在有效期内

E. 无菌储槽已开启，时间在 24 小时以内

26. 李先生，42 岁，在出差途中患急性肝炎而住院，他写信将自己患病的消息告诉家人，信件寄出前正确的处理方法是_____。

    A. 甲醛熏蒸　　　　　　B. 过氧乙酸喷雾　　　　　C. 高压蒸汽灭菌

    D. 氯胺溶液喷雾　　　　E. 紫外线照射

27. 进出隔离病房穿脱隔离衣时，正确的步骤是_____。

    A. 将隔离衣内面向外，挂传染病室内

    B. 消毒手后先解开领扣

    C. 扣好领扣后系腰带

    D. 将腰带交叉在背后打结

    E. 双手伸入袖内后扣袖口

28. 护士李某，戴帽子、口罩时不正确的做法是_____。

    A. 帽子遮住全部头发

    B. 布制帽子保持清洁干燥，每天更换

    C. 口罩罩住口鼻部

    D. 不用污染的手触摸口罩

    E. 一次性口罩不潮湿时不用更换

29. 护士小郑在为烧伤病人换药时，操作中不符合无菌操作原则的是_____。

    A. 铺好无菌盘，放入换药用物

    B. 到病床前，打开无菌盘

    C. 戴好无菌手套后揭去污染敷料，消毒伤口，盖上无菌敷料，固定

    D. 检查无菌包在有效期，包装无潮湿、破损

    E. 换下的敷料放入治疗车下层弯盘中

30. 赵女士，女，50 岁，因患丙型肝炎住院隔离治疗，下列做法正确的是_____。

    A. 同病种病人可同住

    B. 废弃的血标本应及时倒掉

    C. 被病人血液污染的针头应及时送回处置室内进行消毒

    D. 必要时应戴手套采血

    E. 血液若溅出应立即用无菌纱布擦拭掉

31. 护士小张在消毒刷手时操作正确的是_____。

    A. 刷手范围不应超过污染范围

    B. 皂液应每周更换

    C. 每只手刷洗时间应达到 30 秒

    D. 刷洗总时间达到 1 分钟

    E. 水龙头可不作特殊要求

32. 护士小周接触传染病病人后，对手进行刷洗消毒，应最后洗刷的部位是_____。

    A. 手掌　　　　　　B. 手背　　　　　　C. 手指

    D. 指尖　　　　　　E. 前臂

33. 护士小张为病人热疗时，不慎手被热水袋烫伤，小张的损伤属于＿＿＿＿＿。

    A. 生物性损伤　　　　B. 化学性损伤　　　　C. 物理性损伤

    D. 心理性损伤　　　　E. 社会性损伤

34. 方奶奶，72 岁，因"肺源性心脏病"住院，某日因输液速度过快引起肺水肿，此种损伤属于＿＿＿＿＿。

    A. 温度性损伤　　　　B. 压力性损伤　　　　C. 医源性损伤

    D. 生物性损伤　　　　E. 机械性损伤

三、A3 型题

以下每一个案例设 2～3 个试题，请根据病例所提供的信息在 A、B、C、D、E 5 个备选答案中选择一个最佳答案。

(1～2 题共用题干)

李先生，男性，60 岁，因上呼吸道感染、支气管炎住院治疗。

1. 若病室湿度过低，病人可能出现的症状是＿＿＿＿＿。

    A. 血压升高，面色潮红

    B. 呼吸道黏膜干燥、咳嗽

    C. 头疼、头晕、眼花

    D. 面色苍白、盗汗

    E. 呼气困难、心跳加快

2. 若病室温度较高，可导致病人出现＿＿＿＿＿。

    A. 呼吸功能抑制　　　B. 消化功能抑制　　　C. 肌肉紧张

    D. 病人烦躁　　　　　E. 促进体力恢复

(3～5 题共用题干)

小军，男，1 岁，因高热、咳嗽，伴呼吸困难，口唇发绀收住院。

3. 该病人住院时病室温度和湿度应为＿＿＿＿＿。

    A. 温度 22℃～24℃，湿度 70%～80%

    B. 温度 18℃～22℃，湿度 20%～30%

    C. 温度 22℃～24℃，湿度 40%～50%

    D. 温度 18℃～22℃，湿度 25%～30%

    E. 温度 22℃～24℃，湿度 50%～60%

4. 病室应定时通风，其目的不包括＿＿＿＿＿。

    A. 达到消毒的目的

    B. 降低室内空气中微生物的密度

    C. 增加含氧量

    D. 降低二氧化碳含量

E. 调节室内温湿度

5. 避免该患儿机械性损伤的措施是_____。

    A. 使用床档   B. 走廊设置扶手   C. 使用约束带

    D. 减少障碍物   E. 病室、浴室、厕所设呼叫系统

(6~8 题共用题干)

    李女士，45 岁，诊断为肠结核入院治疗。

6. 护士对其病室消毒时，正确的方法是_____。

    A. 2% 过氧乙酸喷洒   B. 臭氧灭菌灯消毒   C. 食醋熏蒸

    D. 开窗通风   E. 甲醛熏蒸

7. 用漂白粉消毒病人的粪便，正确的方法是_____。

    A. 粪便 5 份加漂白粉 1 份，搅拌后放置 30 分钟

    B. 粪便 5 份加漂白粉 1 份，搅拌后放置 1 小时

    C. 粪便 5 份加漂白粉 2 份，搅拌后放置 1 小时

    D. 粪便 5 份加漂白粉 2 份，搅拌后放置 2 小时

    E. 粪便 5 份加漂白粉 1 份，搅拌后放置 2 小时

8. 病人使用过的体温计应每日消毒，正确的方法是_____。

    A. 煮沸消毒   B. 微波消毒   C. 0.1% 氯己定浸泡

    D. 70% 乙醇浸泡   E. 2% 碘酊擦拭

(9~10 题共用题干)

    李先生，33 岁，因反复呕吐、腹泻 3 天拟诊为细菌性痢疾收住入院。

9. 该病人应采取的隔离种类是_____。

    A. 接触传播的隔离

    B. 空气传播的隔离

    C. 飞沫传播的隔离

    D. 生物媒介传播的隔离

    E. 肠道隔离

10. 对于李先生，隔离措施错误的是_____。

    A. 相同病原菌感染的病人可同住一室

    B. 病人之间可以交换物品

    C. 病人的食具、便器均为各自专用，严格消毒

    D. 病室内应有防蝇、防蟑螂、防鼠设备

    E. 接触不同病种的病人时，应按病种分别穿隔离衣

(11~14 题共用题干)

    吕先生，33 岁，农民，劳动时脚被农具划伤，被诊断为破伤风收住入院。

11. 护士为其注射后，消毒手的正确方法是_____。

    A. 按六步洗手法搓洗双手，持续 15 秒

    B. 按六步洗手法搓洗双手后，在流水下彻底冲净

    C. 流动水冲洗手时腕部应高于肘部

    D. 洗手是按前臂、手背、腕部、手掌、手指、指甲、指缝的顺序彻底刷洗

    E. 刷洗完冲洗时，应使污水从指尖流向前臂

12. 病人出院后病室要进行终末消毒，操作错误的是_____。

    A. 将被服放入污衣袋，送洗衣房清洗

    B. 消毒后要开窗通风

    C. 病室消毒时，被褥应摊开、床头柜要打开

    D. 用紫外线灯照射消毒病室空气

    E. 用漂白粉溶液擦拭家具、地面、墙壁

13. 入院指导时，护士应告知病人属于污染区的区域是_____。

    A. 医护办公室　　　　B. 配餐室　　　　C. 病人浴室

    D. 病区走廊　　　　E. 化验室

14. 为病人伤口换药时，如遇护士手有伤口，要特别注意_____。

    A. 戴口罩　　　　B. 戴双层手套　　　　C. 穿工作服

    D. 穿隔离衣　　　　E. 戴防护镜

（15～17 题共用题干）

患儿李小宁，13 岁，因大面积烧伤收住入院。

15. 对病人应采取的隔离措施是_____。

    A. 接触传播的隔离　　　B. 空气传播的隔离　　　C. 血液－体液隔离

    D. 昆虫隔离　　　　E. 保护性隔离

16. 隔离措施中错误的是_____。

    A. 病人应住单间隔离病室

    B. 感冒了的工作人员可以接触病人

    C. 进入隔离病室内，应穿戴灭菌后的口罩、帽子、隔离衣

    D. 未经消毒的物品不得带入隔离区

    E. 病人的排泄物应及时分装密封，标记后送往指定处理地点

17. 医护人员接触病人后脱隔离衣的正确步骤是_____。

    A. 解袖扣、刷手、解领扣、脱衣袖、解腰带、脱去隔离衣

    B. 刷手、解袖扣、解领扣、脱衣袖、解腰带、脱去隔离衣

    C. 解袖扣、刷手、脱衣袖、解领扣、解腰带、脱去隔离衣

    D. 解腰带、解袖扣、刷手、解领扣、脱衣袖、脱去隔离衣

    E. 刷手、解袖扣、脱衣袖、解领扣、解腰带、脱去隔离衣

（18～20 题共用题干）

刘先生近期出现食欲不振、恶心、厌油、上腹部不适、腹胀等症状，经确诊为急性乙型肝炎。

18. 应将此病人安置在_____。

    A. 呼吸道隔离病房

    B. 严密隔离病房

    C. 消化道隔离病房

    D. 血液－体液隔离病房

    E. 保护性隔离病房

19. 隔离措施中错误的是_____。

    A. 相同病原菌感染的病人可同住一室

    B. 接触血液或体液时，应戴口罩、手套

    C. 被血液体液污染的物品应立即扔入医疗垃圾袋内

    D. 如手被血液、体液污染或可能被污染应立即用消毒液洗手

    E. 病人使用过的利器应放入有标记的利器盒内，直接送焚烧处理

20. 护士在护理该病人时穿过的隔离衣，被视为清洁部位的是_____。

    A. 衣领   B. 袖口   C. 腰部以上

    D. 腰部以下   E. 胸部以上

（21~24 题共用题干）

    张阿姨，42 岁，因自觉乏力、食欲减退、午后低热，被诊断为肺结核。

21. 应将此病人安置在_____。

    A. 严密隔离病房

    B. 呼吸道隔离病房

    C. 消化道隔离病房

    D. 血液－体液隔离病房

    E. 保护性隔离病房

22. 隔离措施中错误的是_____。

    A. 通向过道的门窗需关闭，室外悬挂明显标识

    B. 为病人准备专用痰杯

    C. 口鼻分泌物须经消毒后方可排放

    D. 进入隔离室前必须戴好帽子、口罩

    E. 室内空气用紫外线照射或消毒液喷洒消毒，每周一次

23. 佩戴口罩时要让口罩紧贴面部和完全覆盖_____。

    A. 口腔和鼻子   B. 口腔和下巴   C. 口耳和下巴

    D. 口腔   E. 鼻子

24. 穿脱隔离衣时，不正确的是_____。

    A. 检查隔离衣，完整无破损、无潮湿

    B. 隔离衣须全部遮盖工作服

    C. 隔离衣应每日更换，如有潮湿或污染应立即更换

    D. 穿好隔离衣后，避免接触污染物品

    E. 脱隔离衣过程中，刷手后应注意防止手被污染

（25~26 题共用题干）

李囡囡，12 岁，被诊断为乙型脑炎。

25. 应将此病人安置在_____。

 A. 严密隔离病房

 B. 呼吸道隔离病房

 C. 消化道隔离病房

 D. 血液 – 体液隔离病房

 E. 昆虫隔离病房

26. 隔离措施中正确的是_____。

 A. 病室内应有防蚊设备，定期进行有效的杀蚊处理

 B. 被血液、体液污染的物品，应装袋标记后送消毒或焚烧处理

 C. 病人使用过的利器应放入有标记的利器盒内

 D. 病人的食具、便器均为各自专用，严格消毒

 E. 为病人准备专用痰杯

四、X 型题

1. 保持室内安静的措施包括_____。

 A. 病室建立有关规章制度

 B. 工作人员做到"四轻"

 C. 治疗车轴、门轴应经常润滑

 D. 病室椅脚装橡胶垫

 E. 必要时关闭门窗

2. 可用于燃烧灭菌的物品是_____。

 A. 弯盘 B. 手术刀 C. 铜绿假单胞菌感染的敷料

 D. 缝合针 E. 污染纸张

3. 进行煮沸消毒时应注意_____。

 A. 有轴节的器械将轴节打开

 B. 大小相同的碗，盆不能重叠

 C. 玻璃类物品从冷水放入

 D. 橡胶类物品从温水放入

 E. 水沸后 5 ~ 7 分钟开始计时

4. 煮沸消毒时，水中加碳酸氢钠的目的是_____。

 A. 提高沸点 B. 去污作用 C. 防锈作用

 D. 防止物品变形 E. 增强杀菌效果

5. 下列哪些被视为已污染的物品_____。

 A. 无菌包被弄湿或有明显水渍

 B. 灭菌包掉落在地上

 C. 包装破损

    D. 外包装化学指示胶带变色没有达到标准

    E. 误放在不洁的地方

6. 以下关于戴脱无菌手套的方法正确的是_____。

    A. 严格遵循无菌操作原则

    B. 注意修剪指甲以防刺破手套，选择合适尺码

    C. 戴手套后双手应始终保持在腰部以下，平视线范围内的水平

    D. 如手套有破洞或可疑污染应立即更换

    E. 避免手套外面（无菌面）接触非无菌物品

7. 下列描述隔离原则正确的是_____。

    A. 接触病人或污染物品后必须消毒双手

    B. 病室每周可用紫外线照射或消毒液喷雾进行空气消毒

    C. 每日晨间护理后，用消毒液擦拭病床及床旁桌椅

    D. 病人的排泄物、分泌物、呕吐物须经消毒处理后方可排放

    E. 病人接触过的物品或落地的物品应视为污染

8. 下列疾病属于呼吸道隔离的是_____。

    A. 传染性非典型性肺炎   B. 腮腺炎   C. 流脑

    D. 乙脑   E. 麻疹

9. 隔离区域的设置要求中正确的是_____。

    A. 隔离区域应与普通病区分开

    B. 与普通病区相隔 30 米，侧面防护距离 10 米

    C. 远离水源、食堂

    D. 设一个出入口，以便控制人员出入

    E. 设在离公共场所较远的地方

10. 医院内可能危害病人安全的因素包括_____。

    A. 意外伤害   B. 失窃   C. 化学药物

    D. 交叉感染   E. 辐射

11. 护理人员造成职业损伤的危害因素主要包括_____。

    A. 生物因素   B. 化学因素   C. 物理因素

    D. 心理因素   E. 社会因素

五、判断题

（   ）1. 病室通风不仅可以调节室内温度和湿度，还可以降低空气中的含氧量。

（   ）2. 自身感染又称外源性感染，其感染源来自病人自身。

（   ）3. 熏蒸法属于物理消毒灭菌法。

（   ）4. 灭菌效果的监测最可靠的是化学监测法。

（   ）5. 铺无菌盘时，上层无菌巾应扇形折叠，开口边缘向内。

（   ）6. 未用完的无菌溶液应及时倒回瓶内，以免浪费。

（　）7. 一次性工作帽用后按感染性医疗废物处理。

（　）8. SARS（传染性非典型性肺炎）应该采取呼吸道隔离。

（　）9. 流行性出血热、斑疹伤寒等病人入院时，应先进行灭虱、灭螨处理，彻底清洁、更衣后方能入住同病种病室。

（　）10. 医疗废物专用包装物、容器，应当有明显的警告标识和警告说明。

六、名词解释

1. 医院感染

2. 外源性感染（交叉感染）

3. 消毒

4. 灭菌

5. 物理消毒灭菌法

6. 无菌技术

7. 无菌物品

8. 无菌区域

9. 非无菌区域

10. 隔离

11. 清洁区

12. 半污染区

13. 污染区

14. 保护性隔离

15. 终末消毒处理

16. 医源性损伤

17. 护理职业暴露

18. 护理职业防护

19. 普及预防

20. 标准预防

七、填空题

1. 病室保持安静的环境，护士做到"四轻"是_____、_____、_____、_____。

2. 感染链由_____、_____、_____3 个环节组成的。

3. 高压蒸汽灭菌效果的监测，目前有_____、_____、_____监测法，最可靠的是_____监测法。

4. 化学消毒灭菌方法有_____、_____、_____、_____。

5. 无菌操作前_____应停止清扫、铺床等工作，减少走动以避免尘埃飞扬。

6. 进行无菌操作时，操作者应面向_____，不可面对_____讲话、咳嗽、打喷嚏。

7. 无菌持物钳的种类有_____、_____、_____。

8. 无菌持物钳的保存方法有_____、_____。

9. 无菌容器内的物品在未被污染的情况下有效期为_____小时。

10. 无菌包有效期一般为_____天。

11. 取用无菌溶液时，瓶签要朝向_____，倒少量溶液旋转冲洗瓶口。

12. 戴手套时，_____的手不可接触手套内面，及另一只未戴手套的手。

13. 戴手套时如不慎刺破手套，应_____。

14. 医护人员的值班室、配餐室属于_____；检验室、病室内走廊属于_____。

15. 病人及病人接触过的物品不得进入_____区；_____区的物品未经消毒处理，不得带到他处。

16. 传染病病人的衣物、信件、钱币等经_____消毒后方可交家人带回。

17. 霍乱、鼠疫必须采取_____隔离；肺结核、流脑、百日咳必须采取_____隔离。

18. 甲型肝炎、戊型肝炎采取_____隔离；乙肝、丙肝采取_____隔离。

19. 保护性隔离，又称_____，适用于抵抗力低下或极易感染的病人。

20. 纱布口罩使用有效期一般为_____小时，一次性口罩不超过_____小时。

21. 隔离衣应每_____更换，如有潮湿或污染应立即更换。

22. 脱下的隔离衣如挂在半污染区，则应_____面朝外；如挂在污染区，则应_____面朝外。

23. 穿脱隔离衣过程中，清洁的手不能触及隔离衣的_____。

24. 卫生洗手时，双手揉搓至少_____，双手交替进行，范围为双手至腕上_____。

25. 消毒刷手时，每只手刷洗时间应达到_____，刷洗总时间达到_____。

26. 消毒刷手完毕后，用流水冲净泡沫，污水应从_____流向_____。

八、简答题

1. 病区为控制噪声，护士应采取哪些有效措施？

2. 何谓医院感染？

3. 医院感染是如何形成的？

4. 医院感染的主要因素有哪些？

5. 燃烧灭菌时应注意哪些事项？

6. 简述高压蒸汽灭菌法的注意事项。

7. 试述化学消毒剂的使用原则。

8. 简述无菌技术操作过程中应遵循的原则。

9. 简述终末消毒处理的方法。

10. 简述保护性隔离的具体措施。

11. 简述穿脱隔离衣的注意事项。

12. 简述七步洗手法的方法。

13. 为保证病人安全，病区应预防和消除哪些不安全因素?

14. 护理工作中引发锐器伤的常见原因有哪些?

九、案例

1. 李医生准备为一病人做急性阑尾炎的切除，嘱咐实习生小张上台当助手，小张需作什么准备呢? 手术中医生嘱咐护士再为其倒 200mL 生理盐水于治疗碗中，护士应怎样做?

2. 刘某，男性，6 岁，3 天前出现乏力、不愿吃东西，今日发现一侧耳垂下肿大，发热，门诊拟诊断为"流行性腮腺炎"收住入院。查体: 腮腺肿大呈半球形，以耳垂为中心边缘不清，表面发热有触痛，张口或咀嚼时局部感到疼痛，体温 38.0℃，白细胞计数为 9.0×10^9/L，淋巴细胞占 45%。

（1）病人应采取何种隔离种类?

（2）需采取哪些隔离措施?

（3）护士在为病人输液前后，应如何进行手消毒?

技能考核

考核标准 4   **无菌技术基本操作**   年   月   日

操作程序	操作步骤	质量标准	分值	自评分	教师评分
操作准备	护士准备	着装整洁，仪表符合职业要求	2		
		洗手（七步洗手法），戴口罩	2		
	用物准备	用物齐全，摆放合理。错 1 项扣 1 分	4		
	报告计时	报告老师某某同学用物准备完毕，现在开始操作。教师计时开始	2		
	评估环境	操作环境宽敞整洁，操作台面清洁、干燥、适合操作（口述）	2		
开无菌包	核对检查	检查无菌包名称、灭菌日期、灭菌效果、有无破损、潮湿（口述）	3		
	开无菌包	放于清洁、干燥处（口述）	2		
		先打开包布对角，然后分别揭开左右两角	2		
使用无菌持物钳	核对检查	检查无菌持物钳使用有效期及灭菌效果	2		
	取持物钳	持钳方法正确，垂直闭合，取出持物钳	4		
	夹取物品	打开包布内角，检查内置化学指示条（口述）	2		
		夹取治疗巾，放于治疗盘内	3		
	合无菌包	将包内剩余物品按原折痕包好	2		
		标注开包日期时间，放于操作台上	2		

续表

操作程序	操作步骤	质量标准	分值	自评分	教师评分
铺无菌盘	开治疗巾	打开治疗巾，铺于治疗盘内	2		
	铺无菌盘	上层向远端扇形折叠，开口向外	2		
无菌容器内物品取用	核对检查	检查无菌容器（带盖方盘）名称、灭菌日期、灭菌效果	2		
	夹取物品	夹出无菌止血钳，夹取物品，放入无菌盘内	3		
	盖无菌盘	盖上上层治疗巾，边缘对齐向上翻折两次，两侧边缘各向下翻折一次	3		
		注明无菌盘名称及铺盘日期时间	2		
取无菌溶液	检查核对	再次查看无菌包名称、灭菌日期、灭菌效果，有无潮湿、破损（口述）	2		
	取治疗碗	打开无菌包，取出无菌治疗碗	3		
	检查溶液	取无菌溶液，核对名称、浓度、有效期、瓶身情况及溶液质量等（口述）	3		
	消毒瓶塞	消毒瓶塞边缘及整体	2		
	取纱布	从无菌敷料缸夹取无菌纱布	3		
	打开瓶塞	垫纱布将瓶塞打开	1		
	倒无菌溶液	手握标签，倒少量溶液于弯盘冲洗瓶口 再由原处倒所需液量于无菌治疗碗中，盖胶塞	3		
	记录时间	记录开瓶时间及日期（口述）	1		
戴、脱无菌手套	戴手套	核对手套灭菌日期、包装是否密封	2		
		选择大小合适手套，同时取出2只手套	3		
		分别戴于左右手，方法正确，无污染	6		
		双手对合交叉，调整手套的位置	1		
		检查手套是否有破损（口述） 戴手套的手应保持在腰部以上视线范围内	2		
	脱手套	脱手套前洗净血渍、污渍（口述）	2		
		戴手套的手从手套腰外侧套住并翻转脱下 已脱手套的手插入手套内口，向外翻转脱下	4		
	整理用物	整理用物。洗手，脱口罩，报告操作完毕	4		
综合评价	操作方法	程序正确，动作规范、美观，操作熟练	4		
	操作效果	无菌观念强，操作中无污染现象	4		
	操作态度	认真、严谨，有科学的态度	2		
	操作时间	5分钟内完成，每超时15秒扣1分			
总评			100		

考核标准 4-1		铺无菌盘		年　月　日	
操作程序	操作步骤	质量标准	分值	自评分	教师评分
操作准备	护士准备	仪表、着装整洁，符合职业要求	4		
		洗手（七步洗手法），戴口罩	4		
	用物准备	用物齐全，摆放合理。错1项扣1分	6		
	报告计时	报告老师某某同学用物准备完毕，现在开始操作。教师开始计时	4		
	评估环境	操作环境宽敞整洁，操作台面清洁、干燥、适合操作	4		
开无菌包	核对检查	检查无菌包名称、灭菌日期、效果、有无破损潮湿	4		
	开无菌包	放于清洁、干燥处（口述）	4		
		先打开包布对角，然后分别揭开左右两角	4		
使用无菌持物钳	核对检查	检查无菌持物钳使用有效期及灭菌效果	4		
	取持物钳	持钳方法正确，垂直闭合，取出持物钳	4		
	夹取物品	打开包布内角，检查内置化学指示条（口述）	4		
		夹取治疗巾，放于治疗盘内	4		
	合无菌包	将包内剩余物品按原折痕包好	4		
		标注开包日期时间，放于操作台上	4		
铺无菌盘	开治疗巾	打开治疗巾，铺于治疗盘内	4		
	铺无菌盘	上层向远端扇形折叠，开口向外	4		
无菌容器内物品取用	核对检查	检查带盖方盘名称、灭菌日期、灭菌效果	4		
	夹取物品	取出无菌持物钳，夹取物品，放入无菌盘内	4		
	合无菌盘	盖上治疗巾，边缘对齐向上翻折两次，两侧边缘各向下翻折一次	4		
	操作记录	注明无菌盘名称及铺盘日期时间	4		
综合评价	操作方法	程序正确，动作规范、美观，操作熟练	4		
	操作效果	无菌观念强，操作中无污染现象	10		
	操作态度	认真、严谨，有科学的态度	4		
	操作时间	3分钟内完成，每超时15秒扣1分			
总评			100		

考核标准 4 – 2　　　　　　　　　　**倒无菌溶液**　　　　　　　　　年　月　日

操作程序	操作步骤	质量标准	分值	自评分	教师评分
操作准备	护士准备	仪表、着装整洁，符合职业要求	4		
		洗手（七步洗手法），戴口罩	4		
	用物准备	用物齐全，摆放合理，错1项扣1分	6		
	报告计时	报告老师某某同学用物准备完毕，现在开始操作。教师开始计时	4		
	评估环境	环境宽敞整洁，操作台面清洁干燥、适合操作	4		
取无菌溶液	放置用物	将用物盘放在干净台面上，位置正确	4		
	放置弯盘	将弯盘放置在干净台面上，位置正确	4		
	检查核对	查看无菌包名称、灭菌日期、灭菌效果，有无潮湿、破损	4		
	取治疗碗	打开无菌包，取出无菌治疗碗	4		
	检查溶液	取无菌溶液，核对名称、浓度、有效期、瓶身情况及溶液质量等（口述）	4		
	核安尔碘	已开启的安尔碘溶液，在有效期内	4		
	核对棉签	无菌棉签包装完整无破损，在有效期内	4		
	取签蘸液	取出棉签无污染，蘸液适当（1/2）	4		
	消毒瓶塞	消毒瓶塞，方向正确	4		
	取纱布	从无菌敷料缸夹取无菌纱布	4		
	打开瓶塞	垫纱布将瓶塞打开	4		
	冲洗瓶口	手握标签，倒出少量溶液冲洗瓶口，冲洗范围不少于270°。溶液倒入弯盘	4		
	倒取溶液	再由原处倒所需液量于无菌治疗碗中，盖胶塞	4		
	擦拭瓶口	用原纱布擦拭瓶口，纱布放置正确	4		
	记录时间	记录开瓶时间及日期（口述）	4		
综合评价	操作方法	程序正确，动作规范、美观，操作熟练	4		
	操作效果	无菌观念强，操作中无污染现象	10		
	操作态度	认真、严谨，有科学的态度	4		
	操作时间	3分钟内完成，每超时15秒扣1分			
总评			100		

考核标准 4－3　　　　　　　　　戴、脱无菌手套　　　　　　　年　月　日

操作程序	操作步骤	质量标准	分值	自评分	教师评分
操作准备	护士准备	仪表、着装整洁，符合职业要求	4		
		洗手（七步洗手法），戴口罩	4		
	用物准备	用物齐全，摆放合理。错一项扣1分	4		
	报告计时	报告老师某某同学用物准备完毕，现在开始操作。教师开始计时	4		
	评估环境	操作环境宽敞整洁，操作台面清洁、干燥，适合操作	4		
戴、脱无菌手套	戴手套	核对手套灭菌日期、包装是否密封	4		
		选择大小合适手套，正确打开手套包	4		
		手套外包装弃于污物桶	4		
		取出手套内封，置于干净台面上，打开四边	4		
		同时取出两只手套	4		
		先戴一只，方法正确，无污染	4		
		戴另一只手套，方法正确，无污染	6		
		双手对合交叉，调整手套的位置	4		
		检查手套是否有破损	4		
		戴手套的手应保持在腰部以上视线范围内	4		
	脱手套	脱手套前洗净血渍、污渍	4		
		戴手套的手捏住手套口翻转脱下	4		
		已脱手套的手插入手套内口，向外翻转脱下	4		
		两只手套污染面向里团形互套，置于内封纸上	4		
综合评价	整理用物	整理用物，洗手脱口罩，报告操作完毕	4		
	操作方法	程序正确，动作规范、美观，操作熟练	4		
	操作效果	无菌观念强，操作中无污染现象	10		
	操作态度	认真、严谨，有科学的态度	4		
	操作时间	2分钟内完成，每超时15秒扣1分			
总评			100		

考核标准 5 　　　　　　　　　**穿脱隔离衣** 　　　　　　　　年　月　日

操作程序	操作步骤	质量标准	分值	自评分	教师评分
操作准备	护士准备	着装整洁，仪表符合职业要求	2		
		洗手（七步洗手法），戴口罩	2		
	评估	评估病人隔离种类、隔离措施，操作环境的隔离要求	2		
	用物准备	挂衣架，夹子，隔离衣，洗手用物	2		
		检查隔离衣，无潮湿、破损（口述）	2		
	报告计时	报告老师某某同学准备完毕，现在开始操作。教师计时开始	2		
穿隔离衣	取表挽袖	取下手表，卷袖过肘	4		
	持领取衣	手持衣领取下隔离衣，清洁面朝向操作者	4		
	折领露袖	将衣领两端向外折，对齐肩缝，露出袖筒	6		
	穿左衣袖	右手持衣领，左手伸入袖内上抖，右手将衣领上拉，使左手露出	6		
	穿右衣袖	同法穿好右袖	6		
	暴露前臂	双手上举，将衣袖尽量上抖，露出前臂	4		
	系好领口	双手从颈部前方衣领开始，由前向后理顺领边，系好领口	4		
	系好袖口	手在袖外侧系好两侧袖带（1 袖 2 分）	4		
	抓住衣边	双手从腰部一侧衣缝向下约 5cm 处平行移至背后，捏住背后隔离衣边缘，左右各 2 分	4		
	压折衣襟	两侧对齐，然后向后拉直，并向一侧按压折叠，	4		
	系好腰带	用活结系好腰带	2		
脱隔离衣	解开腰带	解开腰带，在前面打活结	4		
	松袖露手	分别松开左右袖口，在肘部将部分衣袖塞入工作服袖内，暴露双手及前臂	6		
	消毒双手	口述消毒范围、方法、程序、时间正确	4		
	解领退手	解开领扣，领带不得进入污染区	4		
		一手伸入另一侧袖口内，拉下衣袖过手，再用衣袖遮住的手在外面拉下另一衣袖，两手在袖内使袖子对齐，双臂逐渐退出，脱去隔离衣	4		
	持领挂衣	双手持衣领，将隔离衣两边对齐，污染面向外，挂在指定地点（病房）	4		
	卫生洗手	卫生洗手，用物处理正确	4		

续表

操作程序	操作步骤	质量标准	分值	自评分	教师评分
综合评价	操作方法	程序正确，动作规范、美观，操作熟练	4		
	操作效果	隔离观念强，操作中无污染现象	4		
	操作态度	认真、严谨，有科学的态度	2		
	操作时间	3分钟内完成（不包括刷手），每超时15秒扣1分			
总评			100		

考核标准 5－1　　　　　　　　　　　　刷手法　　　　　　　　　　年　月　日

操作程序	操作步骤	质量标准	分值	自评分	教师评分
操作准备	护士准备	着装整洁，仪表符合职业要求	4		
		洗手（七步洗手法），戴口罩	4		
	用物准备	洗手设施、刷手用物（口述）	8		
	报告计时	报告老师某某同学准备完毕，现在开始操作。教师计时开始	4		
手刷刷手	湿润双手	用流水湿润双手	8		
	刷洗一手	手刷蘸消毒液，按前臂、腕部、手背、手掌、手指、指缝、指甲、指尖的顺序彻底刷洗，每个部位2分	14		
	刷洗另手	同法刷洗另一只手，同上	14		
	流水冲洗	使污水从前臂流向指尖	8		
	时间次数	一只手刷30秒，两只手刷1分钟，共刷2遍	8		
	擦干双手	用小毛巾自上而下擦干双手，或用烘手机吹干	8		
综合评价	操作方法	程序正确，动作规范、美观，操作熟练	8		
	操作效果	隔离观念强，操作中无污染现象	8		
	操作态度	认真、严谨，有科学的态度	4		
	操作时间	3分钟内完成，每超时15秒扣1分			
总评			100		

考核标准 5 - 2 　　　　　　　　　　七步洗手法 　　　　　　　　　年　月　日

操作程序	操作步骤	质量标准	分值	自评分	教师评分
操作准备	护士准备	着装整洁，仪表符合职业要求	4		
		洗手（七步洗手法），戴口罩	4		
	用物准备	洗手液及架篮（口述）	4		
	报告计时	报告老师某某同学准备完毕，现在开始操作。教师计时开始	4		
七步洗手	按瓶取液	用手掌根按压洗手液瓶盖，另手接取，量适度	4		
	双手对搓	双手平放对合，搓开洗手液	8		
	手心手背	手心对手背沿指缝相互揉搓，双手交换进行	8		
	掌侧指缝	掌心相对，双手交叉沿指缝相互揉搓	8		
	转洗拇指	一手握另一手大拇指旋转揉搓，双手交换进行	8		
	转洗指背	弯曲各手指关节，半握拳把指背放在另一手掌心旋转揉搓，双手交换进行	8		
	洗指尖	弯曲各手指关节，把指尖合拢在另一手掌心旋转揉搓，双手交换进行	8		
	转洗腕臂	揉搓手腕、手臂，双手交换进行	8		
	报告结束	双手掌心相对，指尖向上直立，上下位于肩与腰之间，左右在两肩之间，待干（口述）	4		
	时间次数	全程 15 秒以上，每个动作 5 次以上	8		
综合评价	操作方法	程序正确，动作规范、美观，操作熟练	4		
	操作效果	隔离观念强，操作中无污染现象	4		
	操作态度	认真、严谨，有科学的态度	4		
	操作时间	1 分钟内完成，每超时 15 秒扣 1 分			
总评			100		

第五章 舒 适

 学习要点

舒适与卧位是护士必备的基本操作能力。要求掌握疼痛病人的护理措施；技能学习要求熟练掌握各种卧位的安置；熟记约束具使用的注意事项。本章技能操作要求反复练习，直到完全达到要求为止。注意：操作时个人的配饰如戒指、耳环等不可佩带。

同步训练

一、A1 型题

以下每一道题有 A、B、C、D、E 5 个备选答案，请从中选择一个最佳答案。

1. 椎管麻醉术后 6～8 小时内应采取的卧位是_____。
   A. 去枕仰卧位　　　　　B. 头高足低位　　　　　C. 头低足高位
   D. 中凹位　　　　　　　E. 半坐卧位

2. 昏迷病人去枕平卧，头偏向一侧的主要目的是_____。
   A. 预防脑组织缺血缺氧
   B. 防止呕吐物流入气管引起窒息
   C. 预防脑压过低
   D. 预防感染
   E. 增加回心血量

3. 支气管哮喘病人应采取的卧位是_____。
   A. 仰卧位　　　　　　　B. 去枕平卧位　　　　　C. 端坐位
   D. 任意卧位　　　　　　E. 侧卧位

4. 颅脑手术后为降低颅压、减少颅内出血应采取的卧位是_____。
   A. 中凹位　　　　　　　B. 半坐卧位　　　　　　C. 头低足高位
   D. 头高足低位　　　　　E. 去枕平卧位

5. 腹腔脓肿病人采取半坐卧位的主要目的是_____。

A. 减少腹痛   B. 使脓液局限于盆腔 C. 有利于呼吸

D. 减少回心血量   E. 以上都不对

6. 中凹位的临床意义是_____。

A. 用于腹部检查   B. 改善呼吸和利于静脉回流 C. 减轻心脏负担

D. 有利于引流   E. 降低脑压

7. 下列能缓解胃肠胀气的卧位是_____。

A. 仰卧位   B. 半坐卧位   C. 侧卧位

D. 俯卧位   E. 端坐位

8. 颈椎骨折进行颅骨牵引时，根据病情床头应垫高多少_____。

A. 10～15cm   B. 15～30cm   C. 30～40cm

D. 40～50cm   E. 50～60cm

二、A2 型题

以下每一个案例有 A、B、C、D、E 5 个备选答案，请从中选择一个最佳答案。

1. 章爷爷，70 岁，支气管哮喘发作时呈端坐位，此时卧位性质是_____。

A. 被迫卧位   B. 主动卧位   C. 被动卧位

D. 自由卧位   E. 舒适卧位

2. 万先生，45 岁，有胃溃疡病史，饮酒后突然呕血约 200mL，马上送医院抢救治疗，抢救过程中病人应保持的姿势是_____。

A. 头高足低位   B. 去枕平卧，头偏向一侧 C. 半坐卧位

D. 侧卧位   E. 端坐在床上

3. 李爷爷，65 岁，多发性脑梗死，左侧肢体运动障碍，处于被动卧位。由于长期卧床，病人最易发生的并发症应是_____。

A. 压疮   B. 肾结石   C. 坠积性肺炎

D. 肌肉萎缩   E. 静脉血栓

4. 严奶奶，60 岁，脑血管病恢复期，在下床活动前应采取何种体位过渡_____。

A. 半坐卧位   B. 平卧位   C. 中凹位

D. 端坐位   E. 俯卧位

5. 黄女士，28 岁，在产房待产，宫口未开全，胎膜已破，此时最佳体位是_____。

A. 仰卧位   B. 头低足高位   C. 头高足低位

D. 半坐卧位   E. 截石位

6. 化先生，58 岁，脑肿瘤，开颅术后，应采用的卧位是_____。

A. 仰卧位   B. 头低足高位   C. 头高足低位

D. 半坐卧位   E. 中凹位

7. 田女士，25 岁，宫外孕大出血入院。病人昏迷，血压 40/0mmHg，护士应立即给予的卧位是_____。

A. 侧卧位   B. 头低足高位   C. 头高足低位

D. 半坐卧位　　　　　　　　E. 中凹位

8. 卫叔叔，30 岁，司机，由于车祸造成脊柱粉碎性骨折，合并小腿骨折，不正确的现场急救护理措施是_____。

A. 立即采取俯卧位

B. 立即采取仰卧位

C. 将病人躯干固定于木板上

D. 用夹板固定小腿骨折处

E. 注意保持肢体功能位

9. 李先生，36 岁，无痛性血尿 2 周，疑为膀胱癌。做膀胱镜检查应协助采取的体位是_____。

A. 仰卧位　　　　　　　B. 侧卧位　　　　　　　C. 半坐卧位

D. 截石位　　　　　　　E. 膝胸卧位

10. 王女士，妊娠 36 周，因阴道持续性流液 1 小时后就诊。肛诊时羊水不断从阴道流出，诊断为胎膜早破，应立即安置的体位是_____。

A. 仰卧位　　　　　　　B. 头高足低位　　　　　C. 头低足高位

D. 截石位　　　　　　　E. 膝胸卧位

11. 王先生，36 岁，大量饮酒后急性胃出血，医生在胃镜直视下做止血处理，插管时病人应置于_____。

A. 头低足高位　　　　　B. 左侧卧位　　　　　　C. 半坐卧位

D. 去枕仰卧位　　　　　E. 膝胸卧位

12. 李先生，39 岁，患肝硬化食道静脉曲张，某日忽感胸闷、腹部不适，继之呕吐鲜血，呼吸急促，出冷汗，检查发现脉搏细速，血压 70/50mmHg。护士应立即为他安置_____。

A. 头低足高位　　　　　B. 屈膝仰卧位　　　　　C. 半坐卧位

D. 去枕仰卧位　　　　　E. 中凹卧位

13. 某孕妇，妊娠 32 周，经检查胎儿为臀位，护士应为其采取_____以协助校正胎位。

A. 头低足高位　　　　　B. 左侧卧位　　　　　　C. 头高足低位

D. 去枕仰卧位　　　　　E. 膝胸卧位

14. 钟豆豆，男，5 岁，左下肢外测浅 Ⅱ 度烫伤，下列护理措施中不正确的是_____。

A. 马上清创处理

B. 平卧或右侧卧位

C. 使用护理支架

D. 用膝部约束带固定限制活动

E. 必要时用床档

15. 张宝宝，男，2 岁，高烧 40℃，躁动不安，为防止坠床应采取的保护措施是

_____。

A. 应用膝部约束带   B. 肩部约束带   C. 应用镇静剂

D. 应用保护性床档   E. 应用支被架

三、A3 型题

以下每一个案例设 2~3 个试题，请根据病例所提供的信息在 A、B、C、D、E 5 个备选答案中选择一个最佳答案。

（1~4 题共用题干）

赵女士，35 岁，孕足月，预定在硬膜外麻醉下行剖宫产术。

1. 进行胎儿检查时采取的卧位是_____。

A. 半坐卧位   B. 屈膝仰卧位   C. 截石位

D. 侧卧位   E. 端坐位

2. 硬膜外麻醉时采取的卧位是_____。

A. 左侧卧位   B. 右侧卧位   C. 俯卧位

D. 端坐位   E. 膝胸卧位

3. 术后回病房 6~8 小时内应采取的卧位是_____。

A. 中凹位   B. 头低足高位   C. 头高足低位

D. 去枕平卧位   E. 半坐卧位

4. 手术第二日，病人诉伤口疼痛应改为何种卧位_____。

A. 侧卧位   B. 端坐卧位   C. 半坐卧位

D. 头高足低位   E. 截石位

（5~7 题共用题干）

王先生，身高 1.75 米，体重 76 kg，因急性阑尾炎合并穿孔，在硬膜外麻醉下手术行阑尾切除术，术后平车运送病人回病室。

5. 病人回病室后应采取的体位是_____。

A. 屈膝仰卧位 4 小时   B. 中凹卧位 6 小时   C. 侧卧位 4 小时

D. 去枕平卧位 6 小时   E. 俯卧位 5 小时

6. 病人术后第二天测体温 38℃，主诉伤口疼痛难忍，此时，应采取的体位是_____。

A. 仰卧屈膝卧位   B. 右侧卧位   C. 头高足低位

D. 中凹卧位   E. 半坐卧位

7. 使病人体位稳定和舒适的做法是_____。

A. 抬起床头 30°~50°，膝下支架抬起 15°

B. 胸前放枕，支起上身防后倾

C. 背部放支架，防止向一侧倾倒

D. 足下置软枕，防止身体下滑

E. 抬高床头 20°-30°

四、X 型题

以下每一道题有 A、B、C、D、E 5 个备选答案，请从中选择所有的正确答案。

1. 急性左心衰病人采取半坐位的目的_____。

　　A. 改善静脉血回流，减少回心血量
　　B. 减轻颅内压
　　C. 减轻肺瘀血
　　D. 利于肺部引流
　　E. 改善呼吸状况

2. 头低足高位应用范围_____。

　　A. 肺部引流　　　　　B. 十二指肠引流　　　　C. 妊娠胎膜早破
　　D. 胫骨牵引　　　　　E. 颈椎骨折

3. 头高足低位用于_____。

　　A. 肺部分泌物引流　　B. 颈椎骨折进行骨牵引　C. 颅内高压
　　D. 防止脑水肿　　　　E. 跟骨牵引

4. 半坐卧位的使用范围是_____。

　　A. 呼吸困难病人　　　B. 腹部术后清醒的病人　C. 腹腔脓肿的病人
　　D. 某些颜面部手术病人　E. 恢复期体质虚弱的病人

5. 关于头低足高位，下列说法正确的是_____。

　　A. 床尾垫高 15～30cm
　　B. 用于肺部、十二指肠引流
　　C. 胎膜早破
　　D. 颅脑手术
　　E. 背部牵引

6. 帮助病人更换卧位目的_____。

　　A. 使病人舒适　　　　B. 预防压疮等并发症发生　C. 临床治疗需要
　　D. 方便整理床单位　　E. 使病室美观

五、判断题

（　）1. 硬膜外麻醉术后回病房 6～8 小时内应采取的卧位是去枕平卧位。

（　）2. 为俯卧位病人进行臀大肌注射时，病人两足尖分开，足跟相对。

（　）3. 膝胸卧位可以矫正胎位不正。

六、名词解释

1. 主动卧位

2. 被动卧位

3. 被迫卧位

4. 舒适

七、填空题

1. 中凹卧位病人一般头胸部抬高_____角，下肢抬高_____角。

2. 臀部肌内注射时常采取侧卧位，一般情况下，下腿_____，上腿_____，以放松臀部肌肉。

3. 头低足高位常用于_____、_____等病人，一般情况下头部垫高_____ cm。

4. 头部手术后，头部翻转过剧会引起_____，故一般只取_____卧位或平卧。

5. 为了确保儿童及昏迷、烦躁病人的安全，一般常采用的保护具是_____。

八、简答题

1. 简述为病人变换卧位的注意事项。
2. 简述疼痛病人的护理措施。

九、案例

病人王某，身高 1.75 米，体重 76 kg，因急性阑尾炎合并穿孔，急诊在硬外麻醉下手术行阑尾切除术，病人术后第二天测体温 38℃，主诉伤口疼痛难忍，此时，应采取什么体位？试述该体位的临床意义？

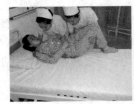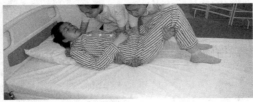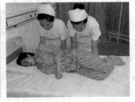

图 5 - 1　两人帮助病人翻身法

技能考核

操作程序	操作步骤	质量标准	分值	自评分	教师评分
考核标准6		各种卧位安置			年　月　日
操作准备	着装	衣、帽、口罩、鞋整洁	2		
		指甲、配饰符合要求，洗手、戴口罩	2		
	用物准备	用物准备齐全	4		
	环境准备	室内温暖，光线适宜	4		
	病人准备	协助病人排便，检查各种引流管是否牢固	5		
	报告计时	报告老师某某同学用物准备完毕，现在开始操作。教师计时开始	2		

操作程序	操作步骤	质量标准	分值	自评分	教师评分
操作	去枕仰卧位	去枕仰卧，头偏向一侧，两臂放于身体两侧，两腿自然平放，将枕头横置于床头	6		
	中凹卧位	用垫枕抬高病人的头胸部 10°～20°，抬高下肢 30°	6		
	屈膝仰卧位	病人平卧，头下放枕，两臂放于身体两侧，两膝屈起，稍向外分开	6		
	侧卧位	病人侧卧，臀部稍后移，两臂屈肘，一手放于胸前，一手放于枕旁，下腿稍伸直，上腿弯曲。必要时在两膝之间、后背和胸腹部放置软枕，扩大支撑面，固定卧姿，使病人舒适	6		
	半坐卧位	病人仰卧，床头支架或靠背架抬高 30°～60°，摇高床尾支架或用大单裹住枕芯放于两膝下，将大单两端固定于床缘处，使下肢屈曲，以防病人下滑	6		
	坐位	扶病人坐起，抬高床头支架 70°～80°，病人身体稍向前倾，床上放一跨床小桌，桌上放一软枕，让病人伏桌休息	6		
	头低足高位	病人仰卧，头偏向一侧，枕头横立于床头以防碰伤头部，床尾用支托物垫高 15～30cm	6		
	头高足低位	病人仰卧，床头用支托物垫高 15～30cm 或根据病情而定	6		
	俯卧位	病人俯卧，两臂屈肘放于头部两侧，两腿伸直，头部、腹部及踝部各放一枕，头偏向一侧	6		
	膝胸卧位	病人跪卧，两小腿平放床上，稍分开，大腿和床面垂直，胸贴床面，腹部悬空，臀部抬起，头转向一侧，两臂屈肘放于头的两侧	6		
	截石位	病人仰卧于检查台上，两腿分开放在支腿加上，臀部齐床边，两手放在胸前或身体两侧	6		
综合评价	告知病人	病人明确翻身的目的和意义并配合	4		
		无并发症发生，病人舒适、安全	4		
	护士态度	语言通俗易懂、沟通有效	2		
		操作规范、熟练、稳重、节力；卧位正确、暴露适宜；动作轻柔、敏捷、安全	2		
		时间 30 分钟	3		
总评			100		

考核标准 7　　　　　　　　　　　协助病人更换卧位　　　　　　　　　　年　月　日

操作程序	操作步骤	质量标准	分值	自评分	教师评分
操作准备	着装	衣、帽、口罩、鞋整洁	2		
		指甲、配饰符合要求，洗手，戴口罩	2		
	用物准备	用物齐全	2		
	报告计时	报告老师某某同学用物准备完毕，现在开始操作。教师计时开始	2		
翻身	一人法	先将病人双下肢移向靠近护士侧的床沿，再将病人肩、腰、臀部向护士侧移动	10		
		一手托肩，一手托膝，轻轻将病人推向对侧，使病人背向护士	10		
		检查并安置病人肢体各关节处于功能位置	8		
	两人法	两人站在床的同一侧，一人托住病人颈肩部和腰部，另一人托住病人臀部，两人同时将病人抬起移向近侧	10		
		分别托扶病人的肩、腰、臀和膝等部位，轻推，使病人转向对侧	10		
		检查并安置病人肢体各关节处功能位置	8		
侧卧位	背部护理	用枕头将病人背部和肢体垫好，使病人舒适、安全	5		
		安置病人肢体各关节处于功能位置	5		
		检查背部皮肤、敷料、导管等情况 观察背部皮肤，进行背部护理	5		
记录		记录病人情况，翻身时间，所取卧位，皮肤情况	5		
		记录翻身卡并交班	4		
效果评价	告知病人	病人明确翻身的目的并配合 无并发症发生，病人舒适、安全	4 4		
	护士态度	语言通俗易懂、沟通有效	2		
		操作规范、熟练、稳重、节力	2		
总评			100		

考核标准8 　　　　　　　　　　　　**保护具的使用方法** 　　　　　　年　月　日

操作程序	操作步骤	质量标准	分值	自评分	教师评分
操作准备	着装	衣、帽、口罩、鞋整洁	2		
		指甲、配饰符合要求，洗手，戴口罩	2		
	用物准备	用物准备齐全	2		
	评估病人	病人病情、意识状态、肢体活动度	2		
		约束部位皮肤颜色、温度及完整性	2		
	报告计时	报告老师某某同学用物准备完毕，现在开始操作。教师计时开始	2		
操作	核对检查	携用物至床旁，核对解释	4		
	选择体位	取合适体位，指导病人配合；根据病情选择保护具	4		
	肢体约束法	病人手腕位置适当	4		
		用棉垫包裹手腕和踝部	4		
		宽绷带打成双套结套在棉垫外，稍拉紧，使之不脱出	4		
		保护带两端系于床沿	4		
		盖好被子、整理床单元	4		
	肩部约束	双肩位置适当	4		
		腋窝衬棉垫	4		
		两侧肩部套上袖筒，两袖筒上的细带在胸前打结固定	4		
		两条长带子系于床头	4		
		盖好被子、整理床单元	4		
	膝部约束	双膝位置适当	4		
		两膝腘窝处衬棉垫	4		
		约束带横放于两膝上，宽带下的两头系带各固定一侧膝关节	4		
		宽带两端系于床沿	4		
		盖好被子、整理床单元	4		
操作后处理	病人卧位	协助病人取舒适体位	2		
	洗手，记录	洗手	2		
		记录约束具使用的部位、时间	2		

续表

操作程序	操作步骤	质量标准	分值	自评分	教师评分
综合评价	告知病人	告知病人和家属使用约束具的目的、方法、持续时间	2		
		告知病人和家属，护士将随时观察约束局部有无皮肤损伤、皮肤的颜色温度，定时放松	2		
		指导病人在约束期间，保证肢体处于功能位置，并保持适当的活动度	2		
	护士态度	语言通俗易懂、沟通有效	4		
		操作规范、熟练	4		
总评			100		

第六章 病人的清洁护理

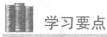 学习要点

　　病人的清洁护理是护士必备的基本操作之一。本章学习要求掌握口腔护理、压疮的预防与护理。其技能要求是熟练掌握口腔护理、卧有病人更换床单法。昏迷病人进行口腔护理时注意事项、压疮的分期表现，压疮的预防及护理措施要熟记于心。因此，要反复练习操作，直到完全达到要求为止。

同步训练

一、A1 型题

以下每一道题有 A、B、C、D、E 5 个备选答案，请从中选择一个最佳答案。

1. 关于口腔护理的操作目的叙述不妥的是_____。
　　A. 保持口腔清洁　　　　B. 消除口臭、口垢　　　　C. 清除口腔内一切细菌
　　D. 观察口腔黏膜和舌苔　E. 预防口腔感染

2. 口腔 pH 值低时易发生_____。
　　A. 真菌感染　　　　　　B. 铜绿假单胞菌感染　　　　C. 病毒感染
　　D. 溃疡　　　　　　　　E. 出血

3. 口臭病人应选用的漱口液是_____。
　　A.1% ～4%碳酸氢钠　　B.0.1%醋酸　　　　　　　C.0.9%氯化钠
　　D.0.02%呋喃西林　　　E. 朵贝尔溶液

4. 为昏迷病人进行口腔护理时，不需准备的用物是_____。
　　A. 治疗巾　　　　　　　B. 血管钳　　　　　　　　C. 开口器
　　D. 吸水管　　　　　　　E. 手电筒

5. 口腔有铜绿假单胞菌感染的病人应选用的漱口液是_____。
　　A.0.02%呋喃西林溶液　B.1% ～3%过氧化氢溶液　C.2% ～3%硼酸溶液
　　D.0.1%醋酸溶液　　　　E.1% ～4%碳酸氢钠溶液

6. 为昏迷病人做口腔护理，正确的是_____。

A. 病人取仰卧位

B. 用血管钳夹紧棉球一次一个擦拭

C. 多蘸漱口水

D. 擦洗后漱口

E. 不必取下活动义齿

7. 病人的活动义齿取下后应浸泡于_____。

A. 冷开水 B. 生理盐水 C. 戊二醛

D. 热水 E. 75% 乙醇

8. 对长期应用抗生素的病人，观察口腔时应特别注意_____。

A. 有无龋齿 B. 有无真菌感染 C. 口唇是否干裂

D. 有无口臭 E. 牙龈有无肿胀出血

9. 昏迷病人需用开口器时，应从_____。

A. 门齿放入 B. 舌底 C. 尖牙处放入

D. 臼齿处放入 E. 口唇处放入

10. 为血小板减少性紫癜病人做口腔护理应特别注意_____。

A. 涂龙胆紫

B. 棉球不可过湿

C. 取下义齿

D. 动作轻柔勿损伤黏膜出血

E. 擦拭时勿触及咽部

11. 需进行特殊口腔护理的病人是_____。

A. 阑尾切除术后 3 天 B. 急性胃炎 C. 股骨骨折

D. 脾手术前 E. 脑出血术后未清醒

12. 卧床病人的头发已纠集成团，为梳通头发所使用的酒精浓度为_____。

A. 20% B. 30% C. 50%

D. 75% E. 95%

13. 护士为卧床病人洗发，操作不正确的是_____。

A. 病室温度在 24℃左右

B. 及时询问病人的感觉

C. 用指甲揉搓病人的头发和头皮

D. 观察病人面色及呼吸有无改变

E. 用棉球塞病人的双耳，用纱布遮盖双眼

14. 适宜沐浴的病人是_____。

A. 心脏搭桥术后 3 天 B. 阑尾炎术后第 14 天 C. 极度衰竭者

D. 妊娠 28 周 E. 严重创伤

15. 床上擦浴的目的不包括_____。

A. 促进血液循环 B. 增强皮肤防御 C. 清洁舒适

D. 观察病情　　　　　E. 预防过敏性皮炎

16. 住院病人自行沐浴时，不妥的一项是_____。
    A. 调节浴室室温在 22℃～26℃左右
    B. 门外挂牌以示室内有人
    C. 用物准备齐全
    D. 浴室应闩门
    E. 指导病人注意事项

17. 为左侧偏瘫病人脱、穿衣服的顺序应是_____。
    A. 先脱右肢，先穿右肢　B. 先脱右肢，先穿左肢　　C. 先脱左肢，先穿右肢
    D. 先脱左肢，先穿左肢　E. 可任意穿脱

18. 沐浴不宜在饭后立即进行，以免_____。
    A. 影响休息　　　　B. 影响睡眠　　　　　C. 影响治疗
    D. 影响消化　　　　E. 影响服药

19. 导致压疮发生最主要的原因是_____。
    A. 局部组织受压过久　B. 皮肤水肿　　　　　C. 皮肤受潮湿摩擦刺激
    D. 皮肤营养不良　　　E. 皮肤破损

20. 半坐卧位时病人最易发生压疮的部位是_____。
    A. 骶尾部　　　　　B. 枕骨粗隆　　　　　C. 肩胛部
    D. 肘部　　　　　　E. 足跟

21. 压疮的易发部位不包括_____。
    A. 坐位—坐骨结节　B. 仰卧—骶尾部　　　C. 头高足低位—足跟部
    D. 侧卧—髋部　　　E. 俯卧—腹部

22. 不能翻身的病人，护士应帮其_____。
    A. 每半小时翻身一次　B. 每 2 小时翻身一次　　C. 每 4 小时翻身一次
    D. 每 5 小时翻身一次　E. 每 6 小时翻身一次

23. 压疮瘀血红润期的主要特点是_____。
    A. 局部皮肤出现红、肿、热、痛
    B. 皮下产生硬结
    C. 局部组织坏死
    D. 表皮有水泡形成
    E. 浅表组织有脓液流出

24. 为病人受压处做局部按摩，_____是错误的
    A. 蘸少许 50% 酒精于手上
    B. 发现皮肤发红应用掌心按摩
    C. 作压力均匀的环行按摩
    D. 由轻到重，由重到轻
    E. 每次 3～5 分钟

25. 发生压疮的人如病情许可，可给予_____。

    A. 高蛋白，高膳食纤维

    B. 高蛋白，低膳食纤维

    C. 高蛋白，高维生素

    D. 低蛋白，高膳食纤维

    E. 高蛋白，低维生素

26. 病人半坐卧位时最易导致压疮发生的力是_____。

    A. 剪切力   B. 摩擦力   C. 重力

    D. 垂直压力   E. 侧压力

27. _____不是病人仰卧位时压疮的好发部位。

    A. 枕骨粗隆   B. 肘部   C. 足跟部

    D. 坐骨结节   E. 骶尾部

28. 病人坐位时容易发生压疮的部位是_____。

    A. 坐骨结节   B. 肩峰部   C. 肘部

    D. 足跟部   E. 内踝

29. 为长期卧床的病人进行背部按摩时，应该从_____开始。

    A. 腰部   B. 肩部   C. 臀部

    D. 腋下   E. 骶尾部

30. 为卧有病人床更换床单时应注意纠正的是_____。

    A. 操作时动作轻稳，注意节力

    B. 保证病人舒适安全

    C. 病人的床单一般每周更换 1～2 次

    D. 病室湿式清扫，一人一巾一消毒

    E. 更换床单时应多翻动病人

二、A2 型题

以下每一个案例有 A、B、C、D、E 5 个备选答案，请从中选择一个最佳答案。

1. 刘先生，56 岁，心脏瓣膜置换术后 3 天。护士为其进行晚间护理的内容_____是正确的。

    A. 整理病房，开窗通风

    B. 发放口服药物

    C. 收集大小便标本

    D. 协助病人进行生活护理

    E. 收集血液样本

2. 杨先生，45 岁，因风湿性心脏病入院。_____不属于护士为其做晚间护理的内容。

    A. 帮助病人入睡   B. 观察病情   C. 进行生活护理

D. 必要时给病人加盖被　E. 饮食指导

3. 张阿姨，40 岁，急性胆囊炎术后第 2 天，＿＿＿＿＿不属于护士为其做晨间护理的内容。

A. 漱口　　　　　　　　B. 洗脸　　　　　　　　C. 梳头

D. 检查局部伤口　　　　E. 会阴冲洗

4. 吴女士，38 岁，手术后探望的人比较多，睡眠欠佳，术后恢复受到影响。护士晚间查房及时为病人进行了相应的护理，其中不妥的是＿＿＿＿＿。

A. 协助病人生活护理　　B. 调节室内灯光　　　　C. 消除噪声

D. 关门窗　　　　　　　E. 禁止家属探望

5. 房奶奶，75 岁，左侧股骨颈骨折术后。卧床生活不能自理，护士为其行晨间护理的最佳顺序是＿＿＿＿＿。

A. 用便器→皮肤护理→扫床→口腔护理

B. 口腔护理→用便器→皮肤护理→整理床单位

C. 扫床→用便器→皮肤护理→口腔护理

D. 皮肤护理→扫床→口腔护理→用便器

E. 用便器→口腔护理→皮肤护理→整理床单位

6. 程先生，65 岁，因患白血病住院治疗，护士为其做口腔护理时，发现舌尖有一小血痂，护理方法中错误的是＿＿＿＿＿。

A. 将血痂皮去除，涂药

B. 观察口腔黏膜变化

C. 用 0.1% 醋酸漱口

D. 轻轻地擦拭口腔各面

E. 观察舌苔情况

7. 李女士，56 岁，因上呼吸道感染连续应用抗生素达半个月，护士观察其口腔黏膜出现白色溃疡面，考虑为＿＿＿＿＿。

A. 病毒感染　　　　　　B. 口腔白斑　　　　　　C. 口腔真菌感染

D. 口腔寄生虫感染　　　E. 口腔铜绿假单胞菌感染

8. 苏先生，20 岁，血小板减少性紫癜。护士查房发现其唇和口腔有散在瘀点，轻触牙龈出血，护士为病人口腔护理时应特别注意＿＿＿＿＿。

A. 动作轻稳勿损伤黏膜

B. 夹紧棉球防止遗留在口腔

C. 棉球不可过湿，防止呛咳

D. 先去下义齿，防止操作中脱落

E. 擦拭不能太深，以免恶心

9. 孙女士，26 岁，肺叶切除术后第 2 天，神志清楚，护士为其口腔护理时错误的是＿＿＿＿＿。

A. 棉球不能太湿

B. 用血管钳夹紧棉球，每个棉球限用 1 次

C. 禁忌漱口

D. 口腔有溃疡用碘甘油

E. 擦洗硬腭时血管钳不可伸入过深

10. 李爷爷，76 岁，脑出血，昏迷。护士取下病人的活动性义齿后，正确的处理方法是_____。

    A. 浸泡于 30% 乙醇中

    B. 煮沸消毒后浸泡于水中

    C. 浸泡于冷开水中

    D. 浸泡于清洗消毒液中

    E. 浸泡于口洁灵漱口液中

11. 王爷爷，77 岁，因慢性支气管炎合并铜绿假单胞菌感染入院，病人高热，精神差，疲乏无力，护士为病人做特殊口腔护理时应选用的漱口液是_____。

    A. 0.9% 氯化钠　　　　　B. 0.1% 醋酸溶液　　　　　C. 0.2% 呋喃西林

    D. 1%~3% 过氧化钠　　　E. 1%~4% 碳酸氢钠

12. 赵爷爷，67 岁，糖尿病酮症酸中毒，护士为病人做口腔护理时，应特别观察口腔有无_____。

    A. 糜烂　　　　　　　　B. 烂苹果味　　　　　　C. 臭鸡蛋味

    D. 肝臭味　　　　　　　E. 腐臭味

13. 王先生 74 岁．肝硬化腹水半月余，护士特别观察口腔有无_____。

    A. 糜烂　　　　　　　　B. 烂苹果味　　　　　　C. 臭鸡蛋味

    D. 肝臭味　　　　　　　E. 腐臭味

14. 郭先生，34 岁，现经口气管插管，口腔 pH 值中性，护士选用 0.02% 呋喃西林溶液为病人进行口腔护理的作用是_____。

    A. 遇有机物放出氧分子杀菌

    B. 改变口腔的酸碱环境

    C. 清洁口腔，广谱抗菌

    D. 防腐生新，促进愈合

    E. 使蛋白质凝固变性

15. 刘奶奶，58 岁，肝性脑病，意识障碍。护士为其口腔护理，可不必准备的用物是_____。

    A. 开口器　　　　　　　B. 吸痰管　　　　　　　C. 漱口液

    D. 一次性棉签　　　　　E. 生理盐水

16. 病人冯奶奶因心肌缺血、心绞痛发作卧床 4 周，护士为其床上洗发时病人突然胸痛、心悸，面色苍白，出冷汗。护士应立即采取的措施是_____。

    A. 立即送入手术室

    B. 加快速度，迅速完成洗发操作

C. 注意保暖为病人添加衣服后继续洗发

D. 短暂休息，鼓励病人坚持片刻

E. 停止操作，使病人平卧、吸氧，立即与医生联系

17. 孙女士，50 岁，脑梗后长期卧床，在为其进行床上梳发时发现其头发粘结成团，为梳通头发可以选用_____。

A. 25% 乙醇　　　　　　B. 30% 乙醇　　　　　　　C. 50% 百部酊

D. 温开水　　　　　　　E. 生理盐水

18. 贾先生，39 岁。右股骨干骨折，骨牵引治疗使其活动不便，护士协助其床上洗发，对水温及室温的要求是_____。

A. 水温 30℃～35℃，室温 22℃左右

B. 水温 35℃～40℃，室温 24℃左右

C. 水温 40℃～45℃，室温 24℃左右

D. 水温 46℃～49℃，室温 22℃左右

E. 水温 50℃～55℃，室温 24℃左右

19. 刘女士，32 岁，妊娠 8 个月。孕妇不能使用的沐浴方式是_____。

A. 局部清洗　　　　　　B. 盆浴　　　　　　　　C. 足浴

D. 淋浴　　　　　　　　E. 床上擦溶

20. 病人，男，14 岁，不慎从高处坠下致右上肢、左下肢骨折，已使用石膏固定，牵引卧床 1 周。护士为其行床上擦浴，_____不是擦浴的目的。

A. 促进皮肤血液循环　　B. 观察病情　　　　　　C. 使病人清洁舒适

D. 预防过敏性皮炎　　　E. 使病人身体放松

21. 于爷爷，77 岁。护士为其进行床上擦浴时，给予 50% 乙醇按摩背部，护士向病人解释恰当的是_____。

A. 消毒皮肤

B. 促进受压部位血液循环

C. 营养皮肤

D. 清洁皮肤

E. 降低局部温度

22. 李女士，51 岁。右上肢二度烧伤，护士为其擦浴，正确的操作不包括_____。

A. 擦浴过程中注意保暖

B. 先擦前胸再擦后背

C. 脱衣时，先健侧再患侧

D. 穿衣时，先左侧再右侧

E. 保护自尊，注意遮挡

23. 林某，男，56 岁，右下肢截肢，为了预防感染及避免压疮的发生，为其进行床上擦浴，正确的擦浴顺序是_____。

A. 面部－上肢－胸腹部－背部－会阴－下肢

B. 面部－上肢－胸腹部－背部－下肢－会阴

C. 上肢－下肢－胸腹部－背部－面部－会阴

D. 上肢－下肢－面部－胸腹部－背部－会阴

E. 面部－会阴－上肢－下肢－胸腹部－背部

24. 李先生，因车祸致残生活不能自理，护士指导家属为其进行背部按摩时，可以选用_____。

    A. 25% 乙醇   B. 50% 乙醇   C. 50% 百部酊

    D. 温开水   E. 生理盐水

25. 孙女士，35 岁，子宫肌瘤术前护士为其进行会阴部护理，不妥的是_____。

    A. 病人取屈膝仰卧位，两腿分开

    B. 尽量多暴露会阴部，以便操作

    C. 先清洁尿道口，最后清洁肛门

    D. 如果病人使用便器，先铺橡胶单，中单置于病人臀下，再置便器与病人臀下

    E. 擦洗完毕，协助病人取舒适卧位

26. 赵奶奶，64 岁，脑中风后卧床 2 周，护士查看病人臀部判断其压疮属于瘀血红润期，该期的重要特点_____。

    A. 局部皮肤红、肿、热、痛

    B. 皮肤有破溃

    C. 表皮有水泡形成

    D. 局部皮肤可闻到臭味

    E. 浅表组织有脓液流出

27. 李奶奶，78 岁。因左侧肢体偏瘫而卧床。现骶尾部有一红肿硬结，触痛，该病人压疮的治疗可采用_____。

    A. 红外线、紫外线照射

    B. 局部冷湿敷

    C. 局部麻醉止痛

    D. 呋喃西林外涂抹

    E. 局部持续吹氧

28. 王先生，76 岁，截瘫，入院时尾骶部有压疮，面积 1.5cm，有脓性分泌物，创面周围有黑色坏死皮肤组织，此期护理措施是_____。

    A. 用 50% 乙醇按摩创面及周围皮肤

    B. 用生理盐水清洗并敷新鲜鸡蛋膜

    C. 暴露创面，红外线每日照射一次

    D. 剪去坏死组织，用过氧化氢冲洗，置引流条

    E. 涂厚层滑石粉包扎

29. 迟爷爷，85 岁，卧床一年，消瘦，护士巡视发现其骶尾部红、肿，有硬结、小水泡。判断该病人的情况是_____。

A. 瘀血浸润期压疮　　　B. 溃疡期压疮　　　　　C. 炎性前期压疮

D. 炎性浸润期压疮　　　E. 局部皮肤感染

30. 郑奶奶，60 岁。高血压，脑出血。左下肢瘫痪。预防压疮最好的护理措施是_____。

A. 每 2 小时为病人翻身、按摩一次

B. 每天请家属检查是否有破溃

C. 骨隆突处垫橡胶圈

D. 使病人保持右侧卧位

E. 帮助病人做肢体功能锻炼

31. 梁爷爷，70 岁，因脑血管意外后遗症长期卧床，生活自理困难。今晨护理发现病人骶尾部发红，去除压力后仍无法恢复正常颜色。根据病情护士采取的护理措施应除外_____。

A. 加强晨晚间护理，增加背部按摩次数

B. 每 2 小时变换体位

C. 避免加重皮肤组织损伤

D. 乙醇按摩局部发红皮肤

E. 酌情给予抗生素治疗

32. 钱爷爷，70 岁，肺癌晚期，昏迷，病人骶尾部有压疮，水泡破溃，创面脓性分泌物增多。该期处于_____。

A. 深度溃疡期　　　　　B. 炎性红润期　　　　　C. 瘀血浸润期

D. 浅度溃疡期　　　　　E. 坏死溃疡期

33. 魏爷爷，62 岁，因脑病昏迷。护士在为该病人进行翻身时发现其骶尾部红肿，为了避免压疮的发生，为病人进行腰骶部按摩。在操作中需要纠正的是_____。

A. 用掌心进行揉搓

B. 按摩时注意节力原则

C. 选择 50% 乙醇背部按摩

D. 操作中注意保暖

E. 病人出现面色苍白，呼吸急促，应立即停止操作

34. 段爷爷，78 岁，重度脑梗后并发颅内压增高，医嘱给予头高足低位，此时导致压疮发生的力学因素主要是_____。

A. 水平压力　　　　　　B. 垂直压力　　　　　　C. 摩擦力

D. 剪切力　　　　　　　E. 阻力

35. 胡爷爷，75 岁．因脑中风右侧肢体瘫痪，为预防压疮，最好的护理方法是_____。

A. 受压部位垫气圈

B. 让其保持左侧卧位

    C. 鼓励他做肢体功能锻炼

    D. 每 2 小时为他翻身一次

    E. 请家属观察皮肤是否有破损

36. 姚爷爷，65 岁，长期卧床自理困难，最近护理时发现骶尾部皮肤发红，去除压力后仍无法恢复原来肤色，此时属于压疮的_____。

    A. 炎性浸润期   B. 瘀血红润期   C. 浅度溃疡期

    D. 深度溃疡期   E. 局部皮肤感染

37. 马先生，34 岁，在局麻下行右上臂外伤缝合术，术后帮助其更换上衣的步骤是_____。

    A. 先脱右侧，后穿右侧

    B. 先脱左侧，后穿左侧

    C. 先脱左侧，后穿右侧

    D. 先脱左侧，后穿左侧

    E. 先脱右侧，后穿左侧

38. 姜先生，55 岁，因外伤致截瘫，护士告知家属应注意预防压疮，尤其是骶尾部更易发生，家属在进行局部按摩时不正确的做法是_____。

    A. 用手鱼际部分按摩

    B. 用手蘸 50% 乙醇少许

    C. 鱼际部分需紧贴皮肤

    D. 由轻至重，由重至轻按摩

    E. 压力均匀，以皮肤紫红为度

39. 谢爷爷，65 岁，3 周前因脑血管意外导致左侧肢体瘫痪。病人神志清楚，说话口齿不清，大小便失禁。护士协助病人更换卧位后，在身体空隙处垫软枕的作用是_____。

    A. 促进局部血液循环

    B. 减少皮肤的摩擦刺激

    C. 降低空隙处所受压强

    D. 降低局部组织所承受的压力

    E. 防止排泄物对局部的直接刺激

40. 秦奶奶，76 岁，因脑卒中卧床半年余，该病人产生压疮最重要的原因是_____。

    A. 局部组织长期受压

    B. 机体营养不良

    C. 矫正器材的衬垫不当

    D. 皮肤长期受到潮湿或排泄物等因素的刺激

    E. 老年人皮肤弹性差

41. 李爷爷，67 岁，瘫痪卧床 3 个月，护士为其更换床单时应注意纠正的是

_____。

A. 操作时动作轻稳，注意节力

B. 保证病人舒适安全

C. 病人的床单一般每周更换 1~2 次

D. 病室湿式清扫，一人一巾一消毒

E. 更换床单时应多翻动病人

三、A3 型题

以下每一个案例设 2~3 个试题，请根据病例所提供的信息在 A、B、C、D、E 5 个备选答案中选择一个最佳答案。

（1~4 题共用题干）

叶爷爷，70 岁，肝性脑病，昏迷，给予呼吸机辅助呼吸。近一周病人高热并发肺部感染，给予大量抗生素治疗，今晨护士为该病人进行口腔护理时发现其口腔黏膜有破溃，创面上附着白色膜状物，擦去附着物，可见创面轻微出血。

1. 分析该病人口腔病变最可能的原因是_____。

 A. 病毒感染   B. 真菌感染   C. 缺乏食物刺激

 D. 凝血功能障碍   E. 埃希菌感染

2. 护士为该病人行口腔护理时，最适宜的漱口液是_____。

 A. 蒸馏水   B. 醋酸   C. 双氧水（过氧化氢）

 D. 呋喃西林   E. 碳酸氢钠

3. 护士为该病人口腔护理操作时应除外_____。

 A. 棉球不可过湿

 B. 用止血钳时，夹紧棉球每次只用一个

 C. 从磨牙放入开口器

 D. 由内向外擦洗舌面

 E. 擦洗完，协助病人漱口

4. 该病人的口腔中可能出现_____气味。

 A. 糜烂   B. 烂苹果味   C. 臭鸡蛋味

 D. 肝臭味   E. 腐臭味

（5~7 题共用题干）

周先生，62 岁，因心力衰竭在家卧床已 3 周，近日尾骶部疼痛，家庭护士仔细观察后判断是炎性浸润期压疮。

5. 支持其判断的典型表现是_____。

 A. 病人主诉骶尾部疼痛、麻木感

 B. 局部皮肤发红、水肿

 C. 骶尾部皮肤呈紫色，有皮下硬结，并出现水泡

 D. 创面湿润，有少量脓性分泌物

    E. 伤口周围有坏死组织

6. 针对病人的压疮表现，护士拟订护理计划，其中措施不妥的是_____。

    A. 定时协助翻身

    B. 在无菌操作下抽出水泡内液体

    C. 将水泡表皮轻轻剪去

    D. 创面涂消毒液，用无菌纱布包扎

    E. 平卧时可在身体空隙处垫海绵垫、软枕

7. 病人出现压疮的主要原因是_____。

    A. 局部受压过久　　　B. 营养缺乏　　　　　C. 缺少活动

    D. 精神紧张　　　　　E. 心肌缺血

（8～10 题共用题干）

    邢女士，42 岁。脑外伤后昏迷卧床一年，社区护士检查病人骶尾部皮肤破损处组织发黑，有脓性分泌物及臭味。

8. 护士为病人进行晨晚间护理时，应特别注意_____。

    A. 健康教育　　　　　B. 心理护理　　　　　C. 床单位整理

    D. 体位舒适　　　　　E. 观察局部皮肤情况

9. 该护士考虑病人目前最主要的护理问题是_____。

    A. 营养失调　　　　　B. 知识缺乏　　　　　C. 自理能力缺陷

    D. 皮肤完整性受损　　E. 有受伤的危险

10. 该护士采取的护理措施正确的是_____。

    A. 不可给病人采取侧卧位

    B. 每 4 小时翻身一次

    C. 清创后用无菌纱布包扎

    D. 给予高脂低盐饮食

    E. 不可床上擦浴，易感冒

（11～13 题共用题干）

    张先生，86 岁，两月前脑出血手术后一直处于昏迷状态。医嘱：一级护理。

11. 为预防压疮的发生护士为其翻身的时间是_____。

    A. 每半小时翻身 1 次

    B. 每 1～2 小时翻身 1 次

    C. 每 4 小时翻身 1 次

    D. 每 5 小时翻身 1 次

    E. 每 6 小时翻身 1 次

12. 护士为其受压处局部按摩，错误的是_____。

    A. 蘸少许 50% 酒精于手上

    B. 发现皮肤发红应用掌心按摩

    C. 作压力均匀的环行按摩

D. 由轻到重，由重到轻

E. 每次 3~5 分钟

13. 护士为病人床上擦浴时的水温为_____。

A. 40℃ ~45℃　　　　　B. 45℃ ~50℃　　　　　C. 55℃ ~60℃

D. 20℃ ~30℃　　　　　E. 50℃ ~52℃

（14~15 题共用题干）

张女士，56 岁，因车祸致双下肢瘫痪，生活不能自理。

14. 护士为张女士更换床单时应注意纠正的是_____。

A. 操作时动作轻稳，注意节力

B. 保证病人舒适安全

C. 病人的床单一般每周更换 1~2 次

D. 病室湿式清扫，一人一巾一消毒

E. 更换床单时应多翻动病人

15. 护士值班时，对其晚间护理的内容不包括_____。

A. 协助病人刷牙、漱口

B. 协助病人排便

C. 创造良好的睡眠环境

D. 加强巡视，了解病人睡眠

E. 开窗通风，保持病室空气清洁

（16~18 题共用题干）

夏奶奶，68 岁，脑血管意外，经过抢救治疗生命体征趋于平稳，但处于昏迷状态。护士交接班时发现病人骶尾部皮肤有 2cm ×3cm 呈紫红色，并有小水泡。

16. 病人褥疮处于临床分期的_____。

A. 瘀血红润期　　　　　B. 炎性红润期　　　　　C. 炎性浸润期

D. 瘀血浸润期　　　　　E. 溃疡期

17. 为防止压疮进一步发展，护理措施正确的是_____。

A. 给病人 3 小时翻身 1 次

B. 为病人骶尾部垫气圈

C. 保持皮肤清洁干燥，避免潮湿等刺激

D. 局部按摩时护士手掌紧贴病人患处

E. 定期用 50% 的酒精按摩骶尾部

18. 若骶尾部的小水泡融合成大水泡，护士应采取的正确措施是_____。

A. 保持局部皮肤湿润，防止水泡破裂

B. 以无菌操作方法抽出水泡内液体后，用无菌敷料包扎

C. 用酒精按摩水泡局部，使其吸收

D. 剪破水泡表皮后，涂以消毒液，用无菌敷料包扎

E. 减少局部摩擦，防止破裂，让其自然吸收

（19～20 题共用题干）

刘女士，孕 32 周，今晨入院。

19. 护士为入院病人做卫生处置，下列正确的操作是_____。

    A. 饭后才能进行沐浴

    B. 妊娠 5 个月以上的孕妇禁止盆浴

    C. 妊娠 7 个月以上的孕妇禁止盆浴

    D. 传染病病人禁止沐浴

    E. 患心脏病需卧床休息的病人不宜擦浴

20. 病人右侧上肢肘关节先天性畸形，入病房后护士为其床上擦浴后，穿衣服的正确顺序是_____。

    A. 先脱近侧，后脱远侧

    B. 先脱右侧，后脱左侧

    C. 先脱患肢，再脱健肢

    D. 先穿健肢，再穿患肢

    E. 先穿右侧，再穿左侧

四、X 型题

以下每一道题有 A、B、C、D、E 5 个备选答案，请从中选择所有的正确答案。

1. 护士在为昏迷病人口腔护理操作时，下列操作正确的是_____。

    A. 棉球不可过湿

    B. 棉球每次只用一个

    C. 从臼齿放入开口器

    D. 备好漱口液和吸水管

    E. 如为传染病病人，按消毒隔离原则处理。

2. 病人仰卧位时，易发生压疮的部位是_____。

    A. 枕骨粗隆   B. 坐骨结节   C. 肘部

    D. 骶尾部   E. 内外踝

3. 压疮炎性浸润期处理措施正确的是_____。

    A. 对于未破的小水泡，减少摩擦，保护好皮肤完整性

    B. 大水泡用无菌技术将液体抽出

    C. 在水泡的局部用剪子剪破

    D. 局部可用红外线照射

    E. 大水泡用注射器抽出液体后，局部用无菌敷料包扎

4. 禁忌盆浴的病人是_____。

    A. 妊娠 8 个月   B. 极度衰弱   C. 有严重心脏病

    D. 右上肢截肢已愈合   E. 糖尿病

五、判断题

（ ）1. 为预防压疮的发生，每 3 小时为病人更换一次体位。

（ ）2. 为了保持口腔的洁净，吃饭后要经常用牙签剔牙。

（ ）3. 病人半坐卧位时，影响压疮发生的最主要的力学因素是剪切力。

（ ）4. 压疮炎性浸润期的水泡可剪去表皮促进干燥结痂。

（ ）5. 病人的衣服、床单、被套等每周换 1~2 次。

六、名词解释

1. 压疮

2. 剪切力

七、填空题

1. 造成压疮的 3 个主要物理力是_____、_____及_____。

2. 对不能自行翻身的病人，一般每_____小时翻身一次，翻身时尽量将病人_____，避免_____、_____、_____，以防擦伤皮肤。

3. 预防压疮的关键在于消除发生的原因。因此要求做到六勤，即_____、_____、_____、_____、_____、_____。

4. 特殊口腔护理适用于_____、_____、_____、_____及口腔疾病等病人。

5. 局部皮肤按摩时护士蘸_____或润滑剂，以手掌_____紧贴受压皮肤，做_____方向按摩。

6. 口腔绿脓杆菌感染，应选用_____漱口液，真菌感染时选用_____漱口液。

7. 压疮是由于局部组织_____，_____，持续缺血缺氧，营养障碍而致的软组织溃烂和坏死。

8. 病人侧卧位是最易发生压疮的部位为_____、_____、_____、_____、_____和_____。

9. 床上擦浴的顺序是_____、_____、_____、_____和_____。

10. 压疮发生的主要原因_____、_____、_____。

11. 病人坐位时，压疮好发于_____。

12. 病人仰卧位时，最易发生压疮的部位_____、_____、_____、_____、_____和_____。

13. 压疮瘀血红润期的护理原则是去除_____，加强_____，防止继续发展。

14. 为床上卧有病人更换床单时，病床应湿式清扫，_____床_____巾_____消毒。

15. 为病人洗发时防止水流入病人_____及_____内，并保护衣服和床单不被沾湿。

八、简答题

1. 哪些病人需要特殊口腔护理?

2. 为昏迷病人实施口腔护理时需注意什么?

3. 叙述压疮的分期,如何预防压疮的发生?

4. 为病人床上擦浴需注意哪些事项?

5. 如何评估病人的皮肤?

6. 哪些病人容易发生压疮?

7. 为卧床病人更换床单应注意哪些问题?

8. 常用漱口溶液有哪些?各有什么作用?

九、案例

1. 宋先生,72 岁,3 周前因脑出血致右侧肢体瘫痪,大小便失禁。护士晨间护理时发现,病人骶尾部皮肤呈紫红色,散在大小不等的水泡,未破溃,并皮下触及硬结。请问:

(1) 该病人发生了何种情况?

(2) 针对此种情况护士应采取哪些护理措施?

2. 王某,男,42 岁,诊断为再生障碍性贫血。病人体质衰弱,精神状态差,活动无耐力,食纳少,体温 38.5℃,脉搏 80 次/分,呼吸 20 次/分。

(1) 如何为该病人实施口腔护理?

(2) 如何预防皮肤并发症的发生?

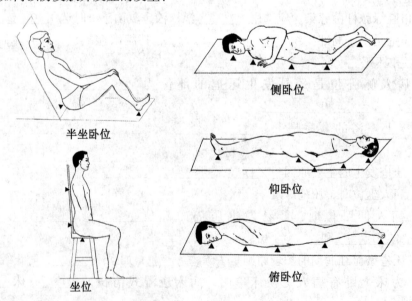

图 6-1 压疮易发部位

技能考核

考核标准 9　　　　　　　　　　　　口腔护理　　　　　　　　　　　年　月　日

操作程序	操作步骤	质量标准	分值	自评分	教师评分
操作准备	着装配饰	衣、帽、口罩、鞋整洁	4		
		指甲、配饰符合要求，洗手，戴口罩	4		
	用物准备	用物齐全，顺序正确。错1项扣1分	4		
	报告计时	报告老师，某某同学用物准备完毕，现在开始操作。教师计时开始	4		
操作步骤	核对腕带	核对病人腕带	4		
	告知解释	告知病人操作目的及配合方法，以取得配合	4		
	安置卧位	头侧向一边或侧卧，颌下铺巾，放弯盘	4		
	观察口腔	使用压舌板和手电筒，观察口腔	4		
	取下义齿	有活动义齿者取下，冷开水冲洗浸泡	4		
	协助漱口	清醒病人温开水漱口	4		
	拧干棉球	用镊子与弯血管钳配合，拧干湿棉球	4		
	左牙外侧	嘱咬合上下牙齿，轻撑左侧颊部，包钳端式夹棉球，由里向外纵向擦洗左侧牙齿外侧至门齿	4		
	右牙外侧	嘱咬合上下牙齿，轻撑右侧颊部，包钳端式夹棉球，由里向外纵向擦洗右侧牙齿外侧至门齿	4		
	擦洗左侧	顺序：左上内、左上咬合面；左下内、左下咬合面	4		
	擦洗左颊	擦洗左颊部，由里向口角处擦洗	2		
	擦洗右侧	顺序：左上内、左上咬合面；左下内、左下咬合面	4		
	擦洗右颊	擦洗右颊部，由里向口角擦洗	2		
	擦洗口内	最后擦洗硬腭及舌面、舌下、口底（勿触及咽部）	4		
	擦洗手法	夹取棉球方法正确，湿度适宜，擦洗各面细致	4		
	漱口观察	漱口、观察、擦干面颊	4		
	口腔涂药	根据有无溃疡、口唇干裂、感染等情况适当涂药	4		
	关心病人	协助病人取舒适卧位，观察、询问感受，感谢合作	4		
	整理用物	协助病人仰卧、整理床单位，清理用物	4		
	报告结束	报告老师，操作结束。教师计时结束	2		
综合评价	无菌隔离	用物使用规范，有菌无菌分开	6		
	整体质量	动作娴熟有序，5分钟内完成	4		
	时　间	超时30秒从总分中扣除1分			
	口　试	本操作相关内容，答错最多从总分中扣5分			
总评			100		

考核标准 10　　　　　　　　卧有病人床更换床单法　　　　　年　月　日

操作程序	操作步骤	质量标准	分值	自评分	教师评分
操作准备	着装配饰	衣、帽、口罩、鞋整洁	2		
		指甲、配饰符合要求，洗手，戴口罩	2		
	用物准备	用物齐全，叠法、顺序正确。错一项扣 1 分	4		
	报告计时	报告老师，某某同学用物准备完毕，现在开始操作。教师计时开始	2		
换床基	核对检查	核对病人腕带，携用物置于床尾椅上。或整理车上	2		
	告知解释	告知病人操作目的及配合方法，以取得合作	2		
	移开桌椅	移床旁桌、椅	4		
	松开盖被	松床尾被，支起对侧床档	4		
	移动病人	移病人至对侧，盖好盖被保暖	4		
	撤除大单	中单、大单先后分别向上卷至身下，	4		
	湿式扫床	湿式扫橡胶单，然后搭至身上，扫床褥，扫床套不能重复使用	4		
	放置大单	中线正，分层打开，叠床头床尾三角	4		
	放置中单	拉回橡胶单，放置中单，中单中线正	2		
	塞好床单	三单同时塞于床垫下，床角、面、边正、平、紧	4		
	移回病人	支起近侧床档，移回病人至近侧，放下对侧床档	2		
	撤除大单	对侧松单，中单大单先后分别向上卷后送至整理车	4		
	湿式扫床	湿式扫橡胶单，然后搭至身上，扫床褥，床刷用法同前	4		
	整理大单	拉平大单，中线正，叠床三角	4		
	放置中单	拉回橡胶单、中单，中线正	2		
	塞好床单	三单同时塞于床垫下，床角、面、边正、平、紧	4		
	移回病人	铺好双侧后移病人至床中，放下床档	2		
换被套	松被整理	松开盖被，折被胎于被内，取出放至车上	4		
	旧套下移	将旧被套被头移至病人胸部，手托新套放至病人颈部，左右展开，将新套尾与旧套用物隔开牵住下移至床尾	4		
	撤套整理	旧套置于整理车。新套中线正，铺平，被套尾部打开	4		
	胎入新套	将被胎移至新套，展开铺平	4		
	整理做筒	被头不虚边，提至病人肩部，做被筒，边齐床基，被尾塞于床垫下	4		

续表

操作程序	操作步骤	质量标准	分值	自评分	教师评分
换枕套	更换枕套	轻轻取出枕头，至床尾换套，旧套置于整理车	2		
	枕套平整	枕面平整，枕角充实	2		
	桌椅归位	桌椅归回原位	2		
	报告结束	报告老师操作结束。教师计时结束	2		
综合评价	节力原则	节力省时，符合节力原则	2		
	整体质量	动作娴熟有序，8 分钟内完成	4		
	时　　间	超时 30 秒从总分中扣除 1 分			
	口　　试	本操作相关内容，答错最多从总分中扣 5 分			
总评			100		

第七章 饮食与营养

 学习要点

　　医院饮食护理是临床护士的重要工作内容。本章的重点是医院饮食、鼻饲法；难点是鼻饲法，学习要求是掌握医院饮食、鼻饲法的相关知识，技能学习要求是熟练掌握鼻饲法。对操作程序及注意事项应熟练掌握，反复操作练习，直到完全达到要求为止，并在临床工作中正确使用。

同步训练

一、A1 型题

以下每一道题有 A、B、C、D、E 5 个备选答案，请从中选择一个最佳答案。

1. 肺炎病人出现高热，其饮食原则里不包括_____。
   A. 高热量饮食　　　　　B. 高蛋白饮食　　　　　C. 高脂肪饮食
   D. 高维生素饮食　　　　E. 多饮水

2. 低盐饮食指每天食盐量不超过_____。
   A. 2g　　　　　　　　　B. 4g　　　　　　　　　C. 6g
   D. 8g　　　　　　　　　E. 10g

3. 腹泻病人应选择_____。
   A. 少渣饮食　　　　　　B. 高脂肪饮食　　　　　C. 高膳食纤维饮食
   D. 低盐饮食　　　　　　E. 低胆固醇饮食

4. 禁止食用肉类、肝类、含铁丰富的药物、绿色蔬菜的试验饮食为_____。
   A. 潜血试验饮食　　　　B. 尿浓缩试验饮食　　　C. 肌酐试验饮食
   D. 胆囊造影饮食　　　　E. 甲状腺[131]I 试验饮食

5. 大便潜血试验前 3 天可食用的食物是_____。
   A. 菠菜　　　　　　　　B. 瘦肉　　　　　　　　C. 冬瓜
   D. 猪肝　　　　　　　　E. 动物血制品

6. 下列有关饮食护理的说法，错误的是＿＿＿＿＿。

A. 对禁食或限制饮食的病人，应讲解原因，取得配合

B. 为病人创造清洁、整齐、安静、空气新鲜、舒适的就餐环境

C. 帮助病人纠正错误的饮食习惯和饮食行为

D. 对食管－胃底静脉曲张的病人插胃管提供胃肠内营养

E. 按医嘱确定饮食种类，告知病人可选择的食物和不可选择的食物

7. 下列关于病人饮食护理措施的描述，错误的是＿＿＿＿＿。

A. 尊重病人的饮食习惯

B. 餐前一切检查及治疗应暂停

C. 协助病人取舒适卧位

D. 对需禁食的病人应告知原因

E. 对双目失明的病人应告知食物名称

8. 下列＿＿＿＿＿应给予鼻饲饮食。

A. 婴幼儿　　　　　　B. 经常呕吐者　　　　　C. 拒绝进食者

D. 食欲低下者　　　　E. 拔牙者

9. 护士遵医嘱准备为病人插鼻饲管进行鼻饲，但当她携物品来到病人床边后，该
病人拒绝插胃管，护士首先应＿＿＿＿＿。

A. 接受该病人的拒绝

B. 把病人的拒绝转告给医生

C. 告诉护士长并请护士长做病人的思想工作

D. 告诉其家属并请家属做病人的思想工作

E. 向病人耐心解释插胃管的目的，并指导其如何配合

10. 正确测量胃管插入长度的方法是＿＿＿＿＿。

A. 从鼻尖至剑突　　　B. 从眉心至剑突　　　　C. 从眉心至胸骨柄

D. 从前额发际至剑突　E. 从前额发际至胸骨柄

11. 一般胃管插入的长度为＿＿＿＿＿。

A. 14cm～16cm　　　　B. 20cm～30cm　　　　C. 45cm～55cm

D. 60cm～70cm　　　　E. 80cm～90cm

12. 若在插胃管过程中，病人出现恶心、呕吐，护士首先应＿＿＿＿＿。

A. 立即拔出胃管以减轻反应

B. 嘱病人头向后仰

C. 加快插管速度以减轻反应

D. 暂停插管并嘱病人深呼吸

E. 继续插管并嘱病人做吞咽动作

13. 若在插胃管过程中，病人出现呛咳、发绀，护士首先应＿＿＿＿＿。

A. 立即拔出胃管　　　B. 嘱病人深呼吸　　　　C. 稍停片刻重新插入

D. 继续插入　　　　　E. 指导病人做吞咽动作

14. 为病人进行鼻饲时，每次鼻饲量不能超过_____。
    A. 100mL   B. 150mL   C. 200mL
    D. 250mL   E. 300mL

15. 长期鼻饲病人，胃管更换时间为_____。
    A. 每月一次   B. 每周一次   C. 每周两次
    D. 每日一次   E. 隔日一次

二、A2 型题

下面每一个案例有 A、B、C、D、E 5 个备选答案，请从中选择一个最佳答案。

1. 李某，女性，36 岁，体温 39℃，口腔手术后 1 天，疼痛难忍。根据病情，护士应指导病人摄入_____。
    A. 普通饮食   B. 软质饮食   C. 流质饮食
    D. 半流质饮食   E. 高蛋白饮食

2. 姚某，女，45 岁，患肾病综合征，病人应选用_____。
    A. 低盐饮食   B. 低蛋白饮食   C. 低脂肪饮食
    D. 高糖饮食   E. 高蛋白饮食

3. 高先生，69 岁，因心功能不全伴水肿入院，病人应选用_____。
    A. 无盐低钠饮食   B. 低蛋白饮食   C. 低脂肪饮食
    D. 含钙低的饮食   E. 高蛋白饮食

4. 护生小王在学习饮食护理相关知识，带教老师应告知她_____属于治疗饮食。
    A. 低蛋白饮食   B. 高脂肪饮食   C. 普通饮食
    D. 半流质饮食   E. 忌碘饮食

5. 王先生，40 岁，习惯性便秘多年，护士应指导病人选用_____。
    A. 低盐饮食   B. 少渣饮食   C. 高脂肪饮食
    D. 高纤维素饮食   E. 高蛋白饮食

6. 范某，男，12 岁，下肢烧伤面积达 20%，病人应选用_____。
    A. 流质饮食   B. 低脂肪饮食   C. 高脂肪饮食
    D. 要素饮食   E. 高蛋白饮食

7. 钱先生，34 岁，因消化道溃疡入院，病人应选用_____。
    A. 无刺激和膳食纤维少的食物
    B. 少量多餐无需定时定量
    C. 高脂肪饮食
    D. 适量带有刺激性的食物
    E. 膳食纤维多的饮食

8. 闫先生，50 岁，因肝硬化致食管胃底静脉曲张。根据病情，护士应指导病人摄入_____。
    A. 低脂饮食   B. 低盐饮食   C. 低蛋白饮食

D. 低胆固醇饮食　　　　　E. 少渣饮食

9. 徐女士，53 岁，患冠心病 5 年。根据病情，护士应指导病人摄入_____。

    A. 低蛋白饮食　　　　　　B. 低盐饮食　　　　　　C. 高蛋白饮食

    D. 低胆固醇饮食　　　　　E. 少渣饮食

10. 孟先生，30 岁，重症肝炎。根据病情，护士应指导病人摄入_____。

    A. 低脂饮食　　　　　　　B. 无盐低钠饮食　　　　C. 高蛋白饮食

    D. 高膳食纤维饮食　　　　E. 少渣饮食

11. 杨女士，37 岁，甲状腺功能亢进。根据病情，护士应指导病人摄入_____。

    A. 低蛋白饮食　　　　　　B. 低盐饮食　　　　　　C. 高热量饮食

    D. 高膳食纤维饮食　　　　E. 少渣饮食

12. 余女士，38 岁，急性肾炎。遵医嘱给予低蛋白饮食，护士为其做健康教育时应告知病人每日饮食中蛋白质供应量_____。

    A. 不超过 20g　　　　　　B. 不超过 30g　　　　　C. 不超过 40g

    D. 不超过 50g　　　　　　E. 不超过 60g

13. 贾女士，25 岁，因甲状腺功能亢进入院，入院后宜采用_____。

    A. 高热量高蛋白饮食

    B. 高蛋白高维生素饮食

    C. 高维生素低蛋白饮食

    D. 高脂肪高蛋白饮食

    E. 低脂肪高热量饮食

14. 李女士，患肝硬化腹水，遵医嘱给予无盐低钠饮食，饮食要求食物烹饪时不能放盐外还需控制摄入食物中自然存在的含钠量，每日摄入钠量_____。

    A. 小于 200mg　　　　　　B. 小于 300mg　　　　　C. 小于 400mg

    D. 小于 500mg　　　　　　E. 小于 600mg

15. 窦女士，68 岁，患心脏病 10 年，遵医嘱给予低盐饮食，每日食盐摄入量不超过_____。

    A. 1g　　　　　　　　　　B. 2g　　　　　　　　　C. 3g

    D. 4g　　　　　　　　　　E. 5g

16. 肖先生，20 岁，身高 160cm，体重 90kg，护士在为其进行饮食护理时应选用_____。

    A. 低盐饮食　　　　　　　B. 低蛋白饮食　　　　　C. 高蛋白饮食

    D. 高脂肪饮食　　　　　　E. 高膳食纤维饮食

17. 刘先生，40 岁，患肥胖症，遵医嘱给予低脂肪饮食，饮食要求每日摄入脂肪总量应_____。

    A. <30g　　　　　　　　　B. <40g　　　　　　　　C. <50g

    D. <60g　　　　　　　　　E. <70g

18. 护士小周对医生开出的饮食医嘱有疑问，_____病人需高纤维素饮食。

    A. 胃十二指肠溃疡恢复期的病人

    B. 患食管、胃底静脉曲张的病人

    C. 患腹泻、痢疾、慢性肠炎的病人

    D. 糖尿病的病人

    E. 胃、肠手术的病人

19. 肖爷爷，67 岁，肾衰竭，严重水肿。饮食护理应注意少吃或者不吃以下的 _____。

    A. 油条   B. 苹果   C. 白菜

    D. 小米   E. 牛奶

20. 护士小赵在执行饮食医嘱时需要知道 _____ 属于试验饮食。

    A. 低胆固醇饮食   B. 高蛋白饮食   C. 低盐饮食

    D. 低纤维素少渣饮食   E. 胆囊造影饮食

21. 白小姐，27 岁，因甲状腺功能异常入院。采用吸碘试验饮食协助诊断，病人在检查期 2 周内，应禁食 _____。

    A. 河鱼   B. 白菜   C. 紫菜

    D. 鸡蛋   E. 土豆

22. 患儿，3 岁。诊断为缺铁性贫血，血红蛋白为 80g/L。为改善贫血症状最佳的食物是 _____。

    A. 牛奶及乳制品

    B. 鱼、虾及高热量饮食

    C. 动物肝脏及高蛋白饮食

    D. 海带、紫菜及高蛋白饮食

    E. 紫皮茄子及高蛋白饮食

23. 病人张某，男，52 岁，有胃溃疡病史。近日来上腹部疼痛加剧，医嘱做粪便隐血试验，应给病人哪一组菜谱 _____。

    A. 卷心菜、五香牛肉   B. 菠菜、红烧青鱼   C. 白萝卜、豆腐

    D. 油豆腐、鸭血汤   E. 青菜、炒猪肝

24. 张某，男性，28 岁，采用潜血试验饮食，护士应嘱咐病人在试验期 3 日内，应禁食的是 _____。

    A. 奶类食品   B. 猪肝、绿色蔬菜   C. 黄豆制品

    D. 白萝卜、菜花   E. 西红柿、土豆

25. 李某，甲状腺功能异常，需进行吸碘试验，在试验期间（2 周内），不需禁食的是 _____。

    A. 海带、海蜇   B. 紫菜、苔菜   C. 冬瓜、土豆

    D. 毛蚶、干贝   E. 带鱼、黄鱼

26. 王先生，男，45 岁，遵医嘱明日晨做胆囊造影，护士在执行胆囊造影试验饮食时，正确的护理方法是 _____。

A. 检查当日晨进食高脂肪餐

B. 检查当日显影良好后进无脂肪餐

C. 检查前 1 日中午进食高脂肪餐

D. 检查前 1 日晚餐进高脂肪餐

E. 检查当日，显影良好后进高蛋白饮食

27. 乔女士准备就餐，护士应为患病人创造良好的进食环境，不正确的是_____。

A. 去除不良异味

B. 去除不良的视觉印象

C. 暂停非紧急的治疗和检查

D. 用餐时禁止病人间相互交谈以免呛咳

E. 去除疼痛等干扰因素

28. 护士小刘刚刚上班，在为病人执行饮食护理中需要格外注意的是_____。

A. 协助配餐员分发饭菜

B. 观察病人进食

C. 检查治疗、试验饮食落实情况

D. 昏迷病人要谨慎喂食

E. 随时征求病人对饮食的意见

29. 护士小赵在发放口服药时应注意，_____服药时需将药碾碎溶解后服用。

A. 鼻饲病人　　　　　　B. 发热病人　　　　　　C. 腹泻病人

D. 呕吐病人　　　　　　E. 上消化道大出血病人

30. 邢女士，55 岁。高血压已 15 年，用药物控制。到公园跳舞时，突然感到头痛继而摔倒，意识丧失，住院治疗。现鼻饲管插管已 1 周，需要更换胃管，其正确方法是_____。

A. 最后 1 次鼻饲饮食注入前拔管

B. 拔管前要检查胃管是否通畅

C. 拔出胃管前应该夹紧其末端

D. 拔管至咽喉处时动作宜缓慢

E. 拔管后立即在另一鼻孔插管

31. 高女士，31 岁，因脑外伤后昏迷入院。护士通过鼻饲为其提供营养，在插入胃管时，当插至 14～16cm 时，托起病人头部向胸骨柄靠近，该操作的目的是_____。

A. 避免恶心、呕吐

B. 增大咽喉部通道的弧度

C. 使咽喉部肌肉放松

D. 减少病人痛苦

E. 避免损伤食管黏膜

32. 文先生，66 岁，脑出血昏迷，现病情稳定，采用鼻饲胃肠内营养。操作错误的是_____。

A. 喂食前注入少量温开水判断胃管位置

B. 灌注药物时先将药片研碎、溶解

C. 每次鼻饲量不超过 200mL

D. 每次喂食间隔不少于 2h

E. 每天进行口腔护理

33. 皮先生，64 岁。脑血管破裂后昏迷，需要插胃管供给营养。操作方法正确的是_____。

A. 插管前将病人的头部前倾

B. 插 15cm 时将病人的头部后仰

C. 使头和颈部保持在同一水平

D. 胃管插入后先抽取胃液，证实胃管确实在胃内

E. 插管长度是 35cm

34. 孙先生，口腔手术后需要执行鼻饲法，护士鼻饲灌注食物后，注入少量温开水的目的是_____。

A. 使病人温暖舒适

B. 便于测量，记录准确

C. 防止病人呕吐

D. 冲净胃管，避免食物存积

E. 防止液体反流

35. 张宝宝被诊断为佝偻病，家长询问患病原因，护士应回答_____。

A. 患儿缺乏维生素 A

B. 患儿缺乏维生素 D

C. 患儿缺乏维生素 E

D. 患儿缺乏维生素 K

E. 患儿缺乏维生素 C

36. 张爷爷，65 岁。因进食不洁食物，出现严重腹泻，应予_____。

A. 清淡的普食   B. 软食   C. 半流质

D. 暂时禁食   E. 流质

三、A3 型题

以下每一个案例设 2~3 个试题，请根据病例所提供的信息在 A、B、C、D、E 5 个备选答案中选择一个最佳答案。

(1~3 题共用题干)

张先生，男，56 岁，于 3 天前因心前区疼痛入院，诊断为冠心病。

1. 根据病情，应给予_____为宜。

A. 低胆固醇饮食   B. 少渣饮食   C. 低纤维素饮食

    D. 高热量饮食　　　　　E. 高蛋白饮食

2. 护士给予饮食指导时，不妥的是＿＿＿＿＿。

    A. 胆固醇每日摄入量低于300mg

    B. 少食动物内脏

    C. 少食动物脂肪

    D. 少食鱼子

    E. 少食高维生素饮食

3. 嘱病人不宜饱餐是为了＿＿＿＿＿。

    A. 减少消化道出血　　　B. 增加胃液分泌　　　　C. 减少消化和吸收

    D. 防止心绞痛发作　　　E. 增强交感神经兴奋性

（4～5题共用题干）

    李女士，52岁，因卵巢肿瘤入院，查体体温36.8℃，心率65次/分，血压120/80mmHg择期手术。

4. 术前饮食医嘱可以为＿＿＿＿＿。

    A. 普通饮食　　　　　　B. 软质饮食　　　　　　C. 半流质饮食

    D. 流质饮食　　　　　　E. 高膳食纤维饮食

5. 此种饮食的适用范围是＿＿＿＿＿。

    A. 无发热和无消化道疾病者

    B. 消化不良，术后恢复期阶段

    C. 发热，体弱，消化道疾病

    D. 病情严重，吞咽困难，口腔疾病

    E. 术后和急性消化道疾病者

（6～7题共用题干）

    刘先生，30岁。患慢性结肠炎。查体：体温36.5°C，心率80次/分，血压120/80mmHg。化验血红蛋白9g/dL。消瘦，经常腹泻。

6. 该病人应给予＿＿＿＿＿。

    A. 高热量饮食　　　　　B. 低盐饮食　　　　　　C. 低蛋白饮食

    D. 低脂肪饮食　　　　　E. 少渣饮食

7. 该病人需要做潜血试验，试验的前3天，可以摄入的饮食是＿＿＿＿＿。

    A. 牛肉　　　　　　　　B. 猪肝　　　　　　　　C. 豆腐

    D. 菠菜　　　　　　　　E. 羊血

（8～11题共用题干）

    苏阿姨，46岁，因外伤致昏迷，需长期鼻饲。鼻饲管选用普通胃管

8. 护士进行鼻饲操作时，当胃管插到15cm时，应该＿＿＿＿＿。

    A. 使病人的头后仰

    B. 嘱病人做吞咽动作

    C. 加快插的动作，使管顺利插入

    D. 置病人平卧位，头偏向护士一侧

    E. 将病人头部托起，使下颌靠近胸骨柄

9. 经胃管灌入的流质饮食的温度是_____。

    A. 35℃～37℃   B. 36℃～38℃   C. 33℃～35℃

    D. 38℃～40℃   E. 40℃～42℃

10. 每次经胃管灌入的流质饮食的量应不超过_____。

    A. 200mL   B. 250mL   C. 300mL

    D. 350mL   E. 400mL、

11. 胃管更换时间是_____。

    A. 每日一次   B. 每日二次   C. 每月一次

    D. 每周一次   E. 每周二次

（12～16题共用题干）

    赵奶奶，70岁，脑血管意外入院，目前呈昏迷状态，饮食要求鼻饲流质饮食

12. 在鼻饲插管过程中，如果发现病人呛咳，呼吸困难等情况，此时应_____。

    A. 嘱病人深呼吸

    B. 托起病人头部再插

    C. 停止操作，取消鼻饲

    D. 嘱病人做吞咽动作

    E. 拔出胃管，休息片刻后再重新插管

13. 为提高鼻饲插管的成功率，在插管前病人应采取的体位是_____。

    A. 仰卧位，头向后仰

    B. 使病人侧卧

    C. 使病人头偏向一侧再插

    D. 使病人呈俯卧位

    E. 使病人下颌靠近胸骨

14. 为该病人插鼻饲管，当胃管插至15cm（会厌部）时，要将病人头部托起，其目的是_____。

    A. 减轻病人的痛苦

    B. 以免损伤食道黏膜

    C. 避免病人恶心

    D. 加大咽喉部通道的弧度

    E. 使喉管肌肉舒张，便于插入

15. 为病人进行鼻饲时，要求每次鼻饲量不应超过_____。

    A. 100mL   B. 150mL   C. 200mL

    D. 250mL   E. 300mL

16. 该病人需要长期鼻饲，在护理过程中，做法是错误的是_____。

    A. 所有鼻饲用物应每日消毒一次

B. 病人需每日做口腔护理

C. 每次灌食前检查胃管是否在胃内

D. 鼻饲间隔时间不少于 2 小时

E. 胃管应每日更换消毒

四、X 型题

下面每一道题有 A、B、C、D、E 5 个备选答案，请从中选择所有的正确答案。

1. 下列哪项属于基本饮食_____。

　　A. 高蛋白饮食　　　　　B. 高热量饮食　　　　　C. 软质饮食

　　D. 流质饮食　　　　　　E. 低脂肪饮食

2. 普通饮食应遵循的原则是_____。

　　A. 营养素平衡　　　　　B. 少食多餐　　　　　　C. 易咀嚼

　　D. 易消化无刺激性　　　E. 少用含糖高及油煎食物

3. 护理长期鼻饲的病人时应注意_____。

　　A. 每日做口腔护理

　　B. 认真记录出入液量

　　C. 先将药片碾碎，溶解后服用

　　D. 胃管每日更换

　　E. 所有鼻饲用物应每日消毒一次

4. 要素饮食特点的是_____。

　　A. 由各种营养素天然合成

　　B. 无需消化也能被吸收

　　C. 有利于纠正正负氮平衡

　　D. 适于胃肠道瘘急性胰腺炎

　　E. 符合正常生理营养需要

五、判断题

（　）1. 高热量饮食属于医院的基本饮食。

（　）2. 病情严重，吞咽困难，口腔疾患适宜使用普通饮食。

（　）3. 为了诊断胃肠道有无出血，而要求病人食用潜血试验饮食。

（　）4. 要求低盐饮食的病人，每日食用食盐摄入量不应超过 2g。

六、名词解释

1. 鼻饲法

2. 要素饮食

3. 胃肠外营养

七、填空题

1. 人体所需要的营养素有十几种, 归纳起来可分成 7 大类, 即 _____、_____、_____、_____、_____、_____、_____。

2. 根据溶解度不同将人体所需的维生素分为 _____ 和 _____ 两大类。

3. 医院基本饮食适合一般病人的需要, 包括 _____、_____、_____、_____。

八、简答题

1. 简述胆囊造影饮食的目的和方法。
2. 如何证明胃管确实已经插入胃内?

九、案例

王女士, 30 岁, 身高 175cm, 体重 60kg。因口腔手术不能进食, 查体: 体温 36.7℃, 心率 76 次/分, 呼吸 20 次/分, 血压 110/70mmHg, 神志清楚, 精神差, 需要鼻饲供给营养。

问题:

(1) 为病人插管的深度是多少?

(2) 插管中应注意什么?

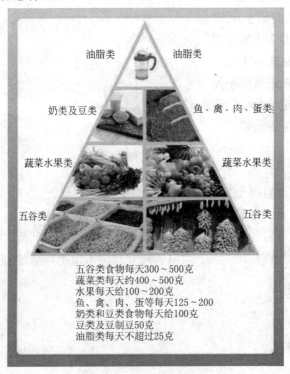

图 7-1 平衡膳食宝塔

技能考核

考核标准 11 　　　　　　　　　　鼻饲法　　　　　　　　　　年　月　日

操作程序	操作步骤	质量标准	分值	自评分	教师评分
操作准备	着装	衣、帽、口罩、鞋整洁	2		
		指甲、配饰符合要求，洗手，戴口罩	2		
	用物准备	用物齐全，顺序正确。错1项扣1分	2		
	告知病人	告知鼻饲法的配合要点和注意事项	2		
	环境准备	病室安静整洁、光线充足，必要时屏风遮挡	2		
	报告计时	报告老师某某同学用物准备完毕，现在开始操作。教师计时开始	2		
插胃管	核对解释	携用物至床旁，询问病人姓名、床号，核对腕带，解释操作目的、配合事项	2		
	安置卧位	取坐位、半坐卧位或仰卧位；昏迷病人取去枕仰卧位	2		
	铺巾置盘	铺治疗巾于病人颌下，放弯盘于病人口角旁，准备胶布	4		
	清洁鼻腔	检查鼻腔，打开鼻饲包，用棉签蘸清水清洁鼻腔	4		
	润滑胃管	用小镊子夹出石蜡油棉球，左手拿起纱布包裹的胃管，置棉球于纱布上，润滑胃管前端10～20cm	4		
	测量长度	用镊子夹住胃管前端3～4cm，顺势测量插管长度（鼻尖至耳垂再至剑突，或前额发际至剑突的距离），用手垫纱布掐住量好的长度位置或看胃管上标记的长度位置，成人45cm～55cm	4		
	插入胃管	一手持纱布托住胃管，一手持镊子夹住胃管前端沿一侧鼻孔缓缓插入	4		
	嘱咐吞咽	当胃管前端到达咽喉部时（约插入15cm），嘱病人做吞咽动作	4		
	检查盘曲	插入约25cm时，嘱咐病人张口，用压舌板检查胃管前端是否盘曲在口腔中，后将胃管插入至指定长度	4		
	昏迷插管	昏迷病人取去枕仰卧位，头后仰，当胃管插入至15cm左右时，托起病人头部，使下颌紧贴胸骨，增加咽喉部的弧度，以提高插管的成功率	4		

操作程序	操作步骤	质量标准	分值	自评分	教师评分
固定灌食	验证固定	胃管插至指定长度，使用以下3种方法验证胃管在胃内			
		①胃管末端连接注射器可抽出胃液	2		
		②胃管末端在病人呼气时放入盛有清水的药杯中无气泡溢出。如有气泡证明胃管误入气管	2		
		③将听诊器的胸件放在病人胃部，同时用注射器注入10mL空气，听到有气过水声	2		
		用胶布固定胃管于鼻翼和面颊部	4		
	灌注饮食	先注入约30mL温开水，然后灌入流质饮食或药物，再注入30mL温开水冲净胃管，避免胃管内食物变质导致腹泻	4		
	反折固定	盖好胃管尾端小塞，反折，用纱布包好，橡皮圈系紧或用夹子夹紧，用别针固定于病人衣领上或枕旁	4		
	整理记录	协助病人清洁口腔、鼻腔，整理床单位，嘱病人维持原卧位20～30分钟，清洗注射器，放于治疗碗内，用纱布盖好备用，所有用物每日消毒一次	4		
		洗手，记录插管时间、病人反应、鼻饲液种类及量	4		
拔出胃管	核对解释	核对病人信息，做好解释，弯盘放置于病人颌下，夹紧胃管末端放于弯盘内，揭去固定胃管的胶布及别针	2		
	呼气拔管	用纱布包裹近鼻孔处的胃管，嘱咐病人深呼吸，在病人呼气时，反折胃管拔管，边拔边用纱布擦拭胃管，至咽喉处迅速拔出，以免液体进入气管内	4		
	清洁病人	用纱布包裹拔出的胃管，盘好放入弯盘内，擦净病人口鼻及面部，擦去胶布痕迹，必要时协助病人漱口或者做口腔护理	4		
	整理记录	清理用物，整理好床单位，协助病人取舒适卧位	2		
		洗手，记录拔管时间和病人反应	2		
	报告结束	报告老师，操作结束。教师计时结束	2		

操作程序	操作步骤	质量标准	分值	自评分	教师评分
综合评价	操作程序	程序正确，动作规范，操作熟练，无颠倒遗落操作步骤	4		
	无菌观念	操作中能体现无菌操作要求，无污染	4		
	操作效果	护患沟通有效，病人配合，病人鼻腔黏膜无损伤	4		
	时　间	6 分钟之内完成，超时 30 秒从总分中扣除 1 分			
	口　试	本操作相关内容，答错最多从总分中扣 5 分			
总评			100		

第八章 排泄护理

 学习要点

通过本章节的学习，能够正确观察排尿、排便活动，能识别其异常变化并对异常的病人做出适当的护理；熟练掌握各种导尿术、留置导尿术及灌肠法等操作技术，为病人提供最佳的有效途径来满足病人的排泄需要。本章的重点是导尿术、大量不保留灌肠法及其相关的护理；难点是导尿术。在实践训练中除了要熟练掌握操作流程，反复进行操作练习之外，还要求在操作过程中注意病情观察，与病人进行有效沟通，把握时机进行健康教育，在护理过程中体现人文关怀。

同步训练

一、A1 型题

以下每一道题有 A、B、C、D、E 5 个备选答案，请从中选择一个最佳答案。

1. 排出尿液含有烂苹果味的疾病是_____。
   A. 前列腺炎　　　　　　　B. 尿道炎　　　　　　　C. 膀胱炎
   D. 糖尿病酸中毒　　　　　E. 急性肾炎

2. 影响排尿的因素，下述错误的是_____。
   A. 气温高时尿量增多
   B. 饮酒、茶时尿量增多
   C. 情绪紧张，引起尿频、尿急
   D. 前列腺增生引起排尿困难
   E. 钠盐含量多的食物可导致尿量减少

3. 手术中使用麻醉剂．术后刀口疼痛可导致_____。
   A. 少尿　　　　　　　　　B. 多尿　　　　　　　　C. 无尿
   D. 尿失禁　　　　　　　　E. 尿潴留

4. 正常尿液的比重为_____。

A. 1. 010～1. 020　　　　B. 1. 015～1. 025　　　　C. 1. 025～1. 030

D. 1. 030～1. 035　　　　E. 1. 040～1. 050

5. 解除尿潴留的措施中错误的一项是_____。

　　A. 让病人听流水声　　　B. 用温水冲洗会阴　　　C. 轻轻按摩下腹部

　　D. 口服利尿剂　　　　　E. 行导尿术

6. 关于留置导尿管的护理措施，下列正确的是_____。

　　A. 随时倾倒尿液，并提高引流管

　　B. 每日更换留置导尿管

　　C. 每周用消毒液棉球擦拭尿道口

　　D. 每月做尿常规检查一次

　　E. 发现尿液混浊时进行膀胱冲洗

7. 女病人导尿术中，初次消毒的原则为_____。

　　A. 由上至下，由外向内

　　B. 由上至下，由内向外

　　C. 由下至上，由内向外

　　D. 由下至上，由外向内

　　E. 根据患者的要求进行消毒

8. 若为男性患者插导尿管时遇到阻力护士应_____。

　　A. 做好患者的心理护理

　　B. 快速用力插入

　　C. 稍等片刻，嘱患者深呼吸

　　D. 放平阴茎，使耻骨前弯消失

　　E. 提起阴茎，使耻骨下弯消失

9. 为男病人导尿时，为使尿道耻骨前弯消失，以顺利插入导尿管，应提起阴茎使
　　其与腹壁成的角度为_____。

　　A. 15°　　　　　　　　　B. 30°　　　　　　　　　C. 45°

　　D. 60°　　　　　　　　　E. 90°

10. 导尿前需要彻底清洁外阴的目的是_____。

　　A. 防止污染导尿管

　　B. 使病人舒适

　　C. 便于固定导尿管

　　D. 清除并减少会阴部病原微生物

　　E. 防止污染导尿的无菌物品

11. 上消化道出血的病人粪便颜色为_____。

　　A. 暗红色　　　　　　　B. 鲜红色　　　　　　　C. 柏油色

　　D. 陶土色　　　　　　　E. 果酱样便

12. 排便后有鲜血滴出，常见于_____。

  A. 阿米巴痢疾   B. 下消化道出血   C. 肠炎

  D. 痔疮出血   E. 胃癌

13. 有关粪便气味的观察描述不正确的是_____。

  A. 肠癌病人的粪便呈腐臭味

  B. 上消化道出血病人的粪便呈腥臭味

  C. 下消化道出血病人的粪便呈腐臭味

  D. 直肠溃疡病人的粪便呈腐臭味

  E. 消化不良病人的粪便呈酸臭味

14. 粪便性状异常的描述错误的是_____。

  A. 上消化道出血呈柏油样便

  B. 完全性胆道阻塞时粪便呈酱油色

  C. 消化不良者粪便呈酸臭味

  D. 痢疾病人排黏液血便

  E. 肠套叠病人排果酱样便

15. 便秘病人排便时，可进行腹部按摩，顺序为_____。

  A. 升结肠、横结肠、降结肠

  B. 横结肠、升结肠、降结肠

  C. 升结肠、降结肠、横结肠

  D. 降结肠、升结肠、横结肠

  E. 降结肠、横结肠、升结肠

16. 不宜采用 0.1% 皂液大量不保留灌肠的情况是_____。

  A. 中暑时降温   B. 分娩前清洁灌肠   C. 腹部术前肠道准备

  D. 清除肠道有毒物质   E. 解除便秘

17. 小量不保留灌肠时，可采用 "1、2、3" 溶液，即_____。

  A. 50% 硫酸镁 50mL，甘油 60m1，温开水 70mL

  B. 50% 硫酸镁 40m1，甘油 50mL，温开水 60mL

  C. 50% 硫酸镁 60mL，甘油 70mL，温开水 80mL

  D. 50% 硫酸镁 30mL，甘油 60mL，温开水 90mL

  E. 50% 硫酸镁 30mL，甘油 50mL，温开水 70mL

18. 不宜进行保留灌肠的病人是_____。

  A. 忧郁失眠   B. 慢性痢疾   C. 高热惊厥

  D. 慢性阿米巴痢疾   E. 痔疮术后第一天

19. 肛管排气时，保留肛管一般不超过 20 分钟的原因是_____。

  A. 防止肠道感染

  B. 防止肛管与黏膜粘连

  C. 减轻患者的不适

  D. 防止肛门括约肌反应性降低

E. 不影响病人活动

二、A2 型题

每一个案例有 A、B、C、D、E 5 个备选答案，请从中选择一个最佳答案。

1. 张女士，24 岁。近日出现尿频、尿急、尿痛，排出的新鲜尿液即有氨臭味，提示病人可能患_____。

    A. 急性肾小球肾炎　　　　B. 膀胱炎　　　　　　　C. 肾结石

    D. 尿毒症　　　　　　　　E. 糖尿病酮症酸中毒

2. 程先生，58 岁。患尿毒症，精神萎靡，留置导尿后每小时引流出尿液 15mL，请问该病人排尿情况属于_____。

    A. 正常　　　　　　　　　B. 无尿　　　　　　　　C. 少尿

    D. 尿量偏少　　　　　　　E. 尿潴留

3. 刘女士，58 岁。近半年以来出现咳嗽、打喷嚏时不由自主排尿的情况，你估计病人的情况属于_____。

    A. 压力性尿失禁　　　　　B. 急迫性尿失禁　　　　C. 反射性尿失禁

    D. 功能性尿失禁　　　　　E. 部分尿失禁

4. 吴爷爷，72 岁。开始是夜间尿频，后逐渐出现排尿时间延长，排尿不尽。今天早上告诉护士有尿意但排不出尿，小腹胀痛。护士以下措施中正确的是_____。

    A. 嘱病人多饮水，促进排尿

    B. 膀胱穿刺抽出尿液

    C. 导尿并留置导尿管

    D. 帮病人按压腹部协助排尿

    E. 指导病人行盆底肌锻炼

5. 彭爷爷，78 岁。患前列腺炎多年，前列腺已严重肥大，体质虚弱，膀胱高度膨胀，护士帮助其排尿的最佳方法是_____。

    A. 帮助病人坐起排尿　　　B. 让其听流水声　　　　C. 按摩下腹部

    D. 用温水冲洗会阴　　　　E. 导尿

6. 王女士，35 岁。因行子宫肌瘤切除术需要进行术前准备，护士准备为其进行留置导尿术，王某术前不同意插管，此时护士应_____。

    A. 嘱病人自行排尿

    B. 请示护士长改用其他方法

    C. 请家属协助劝说

    D. 耐心解释，说明留置导尿的重要性，并用屏风遮挡

    E. 报告医生改用其他治疗方法

7. 陈爷爷，76 岁。患前列腺增生，饮酒后出现急性尿潴留。护士为该病人导尿的目的是_____。

    A. 测量膀胱容量

  B. 取不受污染的尿标本做细菌培养

  C. 放出尿液，减轻痛苦

  D. 检查残余尿量

  E. 进行膀胱腔内化疗

8. 符女士，30 岁。车祸后休克，护士遵医嘱为其留置导尿管，其目的是_____。

  A. 引流尿液，减轻痛苦 B. 保持会阴部清洁干燥 C. 训练膀胱功能

  D. 协助诊断   E. 记录尿量，观察病情变化

9. 王先生，42 岁。因交通意外导致颅脑损伤，已昏迷多日，护士遵医嘱为其留置导尿，其最主要的目的是_____。

  A. 保持床单位清洁干燥

  B. 测量尿量及比重，了解肾脏血流灌注情况

  C. 收集尿液标本，进行细菌培养

  D. 防止尿潴留的发生

10. 何女士，51 岁。因病情需要应用导尿术，初次消毒时首先消毒的部位为_____。

  A. 大阴唇   B. 小阴唇   C. 肛门

  D. 尿道口   E. 阴阜

11. 江阿姨，35 岁。膀胱高度膨胀且又极度虚弱，一次放尿量过多导致血尿产生的原因是_____。

  A. 腹压急剧下降，大量血液滞留于腹腔血管内

  B. 膀胱内压突然降低，导致膀胱黏膜急剧充血

  C. 血压下降，虚脱

  D. 尿道黏膜损伤

  E. 放尿时操作不当，损伤尿道内口

12. 范女士，32 岁。拟行子宫肌瘤摘除术，护士小李在为该病人进行术前准备，留置导尿，操作错误的是_____。

  A. 病人取仰卧屈膝位

  B. 脱下近侧裤腿盖到对侧裤腿上

  C. 初次消毒顺序自上而下，由外向内

  D. 第二次消毒顺序自上而下，由内向外再向内

  E. 导尿管插入尿道 4~6cm，见尿流出后再插 1~2cm

13. 朱先生，28 岁。因脊髓外伤导致尿失禁，主管护士的护理措施中错误的是_____。

  A. 保持床铺清洁、干燥

  B. 经常更换卧位，按摩受压部位皮肤

  C. 嘱病人尽量少喝水，以减少尿量

  D. 保护病人臀部皮肤，防止皮肤破溃

E. 定时开窗通风，保持空气清新

14. 刘爷爷，75岁。膀胱高度膨胀且病人十分虚弱，护士为其导尿时首次放尿量不应超过_____。

    A. 500mL   B. 700mL   C. 1000mL

    D. 1500mL   E. 2000mL

15. 张爷爷，85岁。已近10小时未解小便，膀胱高度膨胀至脐部，护士遵医嘱给病人进行导尿，操作正确的是_____。

    A. 备齐用物携至床旁，开窗通风，保证操作环境干净无味

    B. 协助病人取仰卧屈膝位，脱近侧裤腿盖于对侧大腿上

    C. 导尿管插入不畅，应用力插

    D. 见尿液流出后，再插入1～2cm

    E. 第一次放尿约1500mL

16. 许女士，38岁，因外伤瘫痪致尿失禁，采用留置导尿管，引流通畅，但尿色黄、混浊，医嘱行抗感染治疗，护士在为其护理时应注意_____。

    A. 鼓励病人多饮水，并进行膀胱冲洗

    B. 观察尿量并记录

    C. 及时更换导尿管

    D. 经常清洗尿道口

    E. 指导病人锻炼盆底肌

17. 曾先生，24岁。因手术后留置导尿管已较长时间，护士帮助其锻炼膀胱反射功能的主要护理措施是_____。

    A. 消毒液擦拭外阴2次/天

    B. 及时倾倒集尿袋的尿液

    C. 每周更换导尿管

    D. 间歇性夹管引流

    E. 鼓励病人多饮水

18. 钟女士，52岁。拟行卵巢囊肿摘除术，遵医嘱术前留置导尿管，操作过程中的错误是_____。

    A. 严格执行无菌操作

    B. 病人取屈膝仰卧位

    C. 插管动作轻柔

    D. 导管插入尿道4～6cm

    E. 导管误插入阴道，应拔出，立即用酒精擦拭后，再插

19. 李爷爷，65岁。膀胱癌术后留置导尿，护士遵医嘱定期进行膀胱冲洗。操作过程中需要停止冲洗并报告医生处理的情况是_____。

    A. 剧烈腹痛   B. 感觉不适   C. 引出液浑浊

    D. 引流不畅   E. 冲洗速度过快

20. 庞爷爷，74 岁。前列腺严重肥大导致尿潴留，护士遵医嘱为其导尿，在操作中提起阴茎与腹壁成 60°角的目的是_____。
    A. 耻骨下弯消失，利于尿管的插入
    B. 耻骨前弯消失，利于尿管的插入
    C. 膀胱颈肌肉松弛，利于尿管的插入
    D. 耻骨前弯扩大，利于尿管的插入
    E. 耻骨下弯扩大，利于尿管的插入

21. 邓先生，24 岁。因急腹症需立即送手术室进行急诊手术，护士遵医嘱为其进行术前留置导尿管，操作过程中正确的步骤是_____。
    A. 动作迅速，情况紧急可不执行无菌操作
    B. 帮助病人取左侧卧位，屈膝
    C. 消毒时，一个棉球只能使用一次
    D. 见尿流出后，马上往球囊注入 0.9% 生理盐水 10mL
    E. 用无菌试管接取中段尿 5mL 送检

22. 陈女士，45 岁。患糖尿病多年，近日出现尿频、尿多加重症状，且尿液中隐约有一股烂苹果味，提示该病人可能出现了_____。
    A. 急性肾小球肾炎
    B. 急性肾盂肾炎
    C. 糖尿病酮症酸中毒
    D. 糖尿病合并急性肾衰
    E. 糖尿病并发尿毒症

23. 黄姥姥，80 岁。患慢性便秘多年，护士在为其进行健康教育，错误的是_____。
    A. 养成定时排便的好习惯
    B. 均衡饮食，多吃蔬菜水果
    C. 多饮水，每天约 1500mL
    D. 适当进食油脂类食物
    E. 因年纪较大尽量卧床减少活动

24. 赵阿姨，39 岁，阿米巴痢疾，医嘱灌肠治疗，应采取的卧位是_____。
    A. 左侧卧位   B. 膝胸卧位   C. 右侧卧位
    D. 俯卧位   E. 截石位

25. 谢宝宝，2 岁。精神疲倦乏力，纳差，母亲发现其排出粪便呈灰白色，像陶土一样，你估计该患儿可能的病因是_____。
    A. 上消化道出血   B. 下消化道出血   C. 阻塞性黄疸
    D. 消化不良   E. 肠套叠

26. 何奶奶，68 岁。7 天前因车祸导致高位截瘫，现已大便失禁，责任护士的护理重点是_____。

A. 观察病人排便时的心理反应

B. 观察记录粪便性质、颜色、量

C. 训练盆底肌肉功能

D. 鼓励患者多喝水、给予高蛋白饮食

E. 保护病人臀部皮肤，防止皮肤破溃

27. 梁女士，30 岁。主诉右下腹隐痛 3 月余，为明确诊断，拟明晨进行结肠 X 线摄片检查，正确的肠道准备方法是_____。

A. 大量不保留灌肠   B. 清洁灌肠   C. 小量不保留灌肠

D. 保留灌肠   E. 肛管排气

28. 钟阿姨，42 岁。诊断为阿米巴痢疾，护士为其进行保留灌肠时，采取右侧卧位，其原因是_____。

A. 使病人安全舒适

B. 使灌肠药物能达到右侧回盲部，提高治疗效果

C. 减少液体对肠道的刺激

D. 减轻药物的毒副作用

E. 方便护士操作

29. 邓爷爷，66 岁。确诊直肠癌，拟明晨进行手术，护士为其做术前肠道准备，正确的做法是_____。

A. 大量不保留灌肠 1 次，排出粪便

B. 小量不保留灌肠 1 次，排出粪便

C. 大量不保留灌肠多次，直至排出液澄清

D. 采用开塞露通便法，排出粪便

E. 保留灌肠 1 次，预防肠道感染

30. 小明，男，1 岁。肺炎。体温 39.5℃，患儿烦躁哭闹，遵医嘱给予 10% 水合氯醛进行保留灌肠。护士指导患儿家长应保留的时间是_____。

A. 5～10 分钟   B. 15～20 分钟   C. 20～30 分钟

D. 30～60 分钟   E. 60 分钟以上

31. 韩爷爷，60 岁。肝性脑病前期，表现为躁动不安，意识不清，此时灌肠忌用_____。

A. 0.1% 肥皂水   B. 0.9% 氯化钠   C. 10% 水合氯醛

D. 1.2.3 溶液   E. 油剂

32. 刘阿姨，46 岁。因户外工作中暑，体温达 40.3℃，护士遵医嘱为其灌肠降温，操作中不正确的做法是_____。

A. 灌肠液选用生理盐水

B. 灌肠液温度是 4℃

C. 灌肠液量 800mL

D. 灌肠时病人取左侧卧位

E. 嘱病人保留 5～10 分钟后排便

33. 郭先生，50 岁。患慢性细菌性肠炎，按医嘱进行保留灌肠。护士下列操作步骤正确的是_____。

    A. 为保证疗效，在晨起时灌入

    B. 选择较粗的肛管

    C. 插入要浅

    D. 药量为 <200mL

    E. 提高压力，确保灌肠液进入肠道

34. 宫爷爷，65 岁。长期便秘，护士对其进行健康教育，其中错误的是_____。

    A. 保证有充足的睡眠

    B. 增加富含维生素的食物

    C. 多饮水，每日摄入量在 1500mL

    D. 多做运动，如散步、打太极拳

    E. 教会病人使用简易通便剂，可长期使用

35. 徐叔叔，32 岁。诊断为慢性细菌性痢疾，医嘱 2% 小檗碱作保留灌肠，护士正确的做法是_____。

    A. 在晚间病人睡觉前灌入

    B. 灌肠时嘱病人取右侧卧

    C. 肛管宜细，轻轻插入肛门 7～10cm

    D. 压力宜小，液面距肛门 40cm

    E. 灌后保留时间宜长，为 10～20 分钟

36. 叶先生，26 岁。诊断为伤寒。现体温正常，护士遵医嘱为其进行大量不保留灌肠，操作正确的是_____。

    A. 准备灌肠 0.1% 肥皂水 800mL

    B. 灌肠溶液的温度为 38℃

    C. 协助病人取右侧卧位

    D. 压力宜小，液面距肛门不超过 30cm

    E. 灌后保留时间宜长，为 10～20 分钟

37. 施先生，50 岁。肠道内积聚过量气体不能排出，伴腹胀及腹痛。下列护理措施错误的是_____。

    A. 向病人解释出现肠胀气的原因

    B. 指导病人进食易消化的食物，多食用豆制品

    C. 鼓励病人进行适当活动

    D. 进行腹部热敷

    E. 必要时进行肛管排气

38. 石先生，45 岁，肝性脑病，已多日未解大便，医嘱予大量不保留灌肠，禁用肥皂水灌肠的原因是_____。

A. 可引起电解质平衡失调

B. 引起腹胀

C. 减少氨的吸收

D. 对肠黏膜刺激性较大

E. 可引起腹泻

39. 肖女士，26 岁。阑尾切除术后腹胀严重，护士遵医嘱为其进行肛管排气，下列操作不妥的是_____。

A. 协助病人取仰卧或侧卧位

B. 肛管轻轻插入直肠 18cm

C. 肛管所连接的橡胶管末端插入水瓶中

D. 为提高排气效果按结肠解剖位置做按摩

E. 为提高排气效果肛管保留时间可延长至 1 小时

40. 张先生，26 岁。阑尾切除术后出现肠胀气，遵医嘱给予肛管排气后缓解不明显，再次进行排气需间隔_____。

A. 5～15 分钟　　　B. 15～30 分钟　　　C. 30～60 分钟

D. 60～120 分钟　　E. 120～180 分钟

41. 沈阿姨，38 岁。子宫全切除术后 3 天，出现腹胀、便秘，最佳的灌肠方法是_____。

A. 0.1%肥皂水清洁灌肠

B. 甘油加温开水小量不保留灌肠

C. 2%小檗碱保留灌肠

D. 0.2%肥皂水大量不保留灌肠

E. 0.9%氯化钠大量不保留灌肠

42. 萧爷爷，63 岁。诊断为充血性心力衰竭。主诉多日未解大便，护士遵医嘱给予灌肠，禁忌选用的溶液是_____。

A. 0.1%肥皂水　　　B. 0.9%氯化钠溶液　　　C. 0.5%新霉素

D. 10%水合氯醛　　E. 清水

43. 张女士，33 岁。户外工作 6 小时后中暑，现体温 41.2℃，护士遵医嘱为病人进行降温灌肠，正确的做法是_____。

A. 选用 4℃的 0.9%氯化钠溶液

B. 选用 38℃的 0.1%肥皂水

C. 溶液量每次不超过 500mL

D. 灌肠时帮助病人取右侧卧位

E. 嘱咐病人灌肠后保留 1 小时后再排便

44. 赵女士，32 岁。孕 32 周，近一周出现排便困难，便秘等情况，护士遵医嘱给予小量不保留灌肠以解除便秘，正确的做法是_____。

A. 在晚间睡眠前进行

  B. 灌肠时注意取右侧卧位

  C. 肛管轻轻插入肛门 7～10cm

  D. 液面距肛门 40cm

  E. 灌肠后宜保留 30 分钟再排便

45. 彭奶奶，61 岁。护士在为其进行大量不保留灌肠的过程中，突然发现病人脉速、出冷汗，并主诉剧烈腹痛，应该_____。

  A. 停止灌肠   B. 转动肛管   C. 嘱病人张口呼吸

  D. 降低灌肠筒的高度   E. 协助病人平卧

46. 周先生，58 岁。诊断为细菌性痢疾，护士遵医嘱为其进行保留灌肠，正确的做法是_____。

  A. 在晚上睡觉前灌入

  B. 灌肠时取右侧卧位

  C. 肛管插入 7～10cm

  D. 液面距肛门 45cm

  E. 灌后嘱保留 20 分钟再排便

47. 冯先生，25 岁。阑尾手术后 4 天出现腹胀，腹痛。体检：腹部膨隆，叩诊呈鼓音，肠鸣音减弱。最佳的处理方法是_____。

  A. 清洁灌肠   B. 大量不保留灌肠   C. 保留灌肠

  D. 肛管排气   E. 服药导泻

三、A3 型题

  以下每一个案例设 2～3 个试题，请根据病例所提供的信息在 A、B、C、D、E 5 个备选答案中选择一个最佳答案。

（1～3 题共用题干）

  赵先生，54 岁。手术中不慎损伤膀胱括约肌，导致尿失禁。

1. 此病人尿失禁属于_____。

  A. 真性尿失禁   B. 假性尿失禁   C. 压力性尿失禁

  D. 充溢性尿失禁   E. 不完全性尿失禁

2. 针对该病人的尿失禁，适宜的护理措施是_____。

  A. 长期使用接尿装置

  B. 鼓励患者睡前适当增加饮水

  C. 定时使用便器，开始时白天每隔 30 分钟送一次便器

  D. 限制饮水量，以减少尿量

  E. 留置导尿引流

3. 导尿管插入的长度是_____。

  A. 4～6cm   B. 6～8cm   C. 12～14cm

  D. 16～18cm   E. 20～22cm

（4~5 题共用题干）

朱爷爷，60 岁。患中毒性肺炎昏迷 2 日，血压 76/56mmHg，24 小时尿量约 170mL。

4. 估计其排尿状况为_____。

  A. 正常　　　　　　　　B. 尿量偏少　　　　　　　C. 少尿

  D. 无尿　　　　　　　　E. 尿潴留

5. 为该病人进行留置导尿术的目的不包括_____。

  A. 留取尿标本　　　　　B. 记录尿量　　　　　　　C. 测量尿密度

  D. 观察病情　　　　　　E. 防止会阴部感染

（6~8 题共用题干）

谢爷爷，64 岁。因高空坠落损伤脊髓，导致尿失禁。护士遵医嘱为其进行了留置导尿管，持续引流尿液。

6. 实施导尿管留置后，正确的护理措施是_____。

  A. 将引流管折叠后用别针固定于病人衣服上

  B. 每日用消毒液棉球擦拭外阴及尿道口 1~2 次

  C. 嘱病人注意卧床休息，减少翻身，防止引流管脱出

  D. 保持开放引流管，及时排空膀胱，防止感染

  E. 经常观察尿液情况，每日进行尿常规检查

7. 为防止泌尿系感染，留置导尿管应_____。

  A. 每日更换 1 次　　　　B. 每 3 天更换 1 次　　　　C. 每周更换 1 次

  D. 每 2 周更换 1 次　　　E. 每月更换 1 次

8. 为避免泌尿系感染和尿盐沉积而阻塞导尿管，在病情许可的情况下，应嘱咐病人每日摄取足够的液体，使尿量维持在_____。

  A. 1000mL 以上　　　　B. 1500mL 以上　　　　　C. 2000mL 以上

  D. 2500mL 以上　　　　E. 3000mL 以上

（9~12 题共用题干）

邱奶奶，65 岁。主诉：腹胀，4 天未解大便。触诊发现腹部较硬且紧张，左下腹可触及包块，肛诊触及粪块。

9. 护士为该病人提供的主要护理措施是_____。

  A. 调整排便姿势协助排便

  B. 大量不保留灌肠

  C. 清洁灌肠

  D. 保留灌肠

  E. 嘱咐病人多吃蔬菜、水果

10. 护士实施灌肠选用的液体是_____。

  A. 0.1% 肥皂水　　　　B. 0.9% 氯化钠　　　　　C. 甘油和温开水

  D. 硫酸镁溶液　　　　　E. 山梨醇溶液

11. 当液体灌入 400mL 时，病人感觉腹胀有便意，护士正确的处理是_____。

    A. 停止灌肠，通知医生

    B. 协助病人平卧

    C. 提高灌肠筒的高度

    D. 嘱病人张口呼吸

    E. 移动或挤捏肛管

12. 灌肠后病人解大便 1 次，记录正确的是_____。

    A. E   B. 1E   C. 1/E

    D. $1^1/E$ E. ※

（13～14 题共用题干）

    唐爷爷，66 岁。肝癌晚期，病人极度消瘦，排尿困难，现膀胱高度膨胀，医嘱给予导尿。

13. 在插管过程中遇到阻力，护士正确的做法是_____。

    A. 提起阴茎使其与腹壁呈60°

    B. 休息片刻，嘱病人深呼吸

    C. 加大插管力度，以顺利插入

    D. 改用金属导尿管

    E. 给病人做心理护理

14. 成功插入导尿管，下列放尿量正确的是_____。

    A. 首次放尿量不超过 500mL

    B. 首次放尿量不超过 800mL

    C. 首次放尿量不超过 1000mL

    D. 首次放尿量不超过 1500mL

    E. 首次放尿量不超过 2000mL

（15～17 题共用题干）

    何先生，46 岁。自诉最近一周感觉下腹胀痛不适，排便次数增加，每天 3～4 次不等，粪便呈果酱样。

15. 根据该病人的目前的情况，病人有可能出现了_____。

    A. 上消化道出血   B. 下消化道出血   C. 肠套叠

    D. 阿米巴痢疾   E. 肠癌

16. 医嘱：用中药进行保留灌肠，护士正确的做法是_____。

    A. 肛管插入肛门 4～6cm

    B. 肛管插入肛门 7～10cm

    C. 肛管插入肛门 10～15cm

    D. 肛管插入肛门 15～18cm

    E. 肛管插入肛门 20～22cm

17. 当液体灌入 50mL 左右，溶液灌入受阻，护士正确的做法是_____。

    A. 停止灌肠，协助病人平卧

    B. 嘱病人张口深呼吸

    C. 移动或挤捏肛管

    D. 降低灌肠筒的高度

    E. 拔出肛管，换粗肛管重插

（18～19 题共用题干）

陆宝宝，女，5 岁。腹泻 3 天后，出现腹部膨隆，胀痛，肠鸣音减退。

18. 护士应采取的措施是_____。

    A. 肛管排气   B. 0.9% 氯化钠灌肠   C. 开塞露肛门注入

    D. 口服硫酸镁   E. 清洁灌肠

19. 在执行上述操作后效果不佳，应如何处理_____。

    A. 嘱病人张口深呼吸

    B. 移动或挤捏肛管

    C. 协助病人翻身或按摩腹部

    D. 调整灌肠筒的高度

    E. 延长肛管保留的时间

四、X 型题

以下每一道题有 A、B、C、D、E 5 个备选答案，请从中选择所有的正确答案。

1. 对留置导尿病人正确护理的是_____。

    A. 留置尿管不应受压

    B. 尿管末端不应高于耻骨联合

    C. 尿管不应扭曲

    D. 妥善安置引流管和集尿袋，防止导管脱出

    E. 每日更换集尿袋

2. 某实习护士练习女病人导尿操作，不符合无菌操作的是_____。

    A. 两次外阴部消毒的顺序均为从内向外，自上而下

    B. 打开导尿包后，先铺洞巾，后戴手套

    C. 用物污染应立即用乙醇棉球擦拭消毒

    D. 导尿管误入阴道应更换导尿管重新插入

    E. 留取前段尿 5mL 作尿培养检查

3. 不宜进行保留灌肠的疾病是_____。

    A. 肠道慢性炎症

    B. 小儿惊厥

    C. 痢疾

    D. 肛门、结肠、直肠手术后

    E. 排便失禁

4. 肠胀气病人的有效处理方法是_____。

A. 小量不保留灌肠   B. 适度身体活动   C. 肛管排气

D. 保留灌肠   E. 清洁灌肠

五、判断题

（   ）1. 每小时尿量少于17mL者为无尿。

（   ）2. 膀胱冲洗要注意控制冲洗液的灌入速度，一般以40~50滴/分为宜。

（   ）3. 留置导尿管后，无论什么时候，引流管和集尿管都不可高于耻骨联合。

（   ）4. 保留灌肠的病人为提高灌肠效果，可以在灌肠前抬高臀部15~25cm。

（   ）5. 清洁灌肠就是反复多次进行大量不保留灌肠，第一次用肥皂水，之后用0.9%氯化钠溶液。

六、名词解释

1. 无尿

2. 少尿

3. 多尿

4. 尿潴留

5. 尿失禁

6. 导尿术

7. 导尿管留置法

8. 便秘

9. 腹泻

10. 排便失禁

11. 不保留灌肠法

12. 保留灌肠法

七、填空题

1. 正常人一昼夜尿量_____。

2. 尿频是指_____，多尿是指_____。

3. 糖尿病酮症酸中毒病人尿中含有_____，产生_____气味。

4. 血红蛋白尿呈_____，胆红素尿呈_____。

5. 观察尿液应注意_____、_____、_____、_____及膀胱刺激征。

6. 影响排尿活动的因素有_____、_____、_____、_____、_____、_____。

7. 女性尿道长_____ cm，尿道外口位于_____下方。男性尿道长_____cm，有两个弯，即_____和_____，3个狭窄，即_____、_____和_____。

8. 导尿的目的包括_____、_____、_____。

9. 当病人膀胱高度膨胀时，第一次放尿不超过_____ mL，如大量放尿可导致_____和_____。

10. 为防止泌尿道逆行感染，更换集尿袋和引流管应_____一次，更换导尿管应_____一次。

11. 上消化道出血时粪便呈_____；下消化道出血时粪便呈_____。

12. 观察粪便的内容有_____、_____、_____、_____。

13. 便秘病人应选择_____的食物；腹泻病人应酌情给予_____饮食。

14. 常用的简易通便剂有_____、_____。

15. 大量不保留灌肠的目的_____、_____、_____。

16. 大量不保留灌肠禁忌证是_____、_____、_____、_____。

17. 不宜保留灌肠的病人是_____等术后和_____的病人。

18. 指导尿失禁和大便失禁病人进行_____锻炼，可以逐步恢复排尿和排便的控制能力。

八、简答题

1. 简述尿潴留病人的护理。

2. 为体质极度虚弱的尿潴留病人导尿时应注意什么？为什么？

3. 临床哪些情况需进行导尿？

4. 如何防止留置导尿病人泌尿系逆行感染？

5. 灌肠过程中病人可能出现哪些问题？应如何处理？

6. 简述排便失禁的护理。

7. 慢性细菌性痢疾和阿米巴痢疾行保留灌肠时，病人应分别采取何种体位？为什么？

8. 肠胀气病人使用肛管排气以缓解症状，请问为什么肛管保留的时间不能过长？

九、案例

1. 林女士，52 岁，3 天前因肺炎入院。上午 8：15 时主诉已 3 天未解便，腹胀。病人平时喜食鱼肉类食物，每日饮水 500mL，患病后卧床休息，活动明显减少。8：30 时护士执行医嘱给予 1、2、3 溶液小量不保留灌肠，上午 10：00 时病人解出大便，腹胀缓解，感觉轻松。请你找出林女士目前的主要健康问题，分析原因，并就林女士的情况制定一份合适的健康教育计划。

2. 郑女士，46 岁。子宫切除术后 8 小时未解小便，紧张不安，主诉下腹部胀痛难忍，有尿意，但排尿困难。体检：耻骨联合上方隆起，可扪及一囊性包块，护士给予诱尿措施，但效果不佳。请评估病人，找出主要护理问题，制订护理目标，并拟定相应的护理措施。

考核标准

考核标准 12 　　　　　　　　　　女病人导尿法　　　　　　　　　年　月　日

操作程序	操作步骤	质量标准	分值	自评分	教师评分
操作准备	护士着装	衣、帽、口罩、鞋整洁	2		
		指甲、配饰符合要求，洗手、戴口罩	2		
	用物准备	用物齐全，顺序正确。错1项扣1分	4		
	病人准备	口述能自理者自行清洗会阴，不能自理者协助清洗	2		
	环境准备	关门窗，屏风（围帘）遮挡	2		
	报告计时	报告老师某某同学用物准备完毕，现在开始操作。教师计时开始	2		
核对解释	核对病人	核对病人床号、姓名或床头卡、手腕带	2		
	解释告知	根据评估资料向病人解释操作目的，以取得其配合	3		
安置体位	松开盖被	护士站在病人右侧，松开床尾盖被	2		
	脱对侧裤	帮助病人脱对侧裤腿，盖在近侧腿上，注意保暖	2		
	摆放体位	病人取屈膝仰卧位，双腿略外展，露出外阴	2		
	臀下垫巾	将一次性治疗巾垫于病人臀下，位置合适	2		
首次消毒	放置用物	弯盘置近会阴处（注意弧度），治疗碗置弯盘后	1		
	戴手套	戴左手手套（或指套）	1		
	消毒外阴	位置、手法、顺序，每个棉球限用1次，污棉球弃于弯盘	4		
	清理用物	脱下手套或指套，用物移至床尾或治疗车下层	2		
开包铺巾	开导尿包	于病人两腿之间打开导尿包，无污染	4		
	翻盘倒液	翻开弯盘，用卵圆钳夹出小药杯，倒消毒液，无污染	4		
	戴手套	按无菌要求戴手套，无污染	4		
	铺巾摆物	铺孔巾，按顺序分置用物（消毒盘、接尿盘），润滑导尿管（2条），无污染	4		
再次消毒	左手固定	左手分开并固定在小阴唇，至插管完成	4		
	再次消毒	消毒棉球由内向外，自上而下依次消毒尿道口、两侧小阴唇、尿道口	4		
	处置污物	使用后的消毒弯盘等移至无菌区方便处，左手仍固定，右手将接尿盘移至会阴前，无污染	4		

续表

操作程序	操作步骤	质量标准	分值	自评分	教师评分
插管导尿	松弛肌肉	嘱病人张口呼吸，使尿道括约肌松弛	2		
	插导尿管	导尿管插入 4～6cm，见尿再插 1cm，管端不得浸入尿液	2		
	固定导管	见尿液，松开左手，下移固定导尿管	2		
	引流尿液	不得使尿液浸泡管端，正确倾倒尿液	2		
	留取标本	用无菌标本瓶接中段尿 5mL，盖好瓶塞	2		
拔管撤物	拔导尿管	导尿毕，夹住导尿管的末端，拔出导尿管置弯盘内	2		
	整理撤物	撤洞巾，擦净会阴，脱手套，撤下的用物置车下层	2		
整理记录	协助病人	协助病人穿裤并取舒适卧位，整理床单位	2		
	用物整理	清理用物，处置污物（垃圾分类处理）	2		
	洗手记录	洗手，记录时间、量、性状和病人反应（可口述）	4		
	标本送检	将尿标本瓶贴好标签送检（可口述）	1		
	报告结束	报告老师操作结束。教师计时结束	2		
综合评价	无菌原则	无违反无菌原则，无污染	4		
	关爱病人	无过多暴露，注意保暖，保持与病人的有效沟通	4		
	整体质量	动作娴熟有序，操作步骤无差错，8 分钟内完成	4		
	时　间	超时 30 秒从总分中扣除 1 分			
	口　试	本操作相关内容，答错最多从总分中扣 5 分			
总评			100		

考核标准 13　　　　　　　**男病人导尿法**　　　　　　年　月　日

操作程序	操作步骤	质量标准	分值	自评分	教师评分
操作准备	着装	衣、帽、口罩、鞋整洁	2		
		指甲、配饰符合要求，洗手，戴口罩	2		
	用物准备	用物齐全，顺序正确。错 1 项扣 1 分	4		
	病人准备	口述能自理者自行清洗会阴，不能自理者协助清洗	2		
	环境准备	关门窗，用屏风（围帘）遮挡	2		
	报告计时	报告老师某某同学用物准备完毕，现在开始操作。教师计时开始	2		
核对解释	核对病人	核对病人床号、姓名、床头卡、手腕带	2		
	解释告知	根据评估资料向病人解释操作目的，以取得其配合	2		
安置体位	松开盖被	护士站在病人右侧，松开床尾盖被	1		
	摆放体位	病人取仰卧位，双腿略外展	1		
	脱下裤子	帮助病人脱裤子至大腿中部，露出外阴，注意保暖	2		
	铺好垫巾	将一次性治疗巾铺于病人大腿上，位置合适	2		

操作程序	操作步骤	质量标准	分值	自评分	教师评分
首次消毒	放置用物	弯盘置会阴处，治疗碗置弯盘后	2		
	戴手套	戴左手手套	2		
	消毒外阴	消除手法、顺序：阴阜，阴茎背侧、两侧，垫纱布消毒腹侧、阴囊，暴露尿道口，自尿道口擦拭尿道口、龟头、冠状沟至无污物为止，每个棉球限用 1 次，污棉球置于弯盘	6		
	清理用物	脱下手套，清理用物移至床尾或治疗车下层	2		
开包铺巾	开导尿包	于病人大腿处打开导尿包，倒消毒液，无污染	4		
	翻盘倒液	翻开弯盘，用卵圆钳夹出小药杯，倒消毒液，无污染	4		
	戴手套	按无菌要求戴手套，无污染	4		
	铺巾摆物	铺孔巾，按顺序分置用物（消毒盘、接尿盘），润滑导尿管，无污染	4		
再次消毒	左手固定	左手用无菌纱布裹住阴茎，向后推，露出尿道口	2		
	再次消毒	位置手法顺序；自尿道口再次旋转消毒至冠状沟若干次，无污物为止，每个棉球限用 1 次，污棉球弃于弯盘	4		
	处置污物	污棉球、小药杯、弯盘等移至旁边，无污染	2		
插管导尿	提起阴茎	左手提起阴茎与腹壁呈 60°，使耻骨前弯消失	2		
	病人呼吸	嘱病人张口呼吸，使尿道括约肌松弛	2		
	插导尿管	持导尿管前端插入尿道 20～22cm，见尿再插 2cm，尿管末端不得浸入尿液	2		
	引流尿液	右手将尿液引入弯盘，尿液盛满，夹管，倾倒	2		
	留取标本	用无菌标本瓶接中段尿 5mL，盖好瓶塞	2		
拔管撤物	拔导尿管	导尿毕，夹住导尿管的末端，拔出导尿管置弯盘内	3		
	整理撤物	撤洞巾，擦净会阴，脱手套，撤下的用物置车下层	4		
整理记录	协助病人	协助病人穿裤并取舒适卧位，整理床单位	2		
	用物整理	清理用物，处置污物（垃圾分类处理）	2		
	洗手记录	洗手，记录时间、量、性状和病人反应（可口述）	4		
	标本送检	将尿标本瓶贴好标签送检（可口述）	1		
	报告结束	报告老师操作结束。教师计时结束	2		
综合评价	无菌原则	无违反无菌原则，无污染	4		
	关爱病人	无过多暴露，注意保暖，保持与病人的有效沟通	4		
	整体质量	动作娴熟有序，操作步骤无差错，8 分钟内完成	4		
	时　间	超时 30 秒从总分中扣除 1 分			
	口　试	本操作相关内容，答错最多从总分中扣 5 分			
总评			100		

考核标准 14　　　　　　　　　　**大量不保留灌肠法**　　　　　　　年 月 日

操作程序	操作步骤	质量标准	分值	自评分	教师评分
操作准备	护士着装	衣、帽、口罩、鞋整洁	2		
		指甲、配饰符合要求，洗手，戴口罩	2		
	用物准备	用物齐全，顺序正确。错1项扣1分	4		
	病人准备	评估病人的身心及排便情况，嘱排尿（口述）	2		
	环境准备	关门窗，用屏风（围帘）遮挡	2		
	报告计时	报告老师某某同学用物准备完毕，现在开始操作。教师计时开始	2		
配灌肠液	选择溶液	根据病情选择合适的灌肠液，口述灌肠液种类	2		
	调节水温	温度为 39℃ ~ 41℃（降温 28℃ ~ 32℃、中暑 4℃）	4		
	溶液的量	500 ~ 1000mL	2		
	溶液浓度	0.1% ~ 0.2% 的肥皂液，或 0.9% 氯化钠溶液	3		
核对解释	核对病人	核对病人床号、姓名，或床头卡、手腕带	2		
	解释告知	根据评估资料向病人解释操作目的，以取得其配合	3		
安置体位	松开盖被	护士站在病人右侧，松开床尾盖被	1		
	摆放体位	协助病人取左侧卧位，双膝屈曲，脱裤至膝部	3		
	臀下垫巾	臀部移至床沿，一次性治疗巾垫于臀下，保暖	4		
挂筒排气	挂灌肠筒	将灌肠袋（筒）挂于输液架上，灌肠液倒入灌肠袋	2		
	调节压力	调节好压力（液面高于肛门约 40 ~ 60cm）	2		
	戴好手套	戴 PE 手套，做好自我防护	1		
	润管排气	润滑肛管前段，排尽管内空气，夹管	3		
插管灌液	病人配合	嘱病人深呼吸	2		
	分臀插管	垫卫生纸分开臀裂，持肛管轻轻插入直肠 7 ~ 10cm	4		
	固定灌液	左手下移固定肛管，右手松管夹，使溶液缓慢流入	4		
观察处理	病情观察	询问病人感受，观察液体灌入情况	2		
	腹胀便意	嘱其张口深呼吸，同时降低灌肠筒高度	2		
	下降过慢	液面下降过慢或停止，可移动肛管或挤压肛管	2		
	异常情况	应立即停止灌肠，与医生联系，及时给予处理	2		
结束拔管	拔管步骤	卫生纸包裹肛管拔出放于弯盘，擦净肛门，脱手套	4		
	保留时间	协助病人取舒适卧位，嘱保留 5 ~ 10 分钟后再排便	4		
	病人照顾	不能下床者给予便盆，卫生纸、呼叫器放于易取处	4		
	便后处理	排便后及时取出便器，擦净肛门，协助病人穿裤	2		

操作程序	操作步骤	质量标准	分值	自评分	教师评分
整理记录	协助病人	协助病人取舒适卧位，整理床单位，开窗通风换气	2		
	观察送检	观察粪便性状，必要时留取标本送检	2		
	用物整理	清理用物，处置污物	2		
	洗手记录	洗手，在体温单大便栏内记录灌肠结果，记录准确	4		
	报告结束	报告老师操作结束。教师计时结束	2		
	关爱病人	无过多暴露，注意保暖，保持与病人的有效沟通	5		
	整体质量	动作娴熟有序，5 分钟内完成	5		
	时　　间	超时 30 秒从总分中扣除 1 分			
	口　　试	本操作相关内容，答错最多从总分中扣 5 分			
总评			100		

第九章　冷热疗法

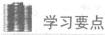 学习要点

　　冷热应用技术是护士必备的基本操作能力，学习要求是理解冷热疗法的效应、作用、影响因素，掌握冷热疗法的禁忌证和方法，熟练掌握冷热疗法。对于上述学习内容要熟记于心，才能在工作中正确使用。要求主动反复进行操作练习，直至达到符合操作标准为止。

同步训练

一、A1 型题

以下每一道题有 A、B、C、D、E 5 个备选答案，请从中选择一个最佳答案。

1. 冷疗法的局部生理效应为_____。
   - A. 小动脉血管扩张　　　B. 血流减慢　　　C. 体温升高
   - D. 神经传导速度加快　　E. 淋巴流动加快

2. 持续冷疗 1 小时后，局部皮肤由苍白转为通红，称为_____。
   - A. 局部效应　　　　B. 反射效应　　　C. 远处效应
   - D. 后续效应　　　　E. 继发效应

3. 冷疗控制炎症扩散的机制是_____。
   - A. 增强白细胞的吞噬功能
   - B. 降低细菌的活力和细胞的新陈代谢
   - C. 增强局部免疫功能
   - D. 降低神经的兴奋性
   - E. 溶解坏死组织

4. 软组织损伤 48 小时内应采用的处理方法是_____。
   - A. 热疗法
   - B. 冷疗法
   - C. 冷、热疗法反复交替使用

D. 先用冷疗法，后用热疗法

E. 先用热疗法，再用冷疗法

5. 持续应用冷湿敷的时间为_____。

A. 5 分钟　　　　　　　B. 5 ~ 10 分钟　　　　　　C. 10 ~ 15 分钟

D. 15 ~ 20 分钟　　　　E. 20 ~ 30 分钟

二、A2 型题

下面每一个案例有 A、B、C、D、E 5 个备选答案，请从中选择一个最佳答案。

1. 李先生，38 岁，牙疼，用冰袋冷敷双侧颊部可减轻疼痛是因为冷敷_____。

A. 可降低神经末梢的敏感性

B. 可降低痛觉神经的兴奋性

C. 可降低局部免疫功能

D. 可降低细胞的新陈代谢率

E. 可降低细菌的活力

2. 方女士，55 岁。腹痛难忍，面色苍白，大汗淋漓，下列措施错误的是_____。

A. 询问病史

B. 置热水袋于腹部缓解疼痛

C. 测量生命体征

D. 通知医生

E. 病情监测

3. 李刚同学上体育课时不慎扭伤踝部，当即来院急诊，护士的正确处理是_____。

A. 局部热敷　　　　　　B. 局部冷敷　　　　　　C. 局部冷、热敷交替

D. 热水足浴　　　　　　E. 局部按摩推拿

4. 王先生，23 岁，左侧第一、二磨牙牙龈红肿，疼痛，并影响睡眠。最佳的健康
指导是_____。

A. 口含冰块

B. 用温开水漱口

C. 侧卧位面颊部置热水袋

D. 侧卧位面颊部置冰袋

E. 红外线灯照射

5. 钱先生，68 岁，晨间醒后出现头痛、眩晕、肢体麻木，住院诊断为脑梗死，此
时不妥的护理措施是_____。

A. 头部置冰袋　　　　　B. 保持环境安静　　　　　C. 血压监护

D. 要求病人卧床休息　　E. 严密观察病情变化

6. 吴阿姨，38 岁，右手被开水烫伤 10 分钟后来院就诊。查右手局部红润，无水
泡。减轻疼痛的最佳方式为_____。

A. 局部热湿敷　　　　　B. 局部冷湿敷　　　　　C. 红外线照射

D. 紫外线照射　　　　　　　E. 热水袋置红润处

7. 张先生，55 岁，甲状腺瘤术后，局部出血、疼痛，应采取的措施是_____。

　　A. 局部冰袋冷敷　　　　B. 局部湿热敷　　　　　C. 局部敷热水袋

　　D. 局部红外线灯照射　　E. 中药热敷

8. 李女士，21 岁，扁桃体切除手术后，局部止血方法效果最好的是_____。

　　A. 多喝冷饮　　　　　　B. 颈部用冰袋　　　　　C. 颈部用热水袋

　　D. 颈部用酒精擦拭　　　E. 颈部用红外线照射

9. 李宝宝，早产儿，体温不升，需热水袋保暖。实习护士小王为其灌热水袋，下列操作方法不正确的是_____。

　　A. 调节水温为 60℃ ~70℃

　　B. 热水灌入袋中 1/2 ~2/3 满

　　C. 放平热水袋排净空气

　　D. 拧紧塞子，擦干

　　E. 倒提热水袋，检查是否漏水

10. 李女士，28 岁，产后 5 天，患急性乳腺炎，炎症早期用热的作用是_____。

　　A. 促进炎症局限

　　B. 促进炎性渗出物的吸收和消散

　　C. 使白细胞吞噬功能下降

　　D. 使新陈代谢降低

　　E. 使组胺类物质堆积

11. 钱先生，20 岁，面部感染化脓，下列治疗错误的是_____。

　　A. 局部按外科换药处理

　　B. 局部行热湿敷

　　C. 局部放冰袋

　　D. 口服抗感染药物

　　E. 肌内注射抗生素

12. 王宝宝，3 岁，昏迷 1 周，四肢冰冷。用热水袋保暖水温应调至_____。

　　A. <50℃　　　　　　　B. 55℃　　　　　　　　C. 62℃

　　D. 70℃　　　　　　　 E. 80℃

13. 张奶奶，68 岁，骶尾部有一 2cm ×3cm 的压疮，护士给予红外线灯照射治疗，请问照射的灯距与时间应为_____。

　　A. 15 ~20 厘米，10 ~20 分钟

　　B. 20 ~25 厘米，15 ~20 分钟

　　C. 25 ~30 厘米，20 ~25 分钟

　　D. 30 ~35 厘米，25 ~40 分钟

　　E. 30 ~50 厘米，20 ~30 分钟

14. 李女士，28 岁，产后 3 周，会阴伤口红肿，遵医嘱行热水坐浴法。热水坐浴下

列操作不妥的是_____。

A. 协助病人排空大小便，洗双手

B. 5000mL 的水中加高锰酸钾 1g

C. 坐浴液至浴盆的 2/3 满为宜

D. 协助病人坐浴

E. 添加热水时，病人臀部偏离浴盆

15. 李叔叔，44 岁，痔疮手术后行热水坐浴，不正确的做法是_____。

A. 浴盆和溶液需无菌

B. 操作前需排空膀胱

C. 坐浴时间为 15～20 分钟

D. 坐浴后应更换敷料

E. 水温调节为 60℃～70℃

三、A3 型题

以下每一个案例设 2～3 个试题，请根据病例所提供的信息在 A、B、C、D、E 5 个备选答案中选择一个最佳答案。

(1～3 题共用题干)

郑女士，26 岁，因流行性感冒、面红、头晕、发热、体温 39.8℃来院就诊。

1. 此时你应采取的护理措施是_____。

    A. 降低室温   B. 头部置冰袋   C. 足下放热水袋

    D. 额部冷敷   E. 乙醇擦浴

2. 采取该措施的目的是_____。

    A. 减轻头晕   B. 保护脑细胞   C. 增加散热

    D. 降低体温   E. 保暖

3. 下列操作正确的是_____。

A. 乙醇浓度为 70%

B. 擦拭时间不超过 40 分钟

C. 热水袋温度不超过 50℃

D. 擦浴后 30 分钟为病人测量体温

E. 温水浴水温 27℃～37℃

(4～5 题共用题干)

吴先生打篮球时，不慎扭伤踝关节，立即来院就诊。体检发现局部疼痛，肿胀，活动受限。X 光片提示未见骨折，请问：

4. 应当即采取的处理方法是_____。

    A. 局部热敷   B. 局部冷敷   C. 局部冷热敷交替

    D. 热水足浴   E. 按摩推拿

5. 护士指导病人 48 小时后的处理方法是_____。

A. 可局部热敷 20 分钟

B. 可局部冷敷 20 分钟

C. 增加局部活动量

D. 每天先热敷 10 分钟再冷敷 10 分钟

E. 每天先冷敷 10 分钟再热敷 10 分钟

四、X 型题

以下每一道题有 A、B、C、D、E 5 个备选答案，请从中选择所有的正确答案。

1. 禁止使用冷疗法的部位是_____。

  A. 枕后、耳郭　　　　　B. 心前区、腹部　　　　C. 腋窝、腘窝

  D. 腹股沟、颈外侧　　　E. 足底、阴囊

2. 禁止使用热疗法的疾病是_____。

  A. 各种脏器的内出血

  B. 腰肌劳损

  C. 急腹症未确诊前

  D. 膝部扭伤 48 小时以内

  E. 上臂外侧疖肿早期

五、判断题

（　　）急性胃肠炎可以用热水袋缓解疼痛。

六、填空题

1. 持续用冷或用热时间过长，机体为了组织免受损伤而产生与生理效应相反的作用，此现象称为_____。

2. 对老年人、婴幼儿用冷疗时要慎重，是因为老年人_____，婴幼儿_____。

3. 软组织损伤 48 小时以内，局部用冷有助于_____，从而减轻_____。

4. 慢性炎症或深部有化脓性病灶时，不宜用冷是因为_____。

5. 心前区忌用冷以防_____、_____及_____。

6. 足心忌冷以防_____而影响散热，或_____。

七、简答题

1. 哪些情况下禁忌用冷疗？为什么？

2. 哪些情况下禁忌用热疗？为什么？

3. 为高热病人降温时通常将冰袋放置在皮肤薄且有大血管流经的部位，为什么？

八、案例

张某，35 岁，女性，神志不清，面色潮红而灼热，体温 41℃，心率 120 次/分，呼

吸 24 次/分。诊断为中暑，需立即行乙醇擦浴降温。请问：

(1) 操作前应做哪些护理评估?

(2) 乙醇溶液的浓度与用量为多少?

(3) 擦浴中应注意哪些问题?

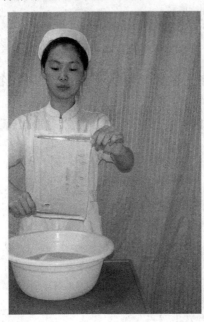
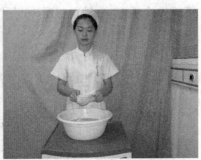
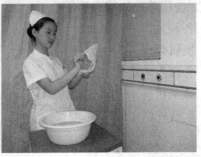

图 9 - 1　拧热毛巾法

技能考核

考核标准 15　　　　　　　　　　　乙醇擦浴法　　　　　　　　　　　年　月　日

操作程序	操作步骤	质量标准	分值	自评分	教师评分
操作准备	着装	衣、帽、口罩、鞋整洁	4		
		指甲、配饰符合要求，洗手，戴口罩	4		
	用物准备	用物齐全，顺序正确。错一项扣 1 分	4		
	报告计时	报告老师，某某同学用物准备完毕，现在开始操作。教师计时开始	2		
病人准备	核对解释	核对腕带病人姓名、解释操作目的。嘱排尿	4		
	调节室温	关闭门窗，挡屏风	4		
	安置体位	病人取舒适体位	4		
	放置水袋	热水袋置于足底，冰袋置于头部	4		
	脱衣	脱去上衣，大毛巾垫于擦浴部位下面	4		

操作程序	操作步骤	质量标准	分值	自评分	教师评分
擦浴过程	方法	小毛巾浸于乙醇中，拧至半干，缠于手上成手套状，以离心方向擦拭。每侧擦拭3分钟，擦拭毕用大毛巾擦干	4		
	擦拭上肢	颈部外侧面→肩→上臂外侧→手背；侧胸→腋窝→上臂内侧→肘窝→前臂内侧→手心。同法擦拭对侧上肢	10		
	擦拭背部	侧卧，从颈部向下擦拭背部、腰部3分钟	10		
		穿衣，脱裤	4		
	擦拭下肢	髋部→大腿外侧→足背；腹股沟→大腿内侧→踝部；臀下沟→大腿后侧→腘窝→足跟；同法擦拭另一侧下肢	10		
		穿裤	4		
撤物整理	整理用物	擦浴毕，撤去热水袋	4		
		整理床单元，协助病人取舒适卧位	4		
观察记录	观察效果	密切观察病人的全身及局部反应	4		
		30分钟后测量体温，体温低于39℃取下冰袋	4		
	记录过程	洗手	4		
		记录用冷时间、效果、反应	4		
总评			100		

第十章 生命体征的护理

 学习要点

  测量和记录生命体征是护理工作中一项重要的技能，所以全章都是重点内容，难点是正确读体温计、准确计数脉搏与呼吸、测量血压的操作（听准血压的声音并正确报告数值）。学习要求是"掌握"，其技能学习要求是"熟练掌握"。在学习过程中通过老师讲授、示教，学生回示练习以及角色扮演等方式学习有关内容，并要求反复进行操作练习，直到操作准确熟练为止。

同步训练

一、A1 型题

以下每一道题有 A、B、C、D、E 5 个备选答案，请从中选择一个最佳答案。

1. 口温超过_____为发热。
  A. 37℃   B. 37. 2℃   C. 37. 5℃
  D. 37. 8℃   E. 38℃

2. 败血症病人发热的常见热型为_____。
  A. 稽留热   B. 弛张热   C. 间歇热
  D. 不规则热   E. 以上都不是

3. 感染肺炎双球菌的病人发热的常见热型为_____。
  A. 稽留热   B. 弛张热   C. 间歇热
  D. 不规则热   E. 以上都不是

4. 体温在 39℃ 以上，24 小时体温波动幅度在 1℃ 以上，这种热型称为_____。
  A. 间歇热   B. 稽留热   C. 弛张热
  D. 不规则热   E. 回归热

5. 测量口温时，一般需将口表的水银端放入的部位是_____。
  A. 口腔中部   B. 舌下热窝   C. 舌上 1/3 处
  D. 舌上 2/3 处   E. 舌下 2/3 处

6. 口温超过_____属于超高热。

    A. 39℃　　　　　　　　B. 40℃　　　　　　　　C. 41℃

    D. 42℃　　　　　　　　E. 43℃

7. 正常成人安静状态下，脉搏次数一般在_____范围。

    A. 40～60 次/分　　　　B. 40～80 次/分　　　　C. 60～80 次/分

    D. 60～100 次/分　　　E. 80～120 次/分

8. 心动过速是指脉搏次数_____。

    A. >60 次/分　　　　　B. >80 次/分　　　　　C. >100 次/分

    D. >120 次/分　　　　　E. >140 次/分

9. 心动过缓是指脉搏次数_____。

    A. <40 次/分　　　　　B. <50 次/分　　　　　C. <60 次/分

    D. <70 次/分　　　　　E. <80 次/分

10. 间歇脉多见于_____。

    A. 心动过缓　　　　　　B. 心动过速　　　　　　C. 窦性心律不齐

    D. 器质性心脏病　　　　E. 甲状腺功能亢进

11. 以下脉搏属于节律异常的是_____。

    A. 洪脉　　　　　　　　B. 细脉　　　　　　　　C. 水冲脉

    D. 奇脉　　　　　　　　E. 脉搏短绌

12. 有期前收缩产生的脉搏称为_____。

    A. 洪脉　　　　　　　　B. 细脉　　　　　　　　C. 水冲脉

    D. 奇脉　　　　　　　　E. 间歇脉

13. 正常成人安静状态下的呼吸频率范围为_____。

    A. 8～12 次/分　　　　B. 12～16 次/分　　　　C. 14～18 次/分

    D. 16～20 次/分　　　E. 18～22 次/分

14. 平均动脉压的值约等于_____。

    A. 1/3 舒张压 +1/3 收缩压

    B. 1/3 舒张压 +1/2 收缩压

    C. 1/2 舒张压 +1/3 收缩压

    D. 2/3 舒张压 +1/3 收缩压

    E. 1/3 舒张压 +2/3 收缩压

15. 测血压时袖带下缘距离肘窝_____。

    A. 1～2cm　　　　　　B. 2～3cm　　　　　　C. 3～4cm

    D. 4～5cm　　　　　　E. 5～6cm

二、A2 型题

下面每一个案例有 A、B、C、D、E 5 个备选答案，请从中选择一个最佳答案。

1. 赵先生，30 岁，在高温环境下工作时体温突然上升至 40.0℃左右，面色潮红，皮肤灼热，无汗，呼吸脉搏增快，判断此时的临床表现属于_____。

A. 低热上升期   B. 高热上升期   C. 高热持续期

D. 中度热上升期   E. 过高热持续期

2. 周先生，30 岁，持续高热 3 周，护士在评估过程中，发现病人体温降至 36.5℃，病人神志清，请分析退热期的特点是_____。

     A. 产热多于散热

     B. 散热大而产热少

     C. 产热和散热趋于平衡

     D. 散热增加，产热趋于正常

     E. 散热和产热在较高水平上平衡

3. 李先生，50 岁，诊断为疟疾。发热时体温骤升到 39℃ 以上，然后很快降至正常，两天后再次发作，属于_____。

     A. 弛张热   B. 间歇热   C. 稽留热

     D. 不规则热   E. 中等度热

4. 桂先生，35 岁，持续高热两周，体温 40.0℃ 左右，日差超过 1℃，脉搏 108 次/分钟，呼吸 28 次/分钟，病人神志不清，精神萎靡，食欲差。此病人体温热型为_____。

     A. 不规则热   B. 间歇热   C. 弛张热

     D. 稽留热   E. 波浪热

5. 张女士，32 岁，以高热 3 天为主诉入院。入院后，病人体温波动在 39℃ ~ 39.9℃ 之间，脉搏 108 次/分，呼吸 24 次/分，意识清楚，口唇干裂，皮肤苍白干燥，畏寒，有时出现寒战。请你判断该病人的发热属于_____。

     A. 超高热   B. 稽留热   C. 弛张热

     D. 不规则热   E. 间歇热

6. 钱先生，25 岁，因中暑体温上升至 40.5℃ 左右，面色潮红，皮肤灼热，无汗，呼吸脉搏增快，护士为其进行物理降温，再次测量体温的时间是_____。

     A. 15 分钟后   B. 20 分钟后   C. 30 分钟后

     D. 40 分钟后   E. 60 分钟后

7. 张宝宝，2 岁，肺炎病人，入院时体温 40℃，为观察体温变化，常规测量体温的时间为_____。

     A. 8 小时一次   B. 6 小时一次   C. 4 小时一次

     D. 每日一次   E. 每晚一次

8. 赵先生，49 岁，入院诊断为肺炎。为该新入院病人测量体温应首先_____。

     A. 准备好体温计   B. 让病人擦干汗液   C. 核对病人并作合理解释

     D. 测量时间为 5 分钟   E. 让病人休息 30 分钟后再测量

9. 罗爷爷，男，70 岁，患败血症，近几天病情恶化，体温骤降至肛温 35℃ 以下，下列护理措施最恰当的是_____。

A. 加盖棉被或毛毯

B. 提高室温至 24℃ ~26℃

C. 每 4 小时测体温一次

D. 给予高热量易消化的热流质

E. 给予 50℃以下的热水袋保暖

10. 齐爷爷，70 岁，发热 39.5℃，皮肤潮红，脉搏增快，给予药物降温，为防止虚脱应重点观察有无_____。

    A. 头晕、出汗、疲倦

    B. 寒战、皮肤苍白、无汗

    C. 脉搏细速、呼吸减慢、出汗

    D. 脉搏细速、面部潮红、头晕

    E. 脉搏细速、血压下降、四肢厥冷

11. 朱先生在测口腔温度时不慎咬破体温计，护士首先应采取的措施是_____。

    A. 了解咬破体温计的原因

    B. 检查体温计的额破损程度

    C. 清除口腔内玻璃碎屑

    D. 让病人喝 500mL 牛奶

    E. 给予电动吸引器洗胃

12. 方宝宝，3 岁，腹泻入院。给其测体温，下列测量体温方法正确的是_____。

    A. 口腔测量法，5 分钟

    B. 口腔测量法，10 分钟

    C. 腋下测量法，5 分钟

    D. 腋下测量法，10 分钟

    E. 直肠测量法，3 分钟

13. 高女士，38 岁。近日来头痛、恶心，有时有呕吐，无发热，血压 140/90mmHg，脉搏 46 次/分钟，此脉搏称为_____。

    A. 绌脉   B. 洪脉   C. 水冲脉

    D. 缓脉   E. 不整脉

14. 刘阿姨，45 岁，下班后感到心慌，数脉搏时发现每隔两个正常的搏动后出现一次过早的搏动，此脉搏是_____。

    A. 二联律   B. 三联律   C. 奔马律

    D. 间歇脉   E. 脉搏短绌

15. 李女士，34 岁，心房纤颤。测量脉搏下列错误的是_____。

    A. 诊脉前向病人解释，让其处于安静状态

    B. 病人手臂放于舒适位置

    C. 将食指、中指、无名指指端按在桡动脉表面

    D. 发现绌脉，应由两名护士同时测量

E. 计数 15s，将测得脉率乘以 4

16. 孙女士，45 岁，诊断为心房纤颤。该病人出现脉搏短绌，应由两名护士同时为其测量脉搏和心率，由谁发出口令开始测量_____。

  A. 病人   B. 听心率者   C. 测脉搏者

  D. 两人同时发出   E. 任何一个均可

17. 李先生，40 岁，交通事故致复合创伤后 1 小时入院。病人呼吸呈由浅慢逐渐加深加快，再逐渐变浅变慢，出现短暂的暂停后重复上述状态呼吸，周而复始。该病人的呼吸是_____。

  A. 间断呼吸   B. 潮式呼吸   C. 毕奥呼吸

  D. 鼾声呼吸   E. 呼吸困难

18. 于宝宝，4 岁，不慎将花生米吸入气管，不可能出现的临床表现是_____。

  A. 口唇发绀   B. 呼气费力   C. 吸气费力

  D. 胸闷烦躁   E. 鼻翼煽动

19. 李豆豆，3 岁，吸气时出现呼吸困难，有明显的三凹征。可能引起的原因是_____。

  A. 肺炎   B. 支气管哮喘   C. 气管异物

  D. 肺气肿   E. 大量胸腔积液

20. 孙小宝，3 岁，因误服安眠药中毒，意识模糊不清，呼吸微弱，浅而慢，不易观察，护士可采取的测量方法是_____。

  A. 观察腹部起伏，一起一伏为一次

  B. 先测脉率，将数值除以 4 得出呼吸次数

  C. 用手放于患儿鼻孔前感觉呼吸气流计数

  D. 测脉率后保持诊脉姿势，观察胸部起伏次数

  E. 用少许棉花置病人鼻孔前观察棉花摆动次数计算

21. 王爷爷，70 岁，连续 3 天测得血压均低于 80/50mmHg，属于_____。

  A. 低血压   B. 正常血压   C. 临界低血压

  D. 收缩压正常，舒张压偏低

  E. 收缩压偏高，舒张压偏低

22. 钱阿姨，40 岁，测得血压为 136/88mmHg，属于_____。

  A. 理想血压   B. 正常血压   C. 正常高值

  D. 收缩压偏低，舒张压偏高

  E. 收缩压偏高，舒张压偏低

23. 王女士，45 岁，多次测得血压均为 120/80mmHg 左右，应考虑病人为_____。

  A. 低血压   B. 高血压   C. 正常血压

  D. 脉压大   E. 临界高血压

24. 吴阿姨，45 岁，因头痛头晕原因待查入院，医嘱测血压 3 次/天。为其测血压时，应该_____。

A. 定时间，定体位，定部位，定护士

B. 定血压计，定时间，定护士，定听诊器

C. 定听诊器，定血压计，定体位，定部位

D. 定听诊器，定时间，定部位，定体位

E. 定时间，定体位，定部位，定血压计

25. 刘姥姥，68 岁，原发性高血压。为病人测血压时错误的操作是_____。

A. 血压计要定期检查

B. 打气不可过猛

C. 听不清应立即充气重测

D. 用后袖带内的空气要放尽，平卷

E. 测血压时病人应情绪稳定

26. 赵阿姨，50 岁，诊断为心房纤维颤动。护士为其测血压时，动脉搏动微弱而不易辨清，需重复测量。下述操作错误的是_____。

A. 将袖带内气体驱尽

B. 使汞柱降到 "0" 点

C. 稍等片刻后重测

D. 直接连续加压重测

E. 测量值应先读收缩压，再读舒张压

27. 王某，45 岁，原发性高血压。为其测量血压时，可能导致测得的血压值偏高的情况是_____。

A. 袖带过紧　　　　　　B. 袖带过宽　　　　　　C. 肢体位置过高

D. 水银不足　　　　　　E. 袖带过松

三、A3 型题

以下每一个案例设 2～3 个试题，请根据病例所提供的信息在 A、B、C、D、E 5 个备选答案中选择一个最佳答案。

（1～3 题共用题干）

文阿姨，45 岁，持续高热 4 天，q4h 测体温，都在 39.1℃ 以上，最高达 40.0℃，经检查诊断为伤寒。

1. 该病人的热型属于_____。

A. 不规则热　　　　　　B. 间歇热　　　　　　C. 弛张热

D. 稽留热　　　　　　E. 波浪热

2. 护理该病人，正确的措施是_____。

A. 测体温 4 次/天

B. 体温超过 39.2℃，给予乙醇擦浴

C. 药物降温 1 小时后复测体温

D. 鼓励病人多饮水，多运动

E. 如病人有寒战，注意保暖

3. 判断该病人发热的程度为_____。

    A. 低热   B. 中度热   C. 高热

    D. 超高热   E. 稽留热

(4～6 题共用题干)

于先生，30 岁，3 天内时有高热，体温达 40.0℃，有时体温 37.8℃左右，为明确病因入院待查。

4. 病人进食后测口腔温度应间隔_____。

    A. 5 分钟   B. 10 分钟   C. 15 分钟

    D. 20 分钟   E. 30 分钟

5. 测口腔温度时，病人不慎将体温计咬碎，护士应立即采取的措施为_____。

    A. 催吐   B. 洗胃   C. 让其口服蛋清液

    D. 让其服用韭菜   E. 清除口腔内的玻璃碎屑

6. 病人使用过的体温计应清洁、消毒、定期检查，正确的是_____。

    A. 如误差在 0.5℃以上或体温计有破损则取出不用

    B. 将体温计浸泡于消毒液中 1 小时后取出用自来水冲洗

    C. 将体温计浸泡于消毒液中 1 小时后取出用冷开水冲洗

    D. 消毒液应每日更换，盛放消毒液的容器应每月消毒 1 次

    E. 将体温计放入已经测试过得 40.0℃以下的温水中，3 分钟后取出检视。

(7～8 题共用题干)

王伟，男，14 岁，因头痛、鼻塞、发热入院，表现为发热无规律，持续时间不定，下午测腋温为 39.5℃，先给予物理降温，30 分钟后测腋温 38.8℃。

7. 该病人的热型属于_____。

    A. 不规则热   B. 间歇热   C. 弛张热

    D. 稽留热   E. 热型不明

8. 为该病人提供的护理措施错误的是_____。

    A. 给予低脂、高蛋白、高维生素饮食

    B. 鼓励多饮水

    C. 测体温每 8 小时一次

    D. 保持床单位整洁干燥

    E. 记录液体出入量

(9～12 题共用题干)

王先生，35 岁，下肢蜂窝组织炎。近几天来，觉全身无力，头痛，一日中体温忽高忽低，波动在 37.8℃～40℃之间，脉搏增快，白细胞计数增加。

9. 病人的热型为_____。

    A. 稽留热   B. 间歇热   C. 弛张热

    D. 波浪热   E. 不规则热

10. 此病人应定时测体温、脉搏、呼吸，一般要求_____。

    A. 每日两次   B. 每日 4 次   C. 每小时 1 次

    D. 每 4 小时 1 次   E. 每 6 小时 1 次

11. 该病人护理措施中不妥的是_____。

    A. 密切观察体温变化   B. 鼓励病人多饮水   C. 鼓励病人多运动

    D. 做好皮肤护理   E. 注意口腔卫生

12. 病人用过的体温计应定时消毒，消毒液应_____。

    A. 每日更换一次   B. 每周更换一次   C. 隔周更换一次

    D. 每月更换一次   E. 每周更换两次

四、X 型题

下面每一道题有 A、B、C、D、E 5 个备选答案，请从中选择所有的正确答案。

1. 下列可采用测量肛温的病人是_____。

    A. 昏迷病人   B. 小儿   C. 腹泻病人

    D. 心梗病人   E. 直肠术后病人

2. 下列可采用测量口温的病人是_____。

    A. 昏迷病人   B. 腹泻   C. 下肢损伤病人

    D. 心梗病人   E. 口鼻术后病人

3. 下列符合脉搏生理变化的是_____。

    A. 成人比小儿快   B. 老人比小儿快   C. 女性比男性快

    D. 活动时脉率增快   E. 睡眠时脉率减慢

五、判断题

（　　）1. 高热病人，较好的降温方法是服用解热药物。

（　　）2. 发现脉搏短绌时应有两名护士分别测量脉率和心率各 1 分钟。

（　　）3. 呼吸中枢衰竭的病人常出现间断呼吸。

（　　）4. 寒冷环境中血压可以下降，高温环境中血压可以上升。

六、名词解释

1. 稽留热

2. 弛张热

3. 间歇热

4. 不规则热

5. 脉搏短绌

6. 间歇脉

7. 呼吸困难

8. 潮式呼吸

9. 间断呼吸

10. 高血压

11. 低血压

12. 脉压

七、填空题

1. 体温的正常范围是：腋温_____、口温_____、肛温_____。

2. 测量脉搏频率时应注意_____、_____、_____、_____的异常。

3. 测量呼吸时注意_____、_____、_____、_____改变。

4. 吸气性呼吸困难的三凹症状是指_____、_____、_____。

5. 成人呼吸频率超过_____次/分为呼吸过速，小于_____次/分为呼吸过缓。

八、简答题

1. 发热的程度如何划分？

2. 体温过高分几期，各期表现是什么？

3. 高热病人骤然退热可出现哪些现象？应如何处理？

4. 测量血压的注意事项有哪些？

5. 测量血压产生误差的原因有哪些？

九、案例

1. 吕某，女，38 岁，以持续高热 1 周为主诉入院，病人入院后，体温在 39℃ ~ 40℃，24 小时内体温波动在 1℃ 以内，脉搏 108 次/分，呼吸 24 次/分，血压 110/80mmHg，意识清楚，面色潮红，口唇干裂，食欲不振。问题：

（1）该病人生命体征有哪些异常？

（2）入院时病人的发热程度？属于何种热型？

（3）请根据病人情况制定护理措施。

2. 许某，男，49 岁，入院诊断为脑膜炎。入院查体发现病人口唇发绀，呼吸呈周期性变化，呼吸由浅慢逐渐变为深快，然后再由深快转为浅慢，经过一段呼吸暂停后，又开始上述变化，其形态如潮水起伏。

（1）请你判断该病人属于哪种呼吸？

（2）为什么会出现这种呼吸？

3. 李某，女，60 岁，因冠心病、心房纤颤入院。护理体检时，体温 37℃，心率 120 次/分，脉率 90 次/分，呼吸 20 次/分，血压 100/70mmHg。请问：

（1）病人可能出现何种脉搏异常？为什么？

（2）此脉搏的特点是什么？

（3）如何正确测量？

4. 王某，男，70 岁，因高血压危象收入院。体检时测体温 36.5℃，脉搏 104 次/

分，呼吸 24 次/分，血压 220/120mmHg，目前该病人左手臂正在输液。

（1）你认为该病人血压属于哪一期？

（2）分析出现上述症状的病人如何测量血压？

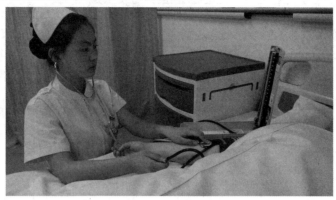

图 10 – 1　测量血压法

技能考核

操作程序	操作步骤	质量标准	分值	自评分	教师评分
考核标准 16		体温、脉搏、呼吸测量法		年　月　日	
操作准备	着装	衣、帽、口罩、鞋整洁	2		
		指甲、配饰符合要求。洗手、戴口罩	2		
	用物准备	用物齐全，顺序正确。清点数目，错 1 项扣 1 分	2		
	病人准备	携用物至床旁，询问姓名，核对腕带，确认病人	2		
	报告计时	报告老师某某同学用物准备完毕，现在开始操作。教师计时开始	2		
测量腋温	体位适宜	病人坐、卧位均可	4		
	解衣擦汗	擦干腋下汗液	4		
	甩体温计	甩表至 35℃ 以下	4		
	夹体温计	体温计水银端放于腋窝贴紧皮肤，屈臂过胸夹紧	4		
测量脉搏	安置体位	病人体位舒适，手臂放置舒适	4		
	三指测脉	测量脉搏的部位方法准确，压力适当	4		
	测量质量	测量时间准确、数字准确、异常情况判断准确	4		
测量呼吸	佯装测脉	触脉的手不移开诊脉部位	4		
	观察呼吸	目测病人胸部起伏，测量时间准确	4		
	微弱呼吸	以细棉丝置鼻孔前，飘动一次计数一下	4		
	测量质量	测量时间准确、数字准确、异常情况判断准确	4		

操作程序	操作步骤	质量标准	分值	自评分	教师评分
收表记录	收体温计	到时间后，取出体温计，擦汗读表	4		
	记录数据	读表准确，误差0.1℃扣2分，0.2℃以上扣5分	5		
	整理病人	协助病人穿好衣服，安置舒适体位，整理床单位	4		
	整体质量	计数准确，误差2次扣2分，4次及以上扣5分	5		
整理用物	清点消毒	清点体温计，体温计浸泡于消毒液中	4		
	处理用物	不遗漏，其他用物放回原处，护士洗手	4		
	报告结束	报告老师，操作结束。教师计时结束	4		
综合评价	服务态度	态度认真，和蔼可亲，有真实感	4		
	整体质量	程序正确，操作熟练，动作稳准轻快，数值准确	4		
	时　间	5～10分钟，超时30秒从总分中扣除1分	4		
	口　试	本操作相关内容，答错最多从总分中扣5分	4		
总评			100		

考核标准 17　　　　　　　　　　血压测量法　　　　　　　　年　月　日

操作程序	操作步骤	质量标准	分值	自评分	教师评分
操作准备	着装	衣、帽、口罩、鞋整洁	2		
		指甲、配饰符合要求，洗手，戴口罩	2		
	用物准备	用物齐全，顺序正确。错1项扣1分	2		
	病人准备	携用物至床旁，询问姓名，核对腕带，确认病人	2		
	报告计时	报告老师某某同学用物准备完毕，现在开始操作。教师计时开始	2		
测量操作	安置体位	坐位时血压计零点与肱动脉平第4肋软骨，卧位时平腋中线	4		
	开血压计	放平血压计，开启汞槽开关	4		
	准备病人	袖至肩部，松紧适宜，伸直肘部，手掌向上	4		
	驱袖带气	驱尽袖带内空气	4		
	包缠袖带	袖带平整，方法正确（袖带胶管向下，下缘距肘窝2～3cm，松紧以能放入1～2指为宜）	4		
	找肱动脉	触摸肱动脉搏动点方法正确	4		
	安放胸件	听诊器胸件放置方法、位置正确，无摩擦	6		
	左指固定	左手食指固定胸件，无多余手指接触胸件	4		
	戴听诊器	戴听诊器方法正确，耳件突出部向前	4		
	关闭阀门	右手握住充气球，右拇指与食指捏住阀门，向上轻轻关闭	4		

续表

操作程序	操作步骤	质量标准	分值	自评分	教师评分
测量操作	均速充气	右手充气，均速加压，充气速度、高度适宜	4		
	均速放气	以每秒 0.5kPa 的速度放气，无过度用力	4		
	一次听清	听 2 次扣 5 分，听 3 次扣 20 分	5		
	报告数值	告知病人血压值语言得当	3		
	整理病人	撤除袖带，协助病人穿好衣服，取舒适体位	4		
	测量质量	误差 10mmHg 以内扣 10 分，20mmHg 以上操作 0 分	10		
	整理用物	关闭水银槽开关方法正确，气球阀门不碰玻管	4		
	记录数值	记录方法正确，收缩压/舒张压（变音/消失音）	4		
	报告结束	报告老师操作结束。教师计时结束	2		
综合评价	服务态度	态度认真，和蔼可亲，有真实感	4		
	整体质量	程序正确，操作熟练，动作稳准轻快，数值准确	4		
	时 间	限时 5 分钟，超时 30 秒从总分中扣除 1 分			
	口 试	本操作相关内容，答错最多从总分中扣 5 分			
总评			100		

第十一章 药物疗法

 学习要点

　　药物疗法全章内容都是临床护士必须掌握的基本技能，学习要求是掌握，其技能学习要求是熟练掌握。药疗原则和注射原则要熟记于心，才能在工作中正确应用。本章的重点的给药原则、注射原则、各种注射法、药物过敏试验法，难点是各种注射法、药物过敏试验法。要求反复练习操作，直到完全达到要求为止。

同步训练

一、A1 型题

以下每一道题有 A、B、C、D、E 5 个备选答案，请从中选择一个最佳答案。

1. 护士执行给药原则中最重要的是_____。
    A. 遵医嘱给药　　　　　　　B. 给药途径要准确　　　　C. 给药时间要准确
    D. 注意用药的不良反应　　　E. 给药中要经常观察疗效

2. 发挥药效最快的给药途径是_____。
    A. 口服　　　　　　　　　　B. 皮下注射　　　　　　　C. 吸入
    D. 静脉注射　　　　　　　　E. 外敷

3. 剧毒药及麻醉药的最主要保管原则是_____。
    A. 药名用中、外文对照　　　B. 应加锁并专人负责　　　C. 装密封瓶中保存
    D. 于阴凉处存放　　　　　　E. 与内服药分别放置

4. 服磺胺药需多饮水的目的是_____。
    A. 避免损害造血系统　　　　B. 减轻服药引起的恶心　　C. 避免尿中结晶析出
    D. 避免影响血液酸碱度　　　E. 增加药物疗效

5. 关于取药，下列不正确的一项是_____。
    A. 胶囊须用药匙取出
    B. 药液不足 1mL 时须用滴管计量

  C. 油剂用量杯量取后直接倒入药杯

  D. 同时用几种药液，应分别配置

  E. 先配固体药，再配水剂

6. 下列有关发药的注意事项，错误的一项是_____。

  A. 严格执行查对制度

  B. 发药前，应先评估病人情况

  C. 如病人不在，可将普通药放置于床旁桌上

  D. 分发麻醉药、催眠药时，应待病人服下后方可离开

  E. 如病人提出疑问，应重新核对无误后，方可给药

7. 发药操作，下述不妥的是_____。

  A. 发药前呼唤病人姓名

  B. 抗肿瘤药要看病人服下

  C. 病人提出疑问要重新核对

  D. 鼻饲病人停止口服药

  E. 因特殊检查须禁食，暂不发药

8. 无菌注射器及针头，手可接触的部位是_____。

  A. 针梗、活塞   B. 针栓、活塞   C. 针栓、空筒

  D. 针尖、活塞轴   E. 针梗、活塞柄

9. 注射操作过程中，符合无菌技术要求的是_____。

  A. 取针头时无菌镊触及无菌容器边缘

  B. 手触及注射器乳头

  C. 手持活塞柄抽吸药液

  D. 针栓放入安瓿内

  E. 由外向内消毒皮肤

10. 护士为病人执行注射操作时，首先要检查药液_____。

  A. 标签与药液是否相符 B. 有无浑浊   C. 有无沉淀

  D. 有效期   E. 有无配伍禁忌

11. 最常用的皮下注射部位是_____。

  A. 上臂外侧   B. 三角肌下缘   C. 腹部

  D. 前臂外侧   E. 股外侧

12. 符合臀大肌肌内注射操作要求的是_____。

  A. 注射定位在髂嵴与尾骨连线的外 1/3 处

  B. 手持活塞抽吸药液

  C. 局部常规消毒，直径 3cm 以上

  D. 进针约为针梗长度的 2/3

  E. 进针后立即缓慢推液

13. 皮下注射时针头与皮肤呈_____。

A. 5°～10°角　　　　　　B. 20°～30°角　　　　　C. 30°～40°角

D. 45°～50°角　　　　　　E. 90°角

14. 臀大肌肌内注射，正确的定位方法是_____。

    A. 髂前上棘外侧 3 横指处

    B. 髂前上棘与尾骨连线的外上 1/3 处

    C. 髂前上棘与骶骨连线外 1/3 处

    D. 髂嵴与尾骨连线的外 1/3 处

    E. 髂嵴与骶骨连线外 1/3 处

15. 下列注射定位，正确的是_____。

    A. 皮内注射：前臂掌侧上段

    B. 皮下注射：肩峰下 3 横指

    C. 臀中肌、臀小肌注射：髂前上棘外侧 3 横指处

    D. 臀大肌注射：臀裂中点划水平线，髂嵴最高点作垂线，取外上 1/4 处

    E. 股静脉注射：髂前上棘与耻骨结节连线中点

16. 臀大肌注射时病人的正确姿势是_____。

    A. 下腿伸直，上腿弯曲

    B. 上腿伸直，下腿稍微弯曲

    C. 两腿伸直

    D. 两腿弯曲

    E. 双膝向腹部弯曲

17. 静脉注射时止血带应紧扎在穿刺部位的上方约_____。

A. 2cm　　　　　　　　　B. 4cm　　　　　　　　　C. 6cm

D. 8cm　　　　　　　　　E. 10cm

18. 对长期进行肌内注射的病人，护士在注射前要特别注意_____。

    A. 评估病人局部组织状态

    B. 针梗不可全部刺入

    C. 询问病人有无过敏史

    D. 认真消毒病人局部皮肤

    E. 病人体位的舒适

19. 股静脉的穿刺部位在_____。

    A. 股动脉内侧 0.5cm 处

    B. 股动脉外侧 0.5cm 处

    C. 股神经内侧 0.5cm 处

    D. 股神经外侧 0.5cm 处

    E. 股神经和股动脉之间

20. 静脉注射时针头与皮肤呈_____。

A. 5°角　　　　　　　　　B. 20°角　　　　　　　　　C. 30°角

D. 45°角　　　　　　E. 90°角

21. 为病人做皮肤药物过敏试验时，最重要的准备工作是_____。

　　A. 环境要清洁、宽阔

　　B. 备好70%酒精及无菌棉签

　　C. 抽药剂量要准确

　　D. 询问病人有无过敏史

　　E. 选择合适的注射部位

22. 配制青霉素皮试液所需要的溶剂是_____。

　　A. 苯甲醇　　　　　　B. 5%葡萄糖盐水　　　　C. 利多卡因

　　D. 生理盐水　　　　　E. 5%葡萄糖水

23. 如注射青霉素引起血清病型反应，常发生在用药后_____。

　　A. 2~3天　　　　　　B. 3~5天　　　　　　C. 7~12天

　　D. 15~18天　　　　　E. 16~20天

24. 青霉素过敏试验液每0.1mL含原药的剂量为_____。

　　A. 10U　　　　　　　B. 50U　　　　　　　C. 80U

　　D. 100U　　　　　　E. 150U

25. 防止青霉素过敏反应的措施，下述错误的是_____。

　　A. 青霉素现配现用

　　B. 对青霉素有过敏史者禁做皮内试验

　　C. 用药过程更换药物批号须重做皮内试验

　　D. 停用青霉素3天以上须重做皮内试验

　　E. 过敏试验阳性者应对照试验

26. 对链霉素过敏的病人应选用_____治疗。

　　A. 乳酸钙　　　　　　B. 溴化钙　　　　　　C. 碳酸钙

　　D. 葡萄糖酸钙　　　　E. 草酸钙

27. 链霉素过敏试验液每0.1mL含原药的剂量为_____。

　　A. 0.25U　　　　　　B. 2.5U　　　　　　C. 25U

　　D. 250U　　　　　　E. 2500U

28. 破伤风抗毒素过敏试验液每0.1mL含原药的剂量为_____。

　　A. 15U　　　　　　　B. 20U　　　　　　　C. 50U

　　D. 70U　　　　　　　E. 100U

29. 碘过敏试验皮内注射引起阳性反应的表现是_____。

　　A. 眼结膜充血水肿

　　B. 局部红肿，直径0.5cm

　　C. 局部红晕，直径大于1cm

　　D. 口腔黏膜充血水肿

　　E. 局部隆起增大

30. 下列关于滴眼法叙述错误的是_____。

 A. 勿压迫眼球

 B. 滴阿托品溶液后勿按压泪囊区

 C. 药液勿直接滴在角膜上

 D. 滴瓶口勿碰到眼睑或睫毛

 E. 协助病人取仰卧位，头略后仰

31. 滴耳法操作时正确的是_____。

 A. 病人应采取平卧位

 B. 一定紧闭双眼

 C. 滴药前吸净耳道内分泌物

 D. 操作者一手将耳郭向后下方轻轻牵拉

 E. 滴药后忌阻塞外耳道

二、A2 型题

下面每一个案例有 A、B、C、D、E 5 个备选答案，请从中选择一个最佳答案。

1. 张先生，患咽炎，医嘱为口服复方新诺明 1.0，bid。正确执行时间是_____。

 A. 每早一次 B. 上、下午各一次 C. 每晚一次

 D. 每日早、中、晚各一次 E. 睡前给一次

2. 王宝宝，6 个月。医嘱：5% 葡萄糖氯化钠溶液 40mL iv qd，正确的执行时间是_____。

 A. 每日上午 8 时

 B. 每日晚上 8 时

 C. 隔日上午 8 时

 D. 每日上午 8 时、下午 4 时各一次

 E. 每日睡前一次

3. 李女士，服用抗肿瘤药物环磷酰胺。发药时，护士应注意_____。

 A. 待病人服下后再离开

 B. 要病人服后多饮水

 C. 发药前测量脉搏

 D. 避免药物和牙齿接触

 E. 服后不宜饮水

4. 护士小王自安瓿内吸取药液，下列错误的做法是_____。

 A. 将安瓿尖端药液弹至体部

 B. 用酒精棉签消毒安瓿颈部及砂轮

 C. 将砂轮在安瓿颈部划一锯痕后，折断安瓿

 D. 将注射器针头斜面向下，放在安瓿内液面下

 E. 抽动活塞，进行吸药

5. 李女士，因贫血需服用硫酸亚铁片，发药时护士应_____。

    A. 待病人服下后再离开

    B. 发药前测量脉搏

    C. 告诉病人服药后多饮水

    D. 告诉病人服药后不宜饮水

    E. 告诉病人服药后不要饮茶

6. 护士取水剂药，下列操作不妥的是_____。

    A. 将药液摇匀后再倒药

    B. 倒药时量杯刻度与视线平

    C. 倒药时药瓶标签面放于掌心

    D. 取药不足 1mL 要用滴管

    E. 不同种药液可放于同一药杯内

7. 病人余先生带药出院，护士指导其应在饭前服用的药物是_____。

    A. 助消化药   B. 发汗药   C. 健胃药

    D. 镇静药   E. 抗肿瘤药

8. 护士小许在给病人黄女士执行肌内注射时，以下_____不是正确的操作方法。

    A. 分散病人注意力

    B. 进针后，注射前忌抽动活塞

    C. 体位舒适使肌肉松弛

    D. 注射时做到"二快一慢"

    E. 注射刺激性强的药物时，进针要深

9. 护士小杨在执行皮内注射时下列错误的是_____。

    A. 不可用碘酊消毒

    B. 部位可在前臂掌侧下段

    C. 进针角度为 5°

    D. 拔针时勿按压

    E. 只适用于药物过敏试验

10. 病人李先生在接受皮内注射过程中，护士操作错误的是_____。

    A. 严格执行三查七对

    B. 用 70% 酒精消毒皮肤

    C. 注药量为 0.1mL

    D. 拔针后，用无菌棉签轻轻按压针眼处

    E. 针尖与皮肤呈 5°角刺入

11. 护士在给病人徐先生执行静脉注射操作时，以下做法不妥的是_____。

    A. 在穿刺上方约 6cm 处扎紧止血带

    B. 右手持注射器，针头斜面向上

    C. 针头与皮肤呈 20°角，由静脉侧方刺入

D. 见回血，松开止血带，嘱病人松拳，注药

E. 注射完毕，用力按压穿刺点，同时拔针

12. 病人辛女士因病长期住院，护士在为其选择静脉注射穿刺部位时，错误的是
_____。

A. 注射应由由近端到远端选血管

B. 避免在有疤痕处进针

C. 不可在有静脉瓣处进针

D. 不可在一处多次穿刺进针

E. 选择易暴露、粗直弹性好的静脉

13. 护士李小莉在为病人执行注射时不符合注射原则的一项是_____。

A. 注射前必须洗手、戴口罩

B. 仔细检查药液质量、有效期

C. 注射的药物应临时抽取

D. 肌内注射时如发现回血，应拔出针头重新进针

E. 注射部位皮肤的消毒直径小于 5cm

14. 王某，患 II 型糖尿病，需长期注射胰岛素。出院时护士对其进行健康指导不恰
当的是_____。

A. 不可在皮肤发炎、有疤痕、硬结处注射

B. 只能在上臂三角肌下缘处注射

C. 行皮下注射，进针角度 30°～40°

D. 注射区皮肤要消毒

E. 进针后不能有回血

15. 护士在为病人方女士进行肌内注射黄体酮时，下列不妥的是_____。

A. 将药瓶两手对搓后再抽吸

B. 选用稍粗针头

C. 皮肤消毒直径大于 5cm

D. 进针时要将针梗全部刺入

E. 拔针快，并用干棉签按压针眼

16. 护士小丁在为病人进行注射操作时，为了防止局部感染，以下最重要的是
_____。

A. 不可在硬结、疤痕处进针

B. 注射器应完整无裂痕

C. 选择无钩、无锈、锐利的针头

D. 注射前洗手，戴口罩

E. 注射部位皮肤消毒的直径 >5cm

17. 护士在为病区病人进行各种注射操作中错误的是_____。

A. 皮下注射针头与皮肤呈 30°～40°角

B. 肌肉注射进针深度一般为 2.5~3cm

C. 皮下注射部位在两侧腹壁

D. 皮下、肌肉、皮内 3 种注射时均需用 2% 碘酒及 70% 酒精做常规皮肤消毒

E. 皮内注射应选用 4.5~5 号针头

18. 护士在执行注射时，使用前不需要做过敏试验的药物是_____。

A. 普鲁卡因   B. 细胞色素 C   C. 链霉素

D. 破伤风抗毒素   E. 速尿（呋塞米）

19. 病人章先生，接受破伤风抗毒素皮内试验 20 分钟后，以下不能判断为阳性反应的是_____。

A. 硬结直径为 1cm

B. 红晕大于 4cm

C. 局部皮丘红肿硬结 1.5cm

D. 皮丘周围出现伪足，有痒感

E. 出现气促胸闷、紫绀

20. 护士为病人做青霉素皮内试验，下述错误的是_____。

A. 有过敏史者禁做皮内试验

B. 试验液宜用等渗盐水配制

C. 注入皮试液 600U

D. 试验部位禁用碘酊消毒

E. 注射后 20 分钟观察结果

21. 病人王先生，注射青霉素过程出现头晕、胸闷、面色苍白、脉细弱，血压 76/44mmHg，首选抢救药物是_____。

A. 盐酸肾上腺素   B. 去甲肾上腺素   C. 盐酸异丙嗪

D. 地塞米松   E. 山梗菜碱

22. 病人李先生，破伤风抗毒素过敏试验结果：局部红晕大于 4cm，无硬结，全身无不适，正确处理是_____。

A. 不能注射

B. 将余量 0.9mL 一次肌注

C. 将余量分次注射，剂量逐次递增

D. 将余量分次注射，剂量逐次递减

E. 将余量分 4 等分，分次注射

23. 病人方先生因 TAT 皮试结果阳性，护士为其进行脱敏注射，下述错误的是_____。

A. 分 4 次肌内注射

B. 剂量逐次递减

C. 每隔 20 分钟注射 1 次

D. 出现轻微反应可增加注射次数、减少剂量

E. 出现气促、发绀应停止注射

24. 病人丁女士因患眼疾，需用数种眼药，护士在为其施行眼药滴入时，错误的一项是_____。

    A. 先滴眼药水后涂眼药膏

    B. 先涂眼药膏后滴眼药水

    C. 先滴刺激性弱的后滴刺激性强的

    D. 数种药同用，应间隔 2～3 分钟

    E. 滴管距离眼睑 1～2cm

25. 病人章某全麻手术后接受超声雾化吸入疗法，其目的是_____。

    A. 湿化呼吸道　　　　　B. 解除支气管痉挛　　　　C. 消除炎症

    D. 保持呼吸道通畅　　　E. 减轻咳嗽

26. 病人罗某因咳嗽、痰黏稠不易咳出而接受超声雾化吸入，宜选用稀释痰液的药物是_____。

    A. 卡那霉素　　　　　　B. 地塞米松　　　　　　　C. α-糜蛋白酶

    D. 氨茶碱　　　　　　　E. 庆大霉素

三、A3 型题

下面每一个案例设 2～3 个试题，请根据病例所提供的信息在 A、B、C、D、E 5 个备选答案中选择一个最佳答案。

（1～2 题共用题干）

刘爷爷，65 岁，因哮喘发作在医院急诊就医，医嘱：氨茶碱 0.25g 加入 25% 葡萄糖 20mL，iv。

1. 护士为病人行静脉注射时穿刺的角度为_____。

    A. 紧贴皮肤　　　　　　B. 10°　　　　　　　　　C. 20°

    D. 30°　　　　　　　　E. 40°

2. 注射过程中发现局部肿胀，抽有回血，病人主诉疼痛明显，可能的原因是_____。

    A. 针头堵塞

    B. 针头穿透血管壁

    C. 针头斜面紧贴血管壁

    D. 针头斜面一半在血管外

    E. 针头穿刺过深致药物进入组织间隙

（3～7 题共用题干）

杨叔叔，因工作中不慎被生锈的铁钉扎伤脚部而就诊，医嘱破伤风抗毒素 1500U im。

3. 病人曾使用过同种药物，仍需作皮试的原因是间隔时间超过_____。

    A. 24 小时　　　　　　B. 3 天　　　　　　　　　C. 5 天

D. 6 天   E. 7 天

4. 破伤风抗毒素皮试液标准浓度为_____ U/mL。

    A. 15   B. 50   C. 150

    D. 1500   E. 2500

5. 皮试后 20 分钟，观察局部皮丘红肿，硬结大于 1.5cm，红晕大于 4cm。正确的护理措施是_____。

    A. 在对侧前臂作对照试验

    B. 待病人症状消失后再全量注射

    C. 分 5 次注射

    D. 脱敏注射

    E. 分 6 次注射

6. 脱敏注射时每次间隔的时间为_____。

    A. 10 分钟   B. 20 分钟   C. 30 分钟

    D. 40 分钟   E. 50 分钟

7. 脱敏注射过程中病人皮肤出现荨麻疹，应采取的护理措施是_____。

    A. 立即停止注射，迅速对症处理

    B. 待症状消退后减少剂量，增加注射次数

    C. 待症状消退后按原剂量注射

    D. 对症处理后减少剂量，增加注射次数

    E. 对症处理后增加剂量，减少注射次数

四、X 型题

以下每一道题有 A、B、C、D、E 5 个备选答案，请从中选择所有的正确答案。

1. 发药前按照房床号逐一核对药物的依据是_____。

    A. 医嘱   B. 服药本   C. 小药卡

    D. 护理记录单   E. 特别护理记录单

2. 正确的发药方法是_____。

    A. 严格执行"三查七对"

    B. 喂服不能自理的病人

    C. 确认病人服用后，方可离开

    D. 镇静、安眠药应一次发给病人，嘱必要时分次服用

    E. 如病人同时服用两杯以上药物时，应一次从药盘取出

3. 药疗过程中正确的护理措施是_____。

    A. 严格执行查对制度

    B. 密切观察药物疗效

    C. 根据治疗目的不同，确定给药途径

    D. 凡发生过敏的药物，可暂停使用

    E. 药敏试验阳性者，应及时通知医生和病人

4. 自密封瓶内吸取药液的正确方法是_____。

    A. 水剂：针头在液面以下吸取药液

    B. 粉剂：用等渗盐水溶化后吸取药液

    C. 混悬液：混匀后吸取药液

    D. 油剂：选用较大型号的针头吸取药液

    E. 密封瓶：往瓶内注入与所需药量等量的空气后再吸取药液

5. 注射时消除潜在感染护理措施正确的是_____。

    A. 避开感染和患皮肤病的部位

    B. 用碘酊消毒皮肤自然干燥后再脱碘

    C. 正确使用一次性注射器

    D. 皮肤消毒的范围大于5cm

    E. 正确执行无菌技术

6. 注射时消除潜在感染的护理措施中错误的是_____。

    A. 选择符合灭菌要求的一次性注射器

    B. 用碘酊消毒，脱碘后即可注射

    C. 消毒时从外向内螺旋式涂擦

    D. 皮肤消毒的范围大于5cm

    E. 选择符合灭菌要求的一次性针头

7. 皮内注射的目的是_____。

    A. 药物过敏试验

    B. 预防接种

    C. 局麻浸润

    D. 需迅速发挥药效时采用

    E. 需比口服给药发挥药效迅速时

8. 皮内注射操作方法正确的是_____。

    A. 预防接种时可选择上臂三角肌下缘作为注射部位

    B. 常规消毒皮肤

    C. 针头与皮肤呈15°进针

    D. 注射毕，勿用棉签按压穿刺点

    E. 针头与皮肤呈5°进针

9. 注射法与进针角度匹配正确的是_____。

    A. id，5°   B. iv，30～40°   C. h，20～30°

    D. im，90°   E. iv，20°

10. 肌内注射的目的有_____。

    A. 预防接种

    B. 局部麻醉

C. 注射较大剂量、较强刺激的药物

D. 注射造影药物

E. 药物不宜口服或不宜静脉注射者

11. 对容易产生过敏反应的药物，在使用前应评估的内容有_____。

A. 用药史　　　　　　B. 过敏史　　　　　　C. 家族史

D. 现病史　　　　　　E. 既往病史

12. 药物过敏试验时对注射部位的评估包括_____。

A. 前臂掌侧皮肤的颜色

B. 皮肤弹性

C. 感觉

D. 有无皮疹等异常

E. 前臂掌侧皮肤的温度

13. 对脱敏注射描述错误的是_____。

A. 将全量稀释后分 4 次肌内注射

B. 小剂量，短间隔，多次注射至所需全部剂量

C. 小剂量，短间隔，3 次注射所需全部剂量

D. 小剂量，短间隔，逐次递增注射至所需全部剂量

E. 小剂量，短间隔，逐次递减注射所需全部剂量

14. 药敏试验前防范过敏性休克的护理措施包括_____。

A. 详细评估有关资料，筛选试验对象

B. 备好抢救的药品和器械

C. 严格执行查对制度

D. 密切观察过敏性休克的早期征兆

E. 药敏试验前注射抗过敏药物

15. 过敏性休克抢救时应重点观察的体征有_____。

A. 体温　　　　　　　B. 意识状态　　　　　C. 血压

D. 尿量　　　　　　　E. 瞳孔

16. 肾上腺素作为抢救过敏性休克首选药物的依据是_____。

A. 收缩血管，增加外周阻力

B. 松弛支气管平滑肌，改善呼吸

C. 中和过敏介质，减缓症状

D. 兴奋心肌，增加心输出量

E. 增加四肢肌肉收缩

17. 对安全使用青霉素论述正确的是_____。

A. 使用任何剂型，剂量均需做过敏试验

B. 试验结果阴性者，用药过程中是安全的

C. 用药后应观察 30 分钟，防止迟发性过敏反应

    D. 严禁在不具备抢救条件的诊疗部门用药

    E. 过敏反应只发生在首次用药

18. 药物抽吸和注射过程中自身防护的措施是_____。

    A. 配制毒性较大的药物时戴护目镜、手套，穿防护衣

    B. 使用过的注射器，针头分离后应放入防渗漏耐刺容器内

    C. 接触病人的针头严禁套回安瓿和护针帽

    D. 被血液污染的注射器应直接放入防渗漏耐刺容器内

    E. 抽吸药物时手不能触及活塞

19. 2 岁以下婴幼儿肌内注射时，不宜选择臀大肌的原因是_____。

    A. 距大的神经、血管近，易于损伤

    B. 不便准确定位

    C. 此年龄段病儿臀大肌不发达

    D. 不宜暴露注射部位

    E. 可增加痛感

20. 执行医嘱时正确的方法是_____。

    A. 医嘱应无条件执行

    B. 查对无误的医嘱应及时准确执行

    C. 对有疑问的医嘱必须进行认真核查后，确认无误后方可执行

    D. 对有错误的医嘱自行修改后执行

    E. 抢救过程中可执行口头医嘱

五、判断题

（　　）1. 止咳糖浆和扑热息痛同时发给病人时，应嘱病人先服止咳糖浆。

（　　）2. 皮内注射完毕时，应迅速拔出针头，用无菌干棉签轻压针眼处。

（　　）3. 预防接种时，常选用上臂三角肌下缘作皮下注射。

（　　）4. 注射刺激性较强或药量较大的药物时，均可用肌内注射法。

（　　）5. 三角肌注射区，因其操作方便，所以可经常进行肌内注射。

（　　）6. 有青霉素过敏史者禁止做过敏试验。

（　　）7. 过敏反应系抗原和抗体在致敏细胞上相互作用而引起的。

（　　）8. 在基层卫生所发现病人出现青霉素过敏性休克时，应立即送上级医院抢救。

（　　）9. 对 TAT 过敏试验阳性者禁止注射 TAT。

六、名词解释

1. 注射法

2. 皮内注射法

3. 肌内注射法

4. 药物过敏试验法

5. 脱敏注射法

6. 雾化吸入法

七、填空题

1. 药瓶上要有明显标签，内服药为 _____，外用药为 _____，剧毒药为 _____。

2. 遇光易变质的药物，如肾上腺素、氨茶碱针剂应 _____ 保存。

3. 取固体药用 _____；所需药液不足 1mL 用 _____ 吸取，按滴计算的药液，可先在药杯内加入少量 _____。

4. 发药时，病人因故未服药，应将药带回，并 _____，病人提出疑问时，应 _____，必要时 _____，确认无误后 _____，_____。

5. 常用的注射方式包括 _____、_____、_____、_____。

6. 同时注射几种药物时，应先注射 _____ 的药物，然后再注射 _____ 的药物。

7. 皮内注射选择部位，药物过敏试验在 _____，预防接种在 _____。

8. 皮下注射的常用注射部位有 _____、_____、_____。

9. 选择合适的注射部位应避免损伤 _____ 和 _____。

10. 为防止过敏反应，在使用高致敏药物前，应询问病人 _____ 史，_____ 史和 _____ 史，并做 _____。

11. 青霉素皮肤试验结果为阳性者，应在 _____、_____、_____、_____、_____、_____ 上醒目地标明阳性标记，并告知本人和家属。

12. 碘过敏试验法有 _____ 法、_____ 法和 _____ 法。

13. 超声雾化吸入时，应将药液稀释至 _____ mL，倒入 _____ 内，治疗时间每次 _____ 分钟。

14. 超声雾化吸入时，水槽里应加 _____ 蒸馏水至刻度线，药物稀释至 _____ mL，先预热 _____ 分钟，雾化时间一般为 _____ 分钟。

八、简答题

1. 说出下列药品的正确保存方法：维生素 C 丸、95% 乙醇、破伤风抗毒素。

2. 简述如何安全正确的给药。

3. 药疗中应做到三查八对，其内容有哪些？

4. 口服给药法有哪些优点？哪些病人不适合口服给药法？

5. 简述注射原则。

6. 如何运用无痛注射技术进行肌内注射？

7. 怎样选择肌内注射的部位？

8. 臀大肌注射，注射区如何定位？

9. 肌内注射应注意哪些事项？

10. 临床上常见的静脉注射失败原因有哪些?

11. 为肥胖病人进行静脉注射时如何提高穿刺成功率?

12. 怎样预防青霉素过敏反应?

13. 以青霉素 1 支 80 万 U 为例,如何配制成每毫升含 200U 或 500U 的青霉素皮试液?

14. TAT 皮内试验呈阳性反应时,为什么可以采用小剂量多次脱敏注射治疗?

15. 超声波雾化吸入器的作用原理是什么?

九、案例

1. 刘女士,29 岁,因化脓性扁桃体炎,医嘱为肌内注射青霉素,护士在做青霉素皮试后约 3 分钟,病人突然感到胸闷、气急、面色苍白、出冷汗,脉细弱。血压 68/42mmHg。请问病人发生了什么问题?如何处理?

2. 田某,38 岁。因足部被铁钉扎伤,需注射破伤风抗毒素。皮试结果:皮丘红肿,直径 1.7cm,有伪足,病人无不适感觉。问:此病人的 TAT 能否注射?如必须注射,怎样进行?

技能考核

考核标准 18　　　　　　　　　　　　**皮内注射法**　　　　　　　　　　年　月　日

操作程序	操作步骤	质量标准	分值	自评分	教师评分
操作准备	护士着装	衣、帽、口罩、鞋整洁	2		
		指甲、配饰符合要求,洗手、戴口罩	2		
	用物准备	用物齐全,顺序正确。错 1 项扣 1 分	4		
	病人准备	评估病人对注射的心理反应,取舒适卧位并暴露注射部位	2		
	环境准备	按无菌要求进行;注射环境安静整洁,光线适宜	2		
	报告计时	报告老师某某同学用物准备完毕,现在开始操作。教师计时开始	2		
药物准备	查对药物	查对药物的有效期、名称、浓度、剂量、用法	4		
	划瓶启盖	按药物包装不同分别划瓶、启盖	4		
	消毒瓶口	按照药物包装分别消毒瓶颈(瓶口至瓶颈),掰瓶,配制	4		
	抽吸药物	抽药排气,套上安瓿或药瓶(针签)后置于治疗巾内,核对	4		
		将用物按使用顺序置于治疗车上	4		

续表

操作程序	操作步骤	质量标准	分值	自评分	教师评分
评估病人	核对病人	携用物至病人床旁，核对床号、姓名、腕带	4		
	询问解释	询问有无药物过敏史、家庭史，用药史，向病人说明操作目的，观察局部皮肤情况	4		
操作步骤	选择部位	协助病人取合适体位，评估局部皮肤，选择合适的注射部位（前臂掌侧下段）	4		
	消毒皮肤	70%乙醇消毒注射部位皮肤，待干	4		
	核对排气	取出注射器，再次查对，二次排气（推出1滴药液）	4		
	绷皮进针	左手绷紧前臂掌侧下段皮肤，右手平持注射器，针尖斜面向上与皮肤成5°角刺入皮内，待针头斜面完全进入皮内后，放平注射器	4		
	固定推药	用左手拇指固定针栓，右手轻轻推注药液0.1mL，使局部隆起一半球状皮丘，苍白，有扩大的汗毛孔，直径约5～6mm，拔出针头	4		
	再次核对	再次核对，记录药物过敏试验的时间，20分钟后看结果	4		
	整理用物	协助病人取舒适体位，整理床单位，向病人交代注意事项	4		
		将呼叫器置于易取处，如有异常及时呼叫	4		
	垃圾处理	接触病人的物品放入医疗垃圾桶，未接触病人的物品放入生活垃圾桶	4		
	洗手记录	洗手，脱口罩	4		
		记录时间、效果、反应	2		
	报告结束	报告老师操作结束。教师计时结束	2		
综合评价	无菌原则	无菌观念强、无污染	10		
	整体质量	动作娴熟有序，5分钟内完成	4		
	时　间	超时30秒从总分中扣除1分			
	口　试	本操作相关内容，答错最多从总分中扣5分			
总评			100		

考核标准 19   **皮下注射法**   年 月 日

操作程序	操作步骤	质量标准	分值	自评分	教师评分
操作准备	护士着装	衣、帽、口罩、鞋整洁	2		
		指甲、配饰符合要求，洗手、戴口罩	2		
	用物准备	用物齐全，顺序正确。错1项扣1分	4		
	病人准备	评估病人对注射的心理反应，取舒适卧位并暴露注射部位	2		
	环境准备	按无菌要求进行；注射环境安静整洁，光线适宜	2		
	报告计时	报告老师某某同学用物准备完毕，现在开始操作。教师计时开始	2		
药物准备	查对药物	查对药物的有效期、名称、浓度、剂量、用法	4		
	划瓶启盖	按药物包装不同分别划瓶、启盖	4		
	消毒瓶口	按照药物包装分别消毒瓶颈（瓶口至瓶颈），掰瓶	4		
	抽吸药物	抽药、排气，套上安瓿或药瓶（针签）后置于治疗巾内，核对	4		
		将用物按使用顺序置于治疗车上	4		
评估病人	核对病人	携用物至病人床旁，核对床号、姓名、腕带	4		
	解释目的	向病人说明操作目的	4		
操作步骤	选择部位	协助病人取合适体位，评估局部皮肤，选择合适的注射部位	4		
	消毒皮肤	常规消毒注射部位皮肤，待干	4		
	核对排气	取出注射器，再次查对，二次排气（推出1滴药液）	4		
	绷皮进针	左手绷皮，右手侧握式持针，示指固定针栓，斜面向上，与皮肤呈30°~40°角，快速将针梗（5号针头）的1/2~2/3刺入皮下	4		
	固针推药	右手顺势固定针头，左手抽动活塞，如无回血，缓慢推注药液	4		
	拔针按压	注射毕，用干棉签轻置针刺处，快速拔针后按压片刻	4		
	整理用物	协助病人取舒适体位，整理床单位，向病人交代注意事项	4		
		将呼叫器置于易取处，如有异常及时呼叫	4		
	垃圾处理	接触病人的物品放入医疗垃圾桶，未接触过病人的物品放入生活垃圾桶	4		
	洗手记录	洗手，脱口罩，记录时间、效果、反应	4		
	报告结束	报告老师操作结束。教师计时结束	4		

续表

操作程序	操作步骤	质量标准	分值	自评分	教师评分
综合评价	无菌原则	无菌观念强、无污染	10		
	整体质量	动作娴熟有序，5分钟内完成	4		
	时　间	超时30秒从总分中扣除1分			
	口　试	本操作相关内容，答错最多从总分中扣5分			
总评					

考核标准20　　　　　　　　　　肌内注射法　　　　　　　年　月　日

操作程序	操作步骤	质量标准	分值	自评分	教师评分
操作准备	护士着装	衣、帽、口罩、鞋整洁	2		
		指甲、配饰符合要求，洗手、戴口罩	2		
	用物准备	用物齐全，顺序正确。错1项扣1分	4		
	病人准备	评估病人对注射的心理反应，取舒适卧位并暴露注射部位	2		
	环境准备	按无菌要求进行；注射环境安静整洁，光线适宜	2		
	报告计时	报告老师某某同学用物准备完毕，现在开始操作。教师计时开始	2		
药物准备	查对药物	查对药物的有效期、名称、浓度、剂量、用法	4		
	划瓶启盖	按药物包装不同分别划瓶、启盖	4		
	消毒瓶口	按照药物包装分别消毒瓶颈（瓶口至瓶颈），掰瓶	4		
	抽吸药物	抽药排气，套上安瓿或药瓶（针签）后置于治疗巾内，核对	4		
		将用物按使用顺序置于治疗车上	4		
评估病人	核对病人	携用物至病人床旁，核对床号、姓名、腕带	4		
	解释目的	向病人说明操作目的	4		
操作步骤	选择部位	协助病人取合适体位，评估局部皮肤，选择合适的注射部位	4		
	消毒皮肤	进行手消毒，常规消毒注射部位皮肤，待干	4		
	核对排气	取出注射器，再次查对，二次排气（推出1滴药液）	4		
	绷皮进针	左手小鱼际在消毒区外错开并绷紧皮肤，右手竖持注射器，中指固定针栓，迅速垂直刺入针梗（6~7号针头）的2/3	4		
	固定推药	右手顺势固定，左手抽活塞，如无回血，缓慢推药	4		
	拔针按压	注射毕，快速拔针，用干棉签轻置进针处，按压片刻	4		

操作程序	操作步骤	质量标准	分值	自评分	教师评分
操作步骤	整理用物	协助病人取舒适体位，整理床单位，向病人交代注意事项	4		
		将呼叫器置于易取处，如有异常及时呼叫	4		
	垃圾处理	接触病人的放入医疗垃圾桶，未接触病人的放入生活垃圾桶	4		
	洗手记录	洗手，脱口罩，记录时间、效果、反应	4		
	报告结束	报告老师，操作结束。教师计时结束	4		
综合评价	无菌原则	无菌观念强、无污染	10		
	整体质量	动作娴熟有序，5 分钟内完成	4		
	时　间	超时 30 秒从总分中扣除 1 分			
	口　试	本操作相关内容，答错最多从总分中扣 5 分			
总评			100		

考核标准 21　　　　　　　　　　　　静脉注射法　　　　　　　　　　　年　月　日

操作程序	操作步骤	质量标准	分值	自评分	教师评分
操作准备	护士着装	衣、帽、口罩、鞋整洁	2		
		指甲、配饰符合要求，洗手、戴口罩	2		
	用物准备	用物齐全，顺序正确。错 1 项扣 1 分	4		
	病人准备	评估病人对注射的心理反应，取舒适卧位并暴露注射部位	2		
	环境准备	按无菌要求进行；注射环境安静整洁，光线适宜	2		
	报告计时	报告老师某某同学用物准备完毕，现在开始操作。教师计时开始	2		
药物准备	查对药物	查对药物的有效期、名称、浓度、剂量、用法	4		
	划瓶启盖	按药物包装不同分别划瓶、启盖	4		
	消毒瓶口	按照药物包装分别消毒瓶颈（瓶口至瓶颈），掰瓶	4		
	抽吸药物	抽药排气，套上安瓿或药瓶（针签）后置于治疗巾内，核对	4		
		将用物按使用顺序置于治疗车上	4		
评估病人	核对病人	携用物至病人床旁，核对床号、姓名、腕带	4		
	解释目的	向病人说明操作目的，以取得其配合	4		

续表

操作程序	操作步骤	质量标准	分值	自评分	教师评分
操作步骤	选择静脉	协助病人取合适体位，评估局部血管，选择合适静脉进行，在穿刺部位上方（近心端）约6cm处扎紧止血带	4		
	消毒皮肤	常规消毒注射部位皮肤，待干	4		
	核对排气	再次查对，二次排气（推出1滴药液）	4		
	绷皮进针	嘱病人握拳，左手拇指绷紧消毒区外血管，右手侧握式持注射器，示指固定针栓，斜面向上，与皮肤呈约20°角自静脉上方或侧方刺入皮下再刺入静脉，见回血，视情况再进针少许，	4		
	松带固定	松开止血带，右手顺势固定针头、注射器	4		
	推注药物	缓慢推注药液，注意有无局部隆起或疼痛	4		
	拔针按压	注射毕，将干棉签置于穿刺点上方，快速拔出针头，按压片刻	4		
	整理用物	协助病人取舒适体位，整理床单位，向病人交代注意事项	4		
		将呼叫器置于易取处，如有异常及时呼叫	2		
	垃圾处理	接触病人的物品放入医疗垃圾桶，未接触病人的物品放入生活垃圾桶	4		
	洗手记录	洗手，脱口罩，记录时间、效果、反应	4		
	报告结束	报告老师，操作结束。教师计时结束	2		
综合评价	无菌原则	无菌观念强、无污染	10		
	整体质量	关心病人、注射安全，操作有序、无漏液，5分钟内完成	4		
	时　间	超时30秒从总分中扣除1分			
	口　试	本操作相关内容，答错最多从总分中扣5分			
总评			100		

考核标准 22　　　　　　　　　　**青霉素皮试液配制法**　　　　　　　　　年　月　日

操作程序	操作步骤	质量标准	分值	自评分	教师评分
操作准备	护士着装	衣、帽、口罩、鞋整洁	4		
		指甲、配饰符合要求，洗手，戴口罩	4		
	用物准备	用物齐全，顺序正确。错1项扣1分	4		
	环境准备	按无菌要求进行；注射环境安静整洁，光线适宜	2		
	报告计时	报告老师某某同学用物准备完毕，现在开始操作。教师计时开始	2		

操作程序	操作步骤	质量标准	分值	自评分	教师评分
药物准备	查对药物	查对用物、注射卡、药物	4		
	药物准备	开启溶液，去铝盖中心部分，消毒瓶塞，待干	6		
	吸液溶药	再次核对药物，选择 5mL 注射器，正确吸取适量等渗盐水	6		
		排气至计量准确（4mL）	6		
		将等渗盐水注入青霉素密封瓶内，震荡溶解（口述浓度）	6		
操作步骤	稀释配制	选择 1mL 注射器，与 5mL 注射器互换针头	6		
		取上液 0.1mL，加等渗盐水至 1mL（2 万 U/mL）（口述）	6		
		留取 0.1mL，加等渗盐水至 1mL（2000U/mL）（口述）	6		
		留取 0.1mL，加等渗盐水至 1mL（200U/mL）（口述）	6		
配制毕	做好标记	套上护针帽，换回针头，做标记，放入无菌治疗盘内	4		
	再次核对	再次核对床号、病人、药名、剂量	4		
	整理用物	清理用物，将用过的物品分置不同垃圾桶	4		
	洗手记录	洗手，记录操作过程、浓度、剂量	4		
	报告结束	报告老师操作结束。教师计时结束	2		
综合评价	无菌原则	无菌观念强、无污染、用物处置规范	10		
	整体质量	动作娴熟，计量准确，每差 0.1mL 扣 2 分，5 分钟内完成	4		
	时　间	超时 30 秒从总分中扣除 1 分			
	口　试	本操作相关内容，答错最多从总分中扣 5 分			
总评			100		

第十二章 静脉输液与输血法

 学习要点

　　静脉输液和输血是临床上用于抢救和治疗疾病的重要措施，本章重点要求学生能够熟练掌握静脉输液的操作方法、常用溶液及其作用、调节滴速的方法；学会计算输液速度；能够处理输液过程中的故障；掌握静脉输血的目的；理解不同血液制品的作用；掌握输液和输血反应的预防和护理措施。操作时严格遵守查对制度及无菌操作原则，严防差错事故的发生。能够友好地与病人进行沟通，注重人文关怀，培养良好的职业素养。

同步训练

一、A1 型题

以下每一道题有 A、B、C、D、E 5 个备选答案，请从中选择一个最佳答案。

1. 下列不属于静脉输液目的的是_____。
   A. 补充水和电解质，维持酸碱平衡
   B. 输入药物，治疗疾病
   C. 补充营养，供给热能
   D. 增加血容量
   E. 补充各种凝血因子和血小板

2. 用于利尿脱水、消除水肿的溶液是_____。
   A. 林格氏液　　　　　　　　B. 20% 甘露醇　　　　　　　C. 5% 碳酸氢钠溶液
   D. 5% 葡萄糖氯化钠溶液　　　E. 10% 葡萄糖溶液

3. 能有效维持血浆胶体渗透压、扩充血容量的是_____。
   A. 生理盐水　　　　　　　　B. 中分子右旋糖酐　　　　　C. 50% 葡萄糖溶液
   D. 水解蛋白注射液　　　　　E. 20% 甘露醇

4. 下列溶液属于晶体溶液的是_____。
   A. 水解蛋白注射液　　　　　B. 林格氏液　　　　　　　　C. 氧化聚明胶

D. 低分子右旋糖酐　　　　E. 脂肪乳

5. 静脉输液时，扎止血带的位置是距离穿刺点上方_____。

A. 4cm　　　　　　　B. 5cm　　　　　　C. 6cm

D. 8cm　　　　　　　E. 10cm

6. 关于静脉输液操作下列正确的是_____。

A. 穿刺时，针头与皮肤呈40°角刺入

B. 见回血，立即"三松"，即可固定

C. 进针时，针尖斜面向下

D. 挂瓶排气时，药液到达滴管1/2~2/3时，倒转滴管

E. 准备药液之前，不需要核对医嘱

7. 静脉输液消毒皮肤时，直径应大于_____。

A. 1cm　　　　　　　B. 2cm　　　　　　C. 3cm

D. 4cm　　　　　　　E. 5cm

8. 下列关于滴速调节正确的是_____。

A. 成人20~40滴/分，儿童10~20滴/分

B. 成人40~60滴/分，儿童10~20滴/分

C. 成人40~60滴/分，儿童20~40滴/分

D. 成人60~80滴/分，儿童20~40滴/分

E. 成人80~100滴/分，儿童40~60滴/分

9. 小儿头皮静脉的特点是_____。

A. 较深，不易发现　　B. 容易滑动，不易固定　C. 外观呈微蓝色

D. 有搏动　　　　　　E. 管壁较厚

10. 用静脉留置针穿刺时，扎止血带的位置距离穿刺点上方_____。

A. 6cm　　　　　　　B. 8cm　　　　　　C. 10cm

D. 12cm　　　　　　E. 14cm

11. 静脉留置针保留时间最多不超过_____。

A. 3天　　　　　　　B. 5天　　　　　　C. 7天

D. 9天　　　　　　　E. 11天

12. 颈外静脉输液时，穿刺点为_____。

A. 下颌角与锁骨上缘中点连线的上1/3处，颈外静脉外缘

B. 下颌角与锁骨上缘中点连线的上1/2处，颈外静脉外缘

C. 下颌角与锁骨下缘中点连线的上1/2处，颈外静脉外缘

D. 下颌角与锁骨下缘中点连线的上1/3处，颈外静脉内缘

E. 下颌角与锁骨上缘中点连线的上1/3处，颈外静脉内缘

13. 关于颈外静脉输液法，下列正确的是_____。

A. 穿刺针与皮肤成90°角进针

B. 硅胶管内如有回血，应及时用0.4%枸橼酸钠生理盐水冲洗

C. 每天暂停输液时，用生理盐水封管

D. 若发现有凝血，应用肝素稀释液将血块推入血管内以免堵塞针头

E. 每周用安尔碘擦拭硅胶管，消毒穿刺点周围皮肤

14. 临床上最常见的输液反应是_____。

A. 发热反应   B. 空气栓塞   C. 静脉炎

D. 循环负荷过重   E. 过敏反应

15. 肺水肿吸氧时湿化瓶内放置酒精的原因是酒精可以_____。

A. 降低肺泡的表面张力

B. 提高肺泡的表面张力

C. 降低肺泡内泡沫的表面张力

D. 提高肺泡内泡沫的表面张力

E. 增加肺活量

16. 为减轻急性肺水肿病人呼吸困难的症状，护士可采用乙醇湿化加压给氧，乙醇浓度为_____。

A. 10% ~20%   B. 20% ~30%   C. 30% ~40%

D. 40% ~50%   E. 50% ~70%

17. 下列不属于静脉输血目的的是_____。

A. 补充血浆蛋白   B. 补充水分和电解质   C. 补充血红蛋白

D. 补充血小板   E. 补充抗体

18. 下列关于库存血的描述，不正确的是_____。

A. 4℃环境下保存2~3周的血液称为库存血

B. 有效成分随保存时间延长而逐渐发生改变

C. 长时间保存的库存血呈酸性

D. 输入大量库存血时容易导致高血钾症和酸中毒

E. 多用于血液病的病人

19. 大量输入库存血容易出现_____。

A. 高血钾   B. 高血钙   C. 碱中毒

D. 高血钠   E. 低血钾

20. 干燥血浆的保存期为_____。

A. 1 年   B. 3 年   C. 5 年

D. 7 年   E. 10 年

21. 血小板浓缩悬液的保存条件和有效期是_____。

A. 22℃环境，24 小时内有效

B. 22℃环境，48 小时内有效

C. 4℃环境，24 小时内有效

D. 4℃环境，48 小时内有效

E. 4℃环境，2~3 周有效

22. 白细胞浓缩悬液的保存条件和有效期是_____。

    A. 22℃环境，24 小时内有效

    B. 22℃环境，48 小时内有效

    C. 4℃环境，24 小时内有效

    D. 4℃环境，48 小时内有效

    E. 4℃环境，2~3 周有效

23. 静脉输血时需要做到"三查八对"，以下不属于"八对"的内容有_____。

    A. 对住院号   B. 对血型   C. 对交叉配血试验结果

    D. 对血液制品种类   E. 对血液的有效期

24. 关于静脉输血前的准备工作，不正确的是_____。

    A. 护士需要做好"三查八对"

    B. 血液从血库取出后勿剧烈震荡

    C. 输血前病人需签署知情同意书

    D. 输血前需抽取 2mL 血标本

    E. 若取回的血液过冷，可以放在热水中加热

25. 输血前后都需要输入的溶液是_____。

    A. 生理盐水   B. 碳酸氢钠   C. 肝素

    D. 葡萄糖酸钙   E. 枸橼酸钠

26. 输入库血 1000mL 时，应静脉推注_____。

    A. 10% 葡萄糖酸钙 10mL   B. 50% 硫酸镁 10mL   C. 生理盐水 50mL

    D. 10% 氯化钙 20mL   E. 5% 葡萄糖酸钙 20mL

27. 关于直接输血，下列描述错误的是_____。

    A. 常用于婴幼儿少量输血

    B. 需要 3 名护士协作完成

    C. 直接输血 150mL 需加 4% 枸橼酸钠 5mL

    D. 一般选择肘正中静脉

    E. 连续抽血不需拔出针头只更换注射器即可

28. 下列属于血管内溶血反应第一阶段的症状是_____。

    A. 黄疸   B. 血红蛋白尿   C. 急性肾衰竭

    D. 腰背部疼痛   E. 呼吸困难

29. 与血型有关的输血反应是_____。

    A. 发热反应   B. 过敏反应   C. 溶血反应

    D. 出血倾向   E. 枸橼酸钠中毒

30. 静脉输血出现溶血反应后，最后一个阶段会引起_____。

    A. 肾衰竭   B. 肝衰竭   C. 脑衰竭

    D. 呼吸衰竭   E. 膀胱炎

二、A2 型题

下面每一个案例有 A、B、C、D、E 5 个备选答案，请从中选择一个最佳答案。

1. 赵女士，其 6 岁女儿因车祸死亡，因过度悲伤两日未进食，整日以泪洗面，家人屡劝无果，急输入 5% 葡萄糖溶液 500mL，其输液的目的是_____。
   A. 输入药物治疗疾病
   B. 补充营养，维持热量
   C. 纠正水电解质紊乱，维持酸碱平衡
   D. 增加循环血量，维持血压
   E. 增加血红蛋白，纠正贫血

2. 王先生，47 岁，双肺支原体肺炎严重，体温 39.5℃，刺激性干咳半月余，静脉输液左氧氟沙星和阿奇霉素 10 天。其输液的目的是_____。
   A. 补充水分和电解质　　　　B. 补充营养和热量　　　　C. 治疗疾病
   D. 改善微循环　　　　　　　E. 治疗脱水

3. 刘先生，45 岁，颅脑损伤入院 3 天，出现喷射状呕吐，为缓解脑水肿，降低颅内压，预防脑疝，可选用的晶体溶液是_____。
   A. 10% 葡萄糖溶液　　　　B. 0.9% 氯化钠溶液　　　　C. 5% 碳酸氢钠溶液
   D. 20% 甘露醇　　　　　　E. 复方氯化钠溶液

4. 张女士，44 岁，因急性肾衰竭出现严重代谢性酸中毒，可选用的晶体溶液是_____。
   A. 10% 葡萄糖溶液　　　　B. 0.9% 氯化钠溶液　　　　C. 5% 碳酸氢钠溶液
   D. 20% 甘露醇　　　　　　E. 复方氯化钠溶液

5. 于先生，58 岁，肾病综合征。双下肢水肿 3 年，半月前水肿蔓延至腹部，腹部有积水，为减轻组织水肿，可选用下列溶液中_____。
   A. 低分子右旋糖酐　　　　B. 中分子右旋糖酐　　　　C. 氧化聚明胶
   D. 水解蛋白注射液　　　　E. 浓缩白蛋白注射液

6. 孙先生，结肠瘘。为增强其抵抗力可静脉输入_____。
   A. 10% 葡萄糖溶液　　　　B. 5% 碳酸氢钠溶液　　　　C. 水解蛋白注射液
   D. 低分子右旋糖酐　　　　E. 50% 葡萄糖溶液

7. 李先生，42 岁，因家中失火被大面积烧伤，出现休克急诊入院。为预防病人发生 DIC，可选用的胶体溶液是_____。
   A. 低分子右旋糖酐　　　　B. 中分子右旋糖酐　　　　C. 羟乙基淀粉
   D. 聚乙烯吡咯酮　　　　　E. 浓缩白蛋白注射液

8. 陈先生，30 岁，因黑便一周，少量呕血一次入院。诊断为上消化道出血、胃溃疡，今晨突然大量呕血，量约 800mL，在来不及备血的情况下可紧急为病人输入_____。
   A. 甘露醇注射液　　　　　B. 生理盐水　　　　　　　C. 羟乙基淀粉

　　D. 5%葡萄糖注射液　　　　　E. 山梨醇注射液

9. 小王是一名刚刚实习的护士，在为病人第一次输液的过程中，带教老师需要纠正的是_____。

　　A. 距离穿刺点上方6cm扎止血带

　　B. 消毒面积直径大于5cm

　　C. 进针时，针尖斜面向下

　　D. 针头与皮肤呈20°角刺入

　　E. 穿刺成功后"三松"

10. 赵奶奶，73岁，退休干部。3年前中风瘫痪在床，无自理能力，需长期输液。为赵奶奶静脉输液的注意事项不正确的是_____。

　　A. 从远心端向近心端选择血管

　　B. 输液速度宜慢

　　C. 一次输液时间过长，需12小时更换一次输液器

　　D. 可选用静脉留置针穿刺

　　E. 输液过程中密切观察输液情况

11. 护士小雪一周来已经被病人多次投诉，原因是_____。

　　A. 携用物至病人床旁，请病人自己说出床号、姓名

　　B. 第二次排气时排出一滴药液

　　C. 穿刺结束后又一次核对病人

　　D. 溶液滴入不畅时调整针尖斜面

　　E. 紧按穿刺点处缓慢拔针

12. 门诊护士，为5名病人输液，甲：男性，70岁，肺炎输抗生素；乙：女性，66岁，冠心病史；丙：患儿，3岁，支气管肺炎输抗生素；丁：男性，35岁，静脉补钾；戊：女性，26岁，上消化道出血，血压70/40mmHg。护士可以适当加快输液速度的是_____。

　　A. 甲　　　　　　　　　　B. 乙　　　　　　　　　　C. 丙

　　D. 丁　　　　　　　　　　E. 戊

13. 李先生因患脑水肿需输入甘露醇250mL，要求30分钟内输完，使用的输液器滴系数为15，应调节滴速为每分钟_____。

　　A. 60滴　　　　　　　　　B. 80滴　　　　　　　　　C. 100滴

　　D. 125滴　　　　　　　　　E. 130滴

14. 刘先生，今日输液量为800mL，因病人下午要做肠镜检查，若调节其滴速为每分钟51滴，点滴系数为20，从早8点开始输液，问大约_____可以输完。

　　A. 下午1点　　　　　　　　B. 下午1点14分　　　　　C. 下午1点23分

　　D. 下午2点　　　　　　　　E. 下午2点30分

15. 于小亮，8岁，因脑膜炎住院，医嘱给予抗生素静脉输液治疗，每分钟输入30滴，使用的输液器滴系数为15，该患儿每小时输入的液体量为_____。

A. 100mL   B. 110mL   C. 120mL

D. 130mL   E. 140mL

16. 李宝宝，3岁，门诊输液。护士为小儿行头皮静脉输液，刺入静脉的依据是_____。

    A. 回血为暗红色

    B. 回血呈冲击状

    C. 推药阻力大

    D. 局部出现树枝分布状苍白

    E. 回血为鲜红色

17. 赵小宝，男，2岁。因持续高热、咳嗽、气促入院治疗，诊断：下呼吸道感染。医嘱：头孢噻肟钠 50mg/kg，利巴韦林 10mg/kg，每日静脉点滴。护士为患儿头皮静脉穿刺，推注时局部出现树枝分布状苍白，患儿哭闹不止，可能是_____。

    A. 静脉痉挛   B. 针头滑出血管外   C. 未刺入血管

    D. 刺入静脉   E. 刺入动脉

18. 王女士，50岁，肠癌根治术后化疗。为了保护血管、减少痛苦，护士为其进行静脉留置针穿刺，正确的操作是_____。

    A. 距离穿刺点上方6cm扎止血带

    B. 消毒直径大于4cm

    C. 绷紧皮肤，45°角进针

    D. 穿刺针全部进入静脉后拔出针芯

    E. 输液完毕用肝素稀释液封管

19. 张奶奶，78岁，冠心病并心力衰竭。因四肢浮肿，周围静脉穿刺不成功。决定为其进行颈外静脉留置输液，护士操作不正确的是_____。

    A. 病人去枕平卧位，头偏向一侧，肩下垫一小枕

    B. 操作者立于病人头侧或对侧

    C. 持穿刺针与皮肤成90°角进针，入皮后以45°角沿静脉走行方向穿刺

    D. 见回血，抽出针芯，左手堵住针栓孔，右手将备好的硅胶管送入针孔内10cm左右

    E. 输液完毕用肝素稀释液注入硅胶管内进行封管

20. 薛女士，32岁，因乳腺癌行乳腺切除术，乙肝阳性。术后需长期输液化疗，给予经外周中心静脉置管（PICC）。关于PICC错误的是_____。

    A. 导管尖端位于上腔静脉下1/3，或上腔静脉和右心房连接处的中心静脉导管

    B. 保留时间可留置1年

    C. 穿刺首选贵要静脉

    D. 穿刺部位至上腔静脉的长度一般为25~28cm

    E. 适合长期输液者

21. 病房一输液病人按呼叫器呼叫护士，诉输液手背疼痛，溶液不滴。护士到达病人床前，发现其手背穿刺部位肿胀，挤压无回血。此时护士的处理措施正确的是＿＿＿＿＿。

    A. 调整针头位置

    B. 变换肢体位置

    C. 立即拔出针头，更换血管穿刺

    D. 热毛巾热敷注射部位上方血管

    E. 挤压 Murphy 滴管

22. 吕女士，30 岁，阑尾炎术后第二天伤口出现红肿。医嘱：静脉输入抗生素治疗。护士在巡视时发现该病人溶液滴入不畅，检查局部无肿胀无疼痛，挤压有回血，调整针尖位置后输液通畅，说明＿＿＿＿＿。

    A. 针头滑出血管外

    B. 针头斜面紧贴血管壁

    C. 针头堵塞

    D. 压力过低

    E. 静脉痉挛

23. 张女士输液时溶液不滴，护士观察该病人输液部位无肿胀，病人未感觉疼痛，挤压输液管感觉有阻力，松开后未见回血，说明＿＿＿＿＿。

    A. 针头滑出血管外

    B. 针头斜面紧贴血管壁

    C. 针头堵塞

    D. 压力过低

    E. 静脉痉挛

24. 王奶奶，68 岁，因肺炎入院。在为其静脉输液时发现 Murphy 滴管内液面自行下降，原因是＿＿＿＿＿。

    A. 针头滑出血管外

    B. 针头堵塞

    C. 压力过低

    D. Murphy 滴管与上段管有漏气或裂隙

    E. Murphy 滴管与下段管有漏气或裂隙

25. 赵先生输液时，护士发现其溶液不滴，局部无肿胀、无疼痛，挤压输液管有阻力、无回血，确定该针头已阻塞。正确的处理方法是＿＿＿＿＿。

    A. 调整针头位置

    B. 热敷局部血管

    C. 更换针头重新穿刺

    D. 用注射器推注生理盐水

    E. 用手挤压头端的输液管

26. 某病人在家中输液，输液中发现溶液滴入不畅，挤压输液管有回血，局部无疼痛、无肿胀。下列处理措施不妥的是_____。

    A. 抬高输液瓶位置

    B. 调整针头位置

    C. 放低输液肢体位置

    D. 热敷注射部位上方血管

    E. 立即拔针重新穿刺

27. 苏先生，33 岁，急性心肌梗死。静脉输液时发生静脉痉挛导致滴注不畅，护士应该_____。

    A. 立即拔针　　　　　　B. 增快输液速度　　　　　C. 抬高输液瓶位置

    D. 局部热敷　　　　　　E. 调节针尖斜面

28. 李奶奶，患心脑血管疾病需要长期输液治疗，护士为其输液时按照合理选用和保护血管的原则应_____。

    A. 从上肢粗大静脉开始　　B. 从下肢粗大静脉开始　　C. 从头皮静脉开始

    D. 从颈外静脉开始　　　　E. 从远心端小静脉开始

29. 张阿姨，妊娠期高血压输硫酸镁治疗，护士为该病人换液后发现 Murphy 滴管内的液面过低，护士可以_____。

    A. 抬高输液瓶位置　　　　B. 降低手臂位置　　　　　C. 夹紧下端后挤压滴管

    D. 夹紧上端后挤压滴管　　E. 更换输液器

30. 某护士在巡视病人输液过程中，发现一病人的 Murphy 滴管内液面过高导致看不到滴速，此时护士可以_____。

    A. 更换输液器

    B. 用注射器抽取 Murphy 滴管内的液体

    C. 夹紧滴管上端输液管，用手挤压输液管

    D. 夹紧滴管下端输液管，用手挤压输液管，将液体挤压回瓶中

    E. 倾斜输液瓶露出输液针头，待滴管内液体缓慢下降至露出液面

31. 宋阿姨输液数分钟后主诉发冷、寒战，经测量体温 39.5℃。该病人可能发生了_____。

    A. 发热反应　　　　　　B. 空气栓塞　　　　　　　C. 肺水肿

    D. 静脉炎　　　　　　　E. 药物外渗

32. 赵先生输液时因速度过快引起急性肺水肿，其典型症状是_____。

    A. 胸闷气促，发绀严重

    B. 心悸气短，烦躁不安

    C. 四肢麻木，腰背部疼痛

    D. 呼吸困难，咳粉红色泡沫痰

    E. 血红蛋白尿

33. 李爷爷，因脱水静脉补液。病人意识清楚，能够配合。输液过程中病人出现急

性肺水肿症状，护士立即采取措施：安置病人取端坐位，双腿下垂。目的是_____。

A. 减少下肢静脉回流，减轻心脏负担

B. 增加下肢静脉回流，减轻心脏负担

C. 避免阻塞肺动脉入口

D. 减轻病人肾脏负担

E. 减轻肺部淤血

34. 赵先生，在输液过程中出现胸闷、呼吸困难，自口鼻处涌出大量粉红色泡沫样痰。护士为其清理呼吸道，吸氧。应调节氧流量为_____。

A. 每分钟 1~2L   B. 每分钟 2~4L   C. 每分钟 4~6L

D. 每分钟 6~8L   E. 每分钟 8~10L

35. 于先生在输液的过程中，由于其擅自调滴速导致输液速度过快，量过多，病人突然呼吸困难，气促，咳嗽，咯出泡沫血性痰。下列急救措施中不正确的是_____。

A. 立即停止输液

B. 20%~30%乙醇湿化吸氧

C. 置左侧卧位和头低足高位

D. 四肢轮流结扎

E. 遵医嘱给予强心剂和利尿剂

36. 黎女士，56 岁，胃大部切除术后 7 天。多次手背静脉输液，今晨输抗生素时发现其手背红肿，沿静脉血管走行出现条索状红线，病人主诉局部疼痛。其护理措施不正确的是_____。

A. 停止此部位的输液，降低患肢，嘱病人减少患肢活动

B. 局部湿热敷

C. 超短波理疗，每日 1 次

D. 可用金黄散加醋调成糊状，局部外敷

E. 合并感染时，遵医嘱给予抗生素治疗

37. 文先生静脉输氯化钾后出现静脉炎，护士对其进行局部外敷。可选择_____。

A. 75%乙醇   B. 20%甘露醇   C. 红霉素软膏

D. 金黄散   E. 30%硫酸镁

38. 赵小丽，8 岁，因肺炎需输液治疗。在输液过程中患儿忽然出现哭闹不止，诉胸部不适，伴有口唇发绀、呼吸困难，听诊心前区可闻及响亮持续的水泡音。该患儿可能发生了_____。

A. 静脉炎   B. 空气栓塞   C. 循环负荷过重

D. 溶血反应   E. 发热反应

39. 王女士，因输液出现急性肺水肿症状，病人呼吸困难，护士给氧时将乙醇放入湿化瓶中，乙醇浓度为_____。

A. 10% ~20%　　　　　B. 20% ~30%　　　　　C. 30% ~40%

D. 40% ~50%　　　　　E. 50% ~60%

40. 周奶奶，78 岁，因瘫痪长期卧床。在家中输液时由于输液时间过长，家人忙于其他事务疏于照看，病人发生空气栓塞，抢救不及时而死亡。其致死的原因是大量气体阻塞了_____。

A. 肺静脉入口　　　　　B. 肺动脉入口　　　　　C. 上腔静脉入口

D. 下腔静脉入口　　　　E. 主动脉入口

41. 由于护士疏忽，在为张先生输液时未排净空气，导致病人出现空气栓塞，可立即为病人采取的体位是_____。

A. 左侧头低足高位　　　B. 右侧头低足高位　　　C. 左侧头高足低位

D. 右侧头高足低位　　　E. 端坐位

42. 李亮亮，3 岁，脑膜炎。医嘱：抗生素和抗病毒治疗。护士为该患儿头皮静脉输液时，不需要准备的物品是_____。

A. 输液贴　　　　　　　B. 4 ~5.5 号头皮针　　　C. 纱布

D. 70% 酒精　　　　　　E. 止血带

43. 孟奶奶，临床诊断：附件炎。医嘱抗生素治疗。输液过程中病人感觉输液部位烧灼样疼痛，局部肿胀，输液速度变慢。护士检查输液管路无回血，可能发生了_____。

A. 发热反应　　　　　　B. 静脉炎　　　　　　　C. 空气栓塞

D. 肺水肿　　　　　　　E. 药液外渗

44. 陈奶奶，糖尿病 20 余年。今输液时发生药物外渗，手背肿胀，皮肤发白，水肿范围 2cm，病人未感觉疼痛。根据其临床表现，判断陈奶奶水肿程度为_____。

A. 0 级　　　　　　　　B. 1 级　　　　　　　　C. 2 级

D. 3 级　　　　　　　　E. 4 级

45. 急诊收入一病人，无名氏，因打架斗殴造成腹部开放性伤口。病人面色苍白，脉搏 120 次/分，血压 60/40mmHg。医嘱：输血 800mL。给该病人输血的目的是补充_____。

A. 白细胞　　　　　　　B. 血小板　　　　　　　C. 血红蛋白

D. 凝血因子　　　　　　E. 血容量

46. 孙圆圆，白血病病儿。近日发热，皮肤、黏膜出血不易止，皮下有大片瘀斑，实验室检查血小板计数 $16 \times 10^9/L$。此时为该病人静脉输血治疗的目的是_____。

A. 补充血容量

B. 排除有害物质

C. 改善凝血功能，利于止血

D. 输入抗体、补体

E. 增加血红蛋白含量，纠正贫血

47. 刘女士，严重贫血。为其输液的目的是补充_____。

A. 血红蛋白   B. 抗体   C. 血浆蛋白

D. 凝血因子   E. 补体

48. 赵豆豆，男，9 岁，血友病。输血治疗的目的是补充_____。

A. 血红蛋白   B. 血浆蛋白   C. 凝血因子

D. 抗体   E. 血容量

49. 张先生，男，34 岁，免疫性溶血性贫血。需要输血，其最佳输注成分血是_____。

A. 冰冻血浆   B. 浓缩红细胞   C. 洗涤红细胞

D. 红细胞悬液   E. 白细胞悬液

50. 严女士，急性早幼粒细胞白血病，并发 DIC。治疗的最佳血液制品为_____。

A. 浓缩红细胞   B. 白细胞浓缩悬液   C. 血小板浓缩悬液

D. 纤维蛋白原   E. 抗血友病球蛋白浓缩剂

51. 韩先生，男性，45 岁，急性白血病。既往有过敏史。医嘱静脉输血。护士在为韩某输血前的准备工作不正确的是_____。

A. 抽取血标本 2mL

B. 凭取血单到血库取血，做好"三查八对"

C. 护士在交叉配血试验单上签名

D. 在室温下放置 15 ~ 20 分钟后输入

E. 为防止过敏可在血液中加入苯海拉明

52. 金先生，因大失血需大量输 A 型血，但医院血库库存血不足，需要临时献血者。护士可选择的最佳献血者为_____。

A. O 型血，身体健康   B. A 型血，有过敏史   C. B 型血，身体健康

D. AB 型血，轻度贫血   E. A 型血，3 年前曾献血

53. 何某因外伤大失血入院，遵医嘱静脉输血。不久病人发冷、寒战，诉头痛、恶心，体温 39℃。出现该情况的原因是_____。

A. 过敏引起   B. 输液器下端漏气造成   C. 溶血引起

D. 致热源造成   E. 病人原发病引起

54. 小丽，17 岁。急性白血病。医嘱：新鲜血 200mL 静脉输注。输血 100mL 左右时，病人诉发冷、寒战，测体温 39℃。护士最初宜采取的措施是_____。

A. 暂停输血，更换生理盐水继续滴注

B. 口服安瑞克降温

C. 血液中加入异丙嗪继续输注

D. 皮下注射盐酸肾上腺素

E. 静脉注射氢化可的松

55. 邹女士，39 岁，严重贫血多次输血，今日输血完毕后不久，病人诉皮肤瘙痒，

出现荨麻疹，随后眼睑、口唇出现水肿。发生这种情况的原因可能是_____。

A. 输血时没有严格遵守无菌操作原则

B. 输入的血型不合

C. 输入了变质的血液

D. 因多次输血体内产生抗体

E. 长期反复输血凝血因子减少

56. 余女士，21岁，因宫外孕急诊手术，手术中最好的输血方法为_____。

A. 输入异体新鲜血 B. 输入异体库存血 C. 自体输血

D. 输入白细胞浓缩悬液 E. 输入血小板浓缩悬液

57. 李女士，56岁，主诉"黑便一周伴头晕、乏力，消瘦"入院，经诊断为消化道出血，重度贫血。入院后立即输血800mL，在输完一袋血后护士应为病人输入何种溶液_____。

A. 肝素 B. 生理盐水 C. 枸橼酸钠

D. 碳酸氢钠 E. 甘露醇

58. 陈女士，23岁，因大出血急诊入院，紧急准备手术。医嘱：输血400mL即刻输注。护士在输血过程中操作错误的是_____。

A. 建立静脉通道，穿刺成功后输入少量生理盐水

B. 血液制品避免剧烈震荡，以防红细胞破坏

C. 密切观察病人输血情况

D. 输血前两名护士核对

E. 病情紧急，询问家属血型即可

59. 宋先生，45岁，因黑便3天，呕血1次入院，诊断为上消化道出血。贫血貌，血压低，医嘱：静脉输血400mL。输入100mL左右时病人感觉发冷，测体温37.5℃。护士此时采取正确的护理措施是_____。

A. 减慢输血速度

B. 立即停止输血，保留余血

C. 肌肉注射苯海拉明

D. 安置病人中凹卧位

E. 应用退烧药

60. 赵女士，严重贫血，护士观察到病人在输血不久后出现寒战，诉发冷、恶心、头疼，测量体温达39℃。此时病人发生了输血反应中的_____。

A. 发热反应 B. 过敏反应 C. 溶血反应

D. 循环负荷过重 E. 出血倾向

61. 李女士，38岁。输血结束后出现过敏反应，其症状是_____。

A. 血红蛋白尿 B. 瘙痒、荨麻疹 C. 头痛、恶心、呕吐

D. 腰背部疼痛 E. 手足抽搐、血压下降

62. 邢先生，50岁。输血15分钟后出现头胀痛、四肢麻木、腰背部疼痛，继而呼

吸困难，脉搏细速，尿液呈酱油色。护士应考虑该病人发生了_____。

    A. 发热反应   B. 过敏反应   C. 溶血反应

    D. 出血倾向   E. 枸橼酸中毒

63. 李先生在输血 20 分钟后感觉头部胀痛、四肢麻木、腰背部疼痛，随即寒战、呼吸困难、脉搏细速、血压下降。护士为其紧急处理的措施中不妥的是_____。

    A. 减慢输血速度   B. 给予氧气吸入   C. 静脉注射碳酸氢钠

    D. 密切观察生命体征   E. 记录尿量变化

64. 周先生，37 岁。Rh 阴性血型。曾有输血史。今日晨时发生车祸急诊入院，输血 400mL。输血后病人发生溶血反应，最可能的原因是_____。

    A. 输入变质血液

    B. 大量输入库存血

    C. 输入的血液当中含有过敏物质

    D. 输入致热源

    E. Rh 血型不合

65. 一名护士在为 3 床病人输血时，护士把取来的库存血放在热水中加温后给病人输入，输血不久后病人出现头胀痛、四肢麻木、腰背部疼痛、胸闷等症状。造成此种情况的原因可能是因为_____。

    A. 输入异型血

    B. 输血前红细胞已经破坏溶解

    C. 输入的库存血中含有过敏物质

    D. 输入的库存血中含有细菌

    E. 输入的库存血凝血因子减少

66. 李先生，31 岁，输血过程中出现溶血反应。说明已经到溶血反应的第二个阶段的情况是_____。

    A. 四肢麻木   B. 黄疸、血红蛋白尿   C. 少尿

    D. 咳粉红色泡沫样痰   E. 血管神经性水肿

三、A3 型题

下面每一个案例设 2～3 个试题，请根据病例所提供的信息在 A、B、C、D、E 5 个备选答案中选择一个最佳答案。

(1～2 题共用题干)

毕女士，37 岁，上呼吸道感染输抗生素治疗。输液过程中病人感觉输液部位肿胀疼痛，溶液不滴，护士挤输液管未见回血。

1. 造成毕女士输液时溶液不滴的原因可能是_____。

    A. 针头滑出血管外   B. 针头斜面紧贴血管壁   C. 针头阻塞

    D. 压力过低   E. 静脉痉挛

2. 此时应如何处理_____。

    A. 立即拔出针头，更换血管重新穿刺

    B. 调整针头位置

    C. 适当抬高输液瓶位置

    D. 局部热敷

    E. 放低肢体

(3~5 题共用题干)

    王莉，女，39 岁，急性盆腔炎住院输液治疗。在输液过程中病人感觉发冷、寒战，测体温达 39.5℃，病人诉头痛、恶心。

3. 发生上述情况可能是因为_____。

    A. 排气时空气未排净

    B. 输入的药物制剂不纯

    C. 病人本身是过敏体质

    D. 输液速度过快

    E. 药物刺激性强

4. 护士此时采取护理措施不正确的是_____。

    A. 停止输液，通知医生

    B. 保留剩余药液和输液器

    C. 寒战时给予保暖措施

    D. 严密观察生命体征

    E. 立即给予抗生素治疗

5. 该病人发生的输液反应是_____。

    A. 发热反应   B. 静脉炎   C. 空气栓塞

    D. 急性肺水肿   E. 溶血反应

(6~9 题共用题干)

    吴先生，62 岁，急性左心衰。病人下午预约胃镜检查，为了尽快输完，擅自调快了输液速度，输液快结束时病人突然出现胸闷、呼吸急促、咳嗽，随即自口鼻涌出大量粉红色泡沫样痰，听诊肺部布满湿性啰音，心率快且心律不齐。

6. 该病人可能发生了_____。

    A. 发热反应   B. 空气栓塞   C. 循环负荷过重

    D. 静脉炎   E. 溶血反应

7. 护士为病人紧急处理，首要的措施是_____。

    A. 停止输液，通知医生   B. 乙醇湿化吸氧   C. 四肢轮流结扎

    D. 肾上腺素皮下注射   E. 应用镇静剂

8. 若病情允许，护士应为病人采取的体位是_____。

    A. 半坐卧位   B. 膝胸位   C. 左侧头低足高位

    D. 右侧头低足高位   E. 端坐位双腿下垂

9. 出现这种情况最可能的原因是_____。
    A. 使用的输液器消毒不合格
    B. 护士加压输液时无人看守导致空气进入
    C. 病人原有心肺功能不良, 输液速度过快
    D. 输液过程中未严格执行无菌操作
    E. 病人本身的疾病被诱发

(10~12 题共用题干)

陈女士, 28 岁, 子宫肌瘤切除术后 3 天。常规输液时诉输液部位疼痛。护士检查可见沿静脉走向出现条索状红线, 局部皮温较高。

10. 陈女士可能发生了_____。
    A. 发热反应　　　　　B. 过敏反应　　　　　C. 静脉炎
    D. 细菌感染　　　　　E. 空气栓塞

11. 发生该情况的原因可能是_____。
    A. 药物刺激　　　　　B. 药物过敏　　　　　C. 输入空气
    D. 导管漏气　　　　　E. 输液速度过快

12. 为陈女士局部热湿敷时选择的乙醇浓度是_____。
    A. 25%　　　　　　　B. 30%　　　　　　　C. 50%
    D. 75%　　　　　　　E. 95%

(13~16 题共用题干)

刘奶奶, 66 岁, 肠癌术后多次化疗。为保护血管、减少病人痛苦, 两天前护士为其进行静脉留置输液。今日输液通畅, 输至第二瓶药液时病人诉胸部不适, 随后出现呼吸困难、严重发绀, 听诊心前区有响亮的水泡音。

13. 分析刘奶奶可能出现了_____。
    A. 呼吸衰竭　　　　　B. 急性肺水肿　　　　C. 空气栓塞
    D. 药物过敏　　　　　E. 药液刺激性过强

14. 出现上述症状后, 护士应立即为病人采取的体位是_____。
    A. 端坐位　　　　　　B. 中凹卧位　　　　　C. 去枕仰卧位, 头偏向一
    侧
    D. 左侧头低足高位　　E. 右侧头低足高位

15. 采取这种卧位是为了避免阻塞_____。
    A. 肺静脉入口　　　　B. 肺动脉入口　　　　C. 主动脉入口
    D. 上腔静脉入口　　　E. 下腔静脉入口

16. 经抢救病人情况好转, 继续输液治疗。输液完毕后, 护士应_____。
    A. 立即拔针　　　　　B. 用肝素液封管　　　C. 用生理盐水封管
    D. 用枸橼酸钠封管　　E. 不做任何处理

(17~20 题共用题干)

余某, 男, 26 岁。今日凌晨 3 时因打架斗殴急诊入院, 腹部贯通伤。查体: 病人

神志清楚，面色苍白，四肢湿冷，脉搏 130 次/分，血压 60/30mmHg，紧急做手术准备。遵医嘱输同型血 800mL。术中出血较多，医嘱还需输同型血 800mL。

17. 为余某输血的目的是_____。
    A. 补充血红蛋白　　　　B. 补充抗体　　　　　　C. 补充血小板
    D. 补充血容量　　　　　E. 补充凝血因子

18. 输两袋血之间应该输入_____。
    A. 0.9%氯化钠　　　　　B. 10%葡萄糖酸钙　　　C. 20%甘露醇
    D. 3.8%枸橼酸钠　　　　E. 苯海拉明

19. 输血过程中病人出现手足抽搐，血压下降，心率减慢。心电图显示 Q-T 间期延长。可能是由于大量输入库存血出现了_____。
    A. 高血钾　　　　　　　B. 低血钾　　　　　　　C. 酸中毒
    D. 碱中毒　　　　　　　E. 低血钙

20. 出现上述情况可以静脉推注_____。
    A. 氯化钠　　　　　　　B. 氯化钾　　　　　　　C. 硫酸镁
    D. 氯化钙　　　　　　　E. 枸橼酸钠

（21～24 题共用题干）

何阿姨，48 岁，因上消化道出血入院，医嘱：静脉输血 200mL。输入 15mL 时，病人出现头痛、四肢麻木、腰部剧烈疼痛，继而出现黄疸，尿液呈酱油色，病人面色苍白，四肢湿冷，血压下降，脉细速。

21. 考虑该病人发生了_____。
    A. 发热反应　　　　　　B. 空气栓塞　　　　　　C. 溶血反应
    D. 急性肾衰竭　　　　　E. 急性肺水肿

22. 护士迅速采取措施，但不妥当的是_____。
    A. 立即停止输血，保留余血
    B. 通知医生抢救
    C. 静脉注射 10%葡萄糖酸钙 10mL
    D. 情况允许可安置病人中凹卧位
    E. 密切观察生命体征和尿量的变化

23. 尿液呈酱油色的原因是_____。
    A. 红细胞发生溶解，释放大量血红蛋白
    B. 输入的血液中含有过敏原
    C. 输入的血液中混有大量抗凝剂
    D. 血制品原已被污染
    E. 输入的库存血中血小板破坏过多，导致凝血因子减少

24. 下列情况预示着病人病情继续恶化的是_____。
    A. 脉搏约 80 次/分　　　B. 收缩压 >100mmHg　　C. 血红蛋白 >80g/L
    D. 尿量 <10mL/h　　　　E. 体温 36.7℃

（25～27 题共用题干）

王先生，40 岁，自高处摔落，小腿胫骨开放性骨折，医嘱为输血治疗。输血过程中病人出现皮肤瘙痒、荨麻疹、眼睑水肿，随后病人呼吸困难、血压下降。

25. 该病人出现了_____。

    A. 过敏反应   B. 溶血反应   C. 空气栓塞

    D. 高血钾   E. 枸橼酸钠中毒

26. 为该病人采取护理措施不当的是_____。

    A. 立即停止输血，拔出针头

    B. 给予氧气吸入

    C. 密切观察生命体征变化

    D. 血液中加入地塞米松

    E. 遵医嘱皮下注射 0.1% 肾上腺素

27. 为防止该情况的发生，护士可给病人肌内注射_____。

    A. 异丙嗪   B. 肾上腺素   C. 氯丙嗪

    D. 安痛定   E. 维生素 K

（28～31 题共用题干）

许女士，37 岁，宫外孕大出血，昏迷，出现失血性休克症状。医嘱为紧急静脉输全血进行抢救。经过 10 个小时的抢救，病人苏醒。护士观察到病人皮肤、黏膜出现散在瘀斑。

28. 该病人可能出现了_____。

    A. 循环负荷过重   B. 出血倾向   C. 枸橼酸钠中毒

    D. 溶血反应   E. 过敏反应

29. 发生此症状的原因是由于库存血中何种成分破坏较多_____。

    A. 血红蛋白   B. 血小板   C. 红细胞

    D. 白细胞   E. 粒细胞

30. 护士为病人提供的护理，下列不妥的是_____。

    A. 严密观察病情

    B. 严格掌握输血量

    C. 根据情况适当补充血液成分

    D. 静脉推注葡萄糖酸钙，防止发生低血钙

    E. 3 日内不可再输血

31. 对于该病人最佳的输血方式是_____。

    A. 输同型血   B. 自体输血   C. 输新鲜血

    D. 输血小板   E. 输红细胞

四、X 型题

以下每一道题有 A、B、C、D、E 5 个备选答案，请从中选择所有的正确答案。

1. 下列属于晶体溶液的是_____。

    A. 葡萄糖　　　　　　B. 甘露醇　　　　　　C. 氯化钠

    D. 碳酸氢钠　　　　　E. 右旋糖酐

2. 急性大出血时可与全血共用的胶体溶液是_____。

    A. 低分子右旋糖酐　　B. 羟乙基淀粉　　　　C. 氧化聚明胶

    D. 聚乙烯吡咯酮　　　E. 白蛋白注射液

3. 下列属于静脉输液反应的是_____。

    A. 发热反应　　　　　B. 空气栓塞　　　　　C. 静脉炎

    D. 肺水肿　　　　　　E. 溶血反应

4. 下列输液速度宜慢的是_____。

    A. 大失血　　　　　　B. 老年人　　　　　　C. 心脏病

    D. 婴幼儿　　　　　　E. 严重脱水

5. 下列与大量输血有关的反应是_____。

    A. 循环负荷过重　　　B. 出血倾向　　　　　C. 枸橼酸钠中毒

    D. 空气栓塞　　　　　E. 溶血反应

6. 下列哪种情况可应用红细胞悬液_____。

    A. 慢性贫血其他治疗无效时

    B. 急性失血

    C. 战地急救

    D. 中小手术

    E. 严重感染

7. 输血可能会感染的疾病包括_____。

    A. 肝炎　　　　　　　B. 艾滋病　　　　　　C. 梅毒

    D. 败血症　　　　　　E. 肺炎

五、判断题

（　　）1. 晶体溶液分子量小，在血管内存留时间短，常用于增加血容量、改善微循环。

（　　）2. 连续输液 24 小时的病人，应每天更换输液器。

（　　）3. 开放式静脉输液是目前临床常用的输液方法。

（　　）4. 颈外静脉输液时若有血块堵住硅胶管，应立即用 0.4% 枸橼酸钠生理盐水将血块推回血管。

（　　）5. 静脉输液泵能够根据病人的具体病情及所用药物的特点设定输液速度和输液量，但操作繁琐，无形中增加了护理工作量。

（　　）6. 输血前，护士最多只能抽取两名病人的血标本。

（　　）7. 血液制品中不可添加任何药物，避免变质。

（　　）8. 对于符合条件的择期手术病人，最好的输血方式是自体输血。

六、名词解释

1. 静脉输液法

2. 静脉输血法

3. 静脉输液泵

4. 静脉炎

5. 库存血

6. 新鲜血

7. 交叉配血试验

8. 自体输血法

9. 溶血反应

10. 大量输血

七、填空题

1. 静脉高营养液用于供给_____和_____，维持_____，补充维生素和矿物质。常用的营养液有_____、_____等。

2. 静脉输液时，应该选择_____、_____、_____的血管，避开_____和_____。

3. 静脉输液时，进针角度为_____；静脉留置针输液时，进针角度为_____；颈外静脉输液时，进针角度为_____。

4. 静脉输液时 Murphy 滴管内的液面达滴管_____。

5. 静脉输液常规消毒，直径应大于_____。

6. 调节滴速是根据病人的_____、_____及_____。一般成人为_____，儿童_____。

7. 小儿头皮静脉输液时，护士站在患儿的_____，用_____消毒局部皮肤。

8. 长期输液的患儿要经常更换体位，防止出现_____和_____。

9. 静脉留置针一般保留时间为_____，最多不超过_____。

10. 静脉留置针可用于_____、_____、_____、_____等。

11. 输液时发现肺水肿症状，应立即_____，迅速通知医生进行紧急处理，并协助病人取_____，双腿_____。必要时进行_____。

12. 经外周中心静脉置管穿刺首选_____，次选_____，最后选_____。

13. 经外周中心静脉置管使用_____方法冲管，置管后_____内更换敷料。

14. 静脉炎发生的主要原因是长期输入_____、_____的药物引起的。

15. 发生静脉炎时，局部可用_____或_____进行湿热敷，每日_____次，每次_____分钟。

16. 全血包括_____和_____。

17. 红细胞制品包括_____、_____、_____。

18. 冰冻血浆保存环境温度是 _____，使用前将其放入 _____ 中融化，_____ 内输入完毕。

19. 干燥血浆保存期为_____，使用时加入_____或_____溶解。

20. 直接交叉配血试验是将_____血清和_____红细胞进行配合试验；间接交叉配血试验是将_____血清和_____红细胞进行配合试验。

21. 护士取回的血袋应 _____，血液分界 _____，血液无 _____、_____，无_____、_____或其他异常物质，核对无误后，护士在_____上签名。

22. 严格执行查对制度，输血前必须_____核对无误后方可输血。

23. 严格掌握输血速度，开始滴速不宜超过 _____，对_____、_____、_____的病人滴速易慢。

24. 输血完毕的血袋保留_____，以备出现输血反应时查找原因。

25. 自体输血法有_____、_____、_____ 3 种形式。

26. 输入库存血大于 1000mL 时，遵医嘱静脉注射_____，防止发生_____。

27. 供血者在献血前_____不宜吃高蛋白、高脂肪的食物。

28. 发生溶血反应的原因有两个，一是_____，二是_____。

29. 采用直接输血法需要_____护士协作完成，一人_____，一人_____，一人_____。

30. 采用直接输血法时每 100mL 血液中加入 3.8% 枸橼酸钠溶液_____。

八、简答题

1. 简述静脉输液的目的及适应证。
2. 简述常用的晶体溶液及其作用。
3. 简述常用胶体溶液及其作用。
4. 简述静脉输液时溶液不滴的原因及处理方法。
5. 简述常见的输液故障。
6. Murphy 滴管内液面过高应该如何处理？
7. Murphy 滴管内液面过低应该如何处理？
8. 如何预防静脉输液中的发热反应？
9. 简述肺水肿的临床表现。
10. 简述静脉炎的临床表现。
11. 简述静脉炎的护理措施。
12. 怎样预防静脉炎的发生？
13. 简述发生空气栓塞的原因。
14. 如何预防空气栓塞的发生？
15. 简述空气栓塞的临床表现。
16. 发生空气栓塞立即将病人置于左侧头低足高位的原因是什么？

17. 输液微粒会造成哪些伤害？

18. 简述静脉输血"三查八对"的内容。

19. 造成血管内溶血的原因有哪些？

九、案例

1. 于女士，32岁，3年前妊娠时出现血尿，治疗后好转未复发。两天前感觉尿频尿急，排尿困难伴疼痛。今晨开始发烧，体温最高达38.5℃，入院检查后诊断为尿路感染。医嘱为静脉输液，氨曲南1g，bid，左克0.2g，bid，好转后出院，在诊所继续输液3天巩固治疗。

（1）于女士输液的目的是什么？

（2）输液第3天于女士的输液部位出现红肿、疼痛，沿静脉血管走行出现条索状红线，可能是发生了何种输液反应？

（3）出现上述情况护士应如何护理？

2. 严某，男，35岁，输液过程中病人感到胸部不适，随即发生呼吸困难、严重发绀，并伴有濒死感。听诊心前区可闻及响亮的、持续的水泡声。心电图呈心肌缺血和急性肺心病的改变。请分析病人可能发生了何种输液反应？针对这种情况护士应如何护理？

3. 朱某，男，28岁，十二指肠溃疡输液治疗。今晨感觉腹部不适，随即呕血，量约500mL。查体发现血压70/40mmHg，心率120次/分，病人神志清楚，面色苍白，四肢湿冷，脉细速。医嘱：输血400mL。请分析：

（1）护士在输血前需要做哪些准备工作？如何调节病人的输血速度？

（2）当输血10mL时病人发生了溶血反应，护士是如何判断的？应如何护理？

技能考核

考核标准23　　　　　　　　　　静脉输液法　　　　　　　年　月　日

操作程序	操作步骤	质量标准	分值	自评分	教师评分
操作准备	护士着装	衣、帽、口罩、鞋整洁	2		
		指甲、配饰符合要求，洗手，戴口罩	2		
	用物准备	用物齐全，顺序正确。错1项扣1分	4		
	病人准备	评估病人对输液的心理反应，取舒适卧位并暴露注射部位	2		
	环境准备	按无菌要求进行；注射环境安静整洁，光线适宜	2		
	报告计时	报告老师某某同学用物准备完毕，现在开始操作。教师计时开始	2		

操作程序	操作步骤	质量标准	分值	自评分	教师评分
药物准备	查对药物	查对药物的有效期、名称、浓度、剂量、用法	2		
	划瓶启盖	按药物包装不同分别划瓶，启盖，贴输液贴	2		
	消毒瓶口	按照药物包装分别消毒瓶颈（瓶口至瓶颈），掰瓶，加药	4		
	查输液器	检查输液器包装、有效期，取出输液针头，插入瓶塞，核对，将用物按使用顺序置于治疗车上	4		
评估病人	核对病人	携用物至病人床旁，核对床号、姓名、腕带，嘱病人排尿	4		
	解释目的	您是某某吧，现在遵医嘱要为您输入××药	2		
操作步骤	挂瓶排气	关闭调节夹，旋紧头皮针，挂瓶，保持滴管倒置，液面适当（1/2～2/3）时倒转，排液体至圆壶处，一次排气成功，挂好，护针帽不准脱落	4		
	选择血管	手足四肢浅静脉，血管充盈，有成功把握	2		
	扎止血带	穿刺点上方6cm扎带，带头向上，易于松解，松紧适宜	4		
	消皮正确	二根棉签常规消毒，消毒面积 >5cm，无空隙	4		
	排气核对	排出一滴药，核对：您是某某吧，现在我要为您输液了，请不要紧张	2		
	绷紧皮肤	左手在消毒部位下方固定血管，右手持针20°角	2		
	穿刺进针	20°进针，动作准确，深度适宜	4		
	固定三松	见回血放平针柄，松止血带、止水夹、松拳	4		
	固定针柄	3 条胶布固定，整齐美观，稳固防脱	4		
	调节滴速	滴速每分钟40～60滴	4		
	安置病人	操作后核对病人，告知每分钟滴速及注意事项，安置病人于舒适体位，放置呼叫器于易取处	2		
	记录签名	洗手，记录输液卡（药名、剂量、时间），并悬挂于输液架上，每隔15～30分钟巡视病房1次	2		
	报告拔针	报告老师输液完毕，拔针	2		
	核对解释	输液结束，告知病人输液完毕需要拔针	2		
	拔针按压	揭去胶布，关闭调节夹，迅速拔针，轻压穿刺点上方，嘱病人按压片刻至无出血，告知注意事项	4		

续表

操作程序	操作步骤	质量标准	分值	自评分	教师评分
结束整理	处理用物	取下输液卡及输液瓶，毁型，头皮针及输液器针头置于锐器盒内，垃圾分类放置	4		
	洗手记录	洗手，记录输液过程、结束时间、病人反应	4		
	报告结束	报告老师操作结束。教师计时结束	2		
综合评价	无菌原则	全程未违反无菌技术原则	4		
	整体质量	动作稳、准、轻、快。物品未遗落，顺序未颠倒	4		
	服务态度	态度和蔼、亲切、认真	4		
	时　间	10 分钟，超时 30 秒从总分中扣除 1 分			
	口　试	本操作相关内容，答错最多从总分中扣 5 分			
总评			100		

考核标准 24　　　　　　　　　　静脉输血法（间接）　　　　　　年　月　日

操作程序	操作步骤	质量标准	分值	自评分	教师评分
操作准备	护士着装	衣、帽、口罩、鞋整洁	2		
		指甲、配饰符合要求，洗手，戴口罩	2		
	用物准备	用物齐全，顺序正确。错 1 项扣 1 分	2		
	病人准备	评估病人对输血的心理反应，取舒适卧位并暴露注射部位	2		
	环境准备	按无菌要求进行；注射环境安静整洁，光线适宜	2		
	报告计时	报告老师某某同学用物准备完毕，现在开始操作。教师计时开始	2		
准备血液	查对血液	输血的"三查八对"	4		
	查对盐水	查对盐水的有效期、名称、浓度、剂量、用法	2		
	消毒瓶口	启瓶盖，消毒盐水瓶口及瓶颈	2		
	查输血器	检查输血器包装有无漏气、有效期，取出输液针头，插入盐水瓶塞，核对，将用物按使用顺序置于治疗车上	2		
评估病人	核对病人	携用物至病人床旁，二人核对床号、姓名、腕带，询问病人是否需要排尿，病人取体位舒适	2		
	解释目的	您是某某吧，现在遵医嘱要为您输血了	2		

操作程序	操作步骤	质量标准	分值	自评分	教师评分
先输盐水	挂瓶排气	关闭调节夹，旋紧头皮针，挂瓶，保持滴管倒置，液面适当（1/2～2/3）时倒转，排液体至头皮针栓处，一次排气成功，挂好，护针帽不准脱落	4		
	扎带消毒	扎止血带于穿刺点上方6cm，常规消毒，面积＞5cm	4		
	选择血管	手足四肢浅静脉，血管充盈，有成功把握	4		
	扎止血带	扎带的带头向上，易于松解，松紧适宜	2		
	消皮正确	二根棉签常规消毒，消毒液面积＞5cm，无空隙	4		
	排气核对	直接放出一滴药，核对：您是某某吧，现在我要为您输液了，请不要紧张	2		
	绷紧皮肤	左手在消毒部位下方固定血管，右手持针20°角	2		
	穿刺进针	20°进针，动作准确，深度适宜	4		
	固定三松	见回血放平针柄，松止血带、止水夹、松拳	2		
	固定针柄	三条胶布固定，整齐美观，稳固防脱	2		
	调节滴速	滴速每分钟40～60滴	2		
输注血液	检查血液	再次二人核对血液有效期、质量、包装、姓名、床号、住院号、血袋号、血型、交叉配血试验结果、血制品种类、血量	4		
	准备血液	摇匀血袋，挂于输液架上，止血钳夹住输血袋开口，常规消毒血袋开口黄管处，将输血器针头从盐水瓶中拔出插入血袋开口黄管处	4		
	保护盐水	将盐水瓶口用无菌纱布包扎固定，待用	2		
	调节滴速	开始滴速不宜超过20滴/分。一般成人40～60滴/分，儿童酌情减慢，观察	2		
	安置病人	操作后核对病人，告知每分钟滴速及注意事项，安置病人于舒适体位，放置呼叫器于易取处	2		
	记录洗手	洗手，记录输血卡（血型、剂量、时间、给血者、受血者），签名后悬挂于输液架上，每15分钟巡视病房1次	2		
输血结束	更换盐水	解去盐水瓶口纱布，重新消毒盐水瓶口，将输血针头从血袋中拔出，插回至盐水瓶口，观察滴注情况	2		
	调节滴速	滴速每分钟40～60滴（根据病情）	2		

操作程序	操作步骤	质量标准	分值	自评分	教师评分
	报告拔针	报告老师盐水输入完毕，病人无其他用药。拔针	2		
	核对解释	输血结束，告知病人输液完毕需要拔针	2		
	拔针按压	揭去胶布，关闭调节夹，迅速拔针，轻压穿刺点上方，嘱病人按压片刻至无出血，告知注意事项	2		
结束整理	处理用物	取下输血卡及输液瓶，输血器及针头置于专用容器内，24 小时后按医疗垃圾处置，其他垃圾分类放置	2		
	洗手记录	洗手，再次核对病人姓名、血型，在输血单上记录输血过程、病人反应	2		
	报告结束	报告老师操作结束。教师计时结束	2		
综合评价	无菌原则	全程未违反无菌技术原则	4		
	整体质量	动作稳、准、轻、快。物品未遗落、顺序未颠倒	4		
	服务态度	态度和蔼、亲切、认真	2		
	时　间	15 分钟，超时 30 秒从总分中扣除 1 分			
	口　试	本操作相关内容，答错最多从总分中扣 5 分			
总评			100		

第十三章　标本采集

 学习要点

　　正确采集标本是获得准确、可靠检验结果的关键。标本采集发生问题将直接影响诊断结果，导致治疗错误。应重视标本采集的质量，按要求采集和送检，把好检验结果质量关，防止临床误诊误治的发生。本章的重点是采集原则，血、尿、便标本的采集；难点是血、尿、便标本采集的方法。

同步训练

一、A1 型题

以下每一道题有 A、B、C、D、E 5 个备选答案，请从中选择一个最佳答案。

1. 下列标本采集原则表述错误的是＿＿＿＿。
   A. 严格执行查对制度，以确保采集准确无误
   B. 根据检验目的选择适当的容器
   C. 采集标本时应按医嘱执行
   D. 采集的标本可以混入防腐剂
   E. 标本应及时留取，及时送检

2. 护士为病人同时抽取不同种类的血标本时，注入盛放血标本容器的正确顺序是＿＿＿＿。
   A. 血培养瓶 − 抗凝管 − 干燥管
   B. 干燥管 − 抗凝管 − 血培养瓶
   C. 干燥管 − 血培养瓶 − 抗凝管
   D. 抗凝管 − 血培养瓶 − 干燥管
   E. 血培养瓶 − 干燥管 − 抗凝管

3. 留取中段尿的正确方法是＿＿＿＿。
   A. 女性病人在月经期可以留取尿标本
   B. 留尿量 2mL

   C. 留尿量 10mL

   D. 尿内切勿混有消毒液

   E. 必须留取晨起时第一次尿

4. 查痰中癌细胞时，固定标本的溶液宜选_____。

   A. 95% 乙醇　　　　　　B. 10% 草酸钾　　　　　　C. 5% 石碳酸

   D. 40% 甲醛　　　　　　E. 0.1% 苯扎溴铵

二、A2 型题

下面每一个案例有 A、B、C、D、E 5 个备选答案，请从中选择一个最佳答案。

1. 齐先生，35 岁，持续高热 3 天。医嘱：血培养，其目的是_____。

   A. 测定血清酶　　　　　B. 测定肝功能　　　　　C. 测定电解质

   D. 测定非蛋白氮含量　　E. 查找血液中的致病菌

2. 张某，女，51 岁，泌尿系感染，需做尿培养。病人神志清楚，护士可留取尿标本的方法是_____。

   A. 随即留尿 100mL　　　B. 留取中段尿　　　　C. 留晨首次尿液 100mL

   D. 收集 24 小时尿液　　　E. 行导尿术留尿

3. 郑某，女，32 岁，病人处于浅昏迷状态，怀疑合并有泌尿系感染，遵医嘱做尿培养。正确留取尿标本的方法为_____。

   A. 采集 12 小时尿标本

   B. 嘱病人自行留尿

   C. 运用导尿术，留取尿标本

   D. 留取中段尿

   E. 采集 24 小时尿标本

4. 陈某，男，32 岁，疑为上消化道出血。遵医嘱做大便隐血试验，在试验期间，病人禁止食用_____。

   A. 绿色蔬菜　　　　　　B. 牛奶　　　　　　　　C. 粉丝

   D. 馒头　　　　　　　　E. 豆腐

5. 李某，女，18 岁，白血病。化疗过程中因口腔溃疡需做咽拭子培养，采集标本部位应选在_____。

   A. 口腔溃疡面　　　　　B. 两侧腭部　　　　　　C. 舌根部

   D. 扁桃体　　　　　　　E. 咽部

三、A3 型题

以下每一个案例设 2~3 个试题，请根据病例所提供的信息在 A、B、C、D、E 5 个备选答案中选择一个最佳答案。

（1~3 题共用题干）

李某，男，54 岁。近一周来晨起眼睑水肿，尿色发红，排尿不适，血压偏高，疑为急性肾小球肾炎，需留 12 小时尿作爱迪计数。

1. 为了防止尿液存放变质，应在尿液中加入_____。

    A. 甲醛   B. 浓盐酸   C. 稀盐酸

    D. 已烯雌酚   E. 乙醛

2. 留取尿液的正确方法是_____。

    A. 晨 7 时排空膀胱，弃去尿液，开始留尿，至晚 7 时留取最后一次尿

    B. 晨 7 时开始留尿，至晚 7 时弃去最后一次尿

    C. 任意取连续的 12 小时均可

    D. 晚 7 时排空膀胱，弃去尿液，开始留尿，至晨 7 时留取最后一次尿

    E. 晚 7 时开始留尿，至晨 7 时弃去最后一次尿

3. 医生需要进一步明确病人肾功能情况，需采血查尿素氮。正确的做法是_____。

    A. 采集量一般为 10mL

    B. 用干燥试管

    C. 从输液针头处取血

    D. 采集时直接注入抗凝采血管

    E. 采血前需禁食

四、判断题

（ ）静脉采血时，禁在输液处抽取血标本，但可在输血处抽取。

五、填空题

1. 尿培养标本采集方法有_____或_____。

2. 留取 24 小时痰标本需留_____，并观察痰液的_____，以协助诊断。

六、简答题

1. 标本采集时应遵循哪些原则？

2. 24 小时尿标本采集时常用的防腐剂及其作用是什么？

七、案例

张某，女，65 岁。为明确诊断，需采集血标本查血糖、肝功能和做血培养，护士应备何种容器？采集标本时应注意什么？

第十四章　危重病人的护理及抢救

 学习要点

　　本章主要包括观察与抢救两大部分内容。对于观察，要求掌握病人观察的重点如生命体征、意识状态、各种症状及病人的心理状态。对于抢救，应熟悉相应的抢救程序，熟练掌握常用的抢救方法，全面、细致地做好危重病人的身心整体护理以及抢救后的各项护理。

同步训练

一、A1 型题

以下每一道题有 A、B、C、D、E 5 个备选答案，请从中选择一个最佳答案。

1. 意识障碍中以兴奋性增高为主的表现是_____。
　　A. 嗜睡　　　　　　　　B. 昏睡　　　　　　　　C. 谵妄
　　D. 浅昏迷　　　　　　　E. 深昏迷

2. 双侧瞳孔扩大常见于_____。
　　A. 敌百虫中毒　　　　　B. 一氧化碳中毒　　　　C. 氰化物中毒
　　D. 吗啡中毒　　　　　　E. 颠茄类中毒

3. 与病情不相符的临床表现是_____。
　　A. 颠茄类药物中毒，双侧瞳孔扩大
　　B. 颅内高压时呕吐为喷射状
　　C. 支气管哮喘发作病人采取端坐呼吸
　　D. 缺氧病人口唇、指端皮肤紫绀
　　E. 休克病人常有巩膜黄染

4. 对眼睑不能自行闭合的昏迷病人，应采取的措施是_____。
　　A. 按摩眼睑　　　　　　B. 干纱布覆盖　　　　　C. 滴氯霉素眼药水
　　D. 涂金霉素眼膏　　　　E. 用湿棉球擦拭眼部周围

5. 危重病人的排泄护理，下列不妥的是_____。

  A. 如发生尿潴留，必要时导尿

  B. 留置导尿者应保持引流通畅，防止感染

  C. 便秘时，必须下床活动，促进排便

  D. 便失禁者，保持局部清洁干燥

  E. 观察皮肤变化，预防压疮发生

6. 护士在检查急救药物时发现升压药中混有其他药物，为防止差错，请把不属于此类的药物取出_____。

  A. 去甲肾上腺素   B. 盐酸肾上腺素   C. 间羟胺

  D. 哌替啶   E. 多巴胺

7. 病人动脉血氧分压低于_____需给予吸氧。

  A. 35mmHg   B. 46 mmHg   C. 50 mmHg

  D. 57 mmHg   E. 68 mmHg

8. 装氧气表前先打开总开关是为了_____。

  A. 了解氧气流出是否通畅

  B. 估计筒内氧气流量

  C. 测知筒内氧气压力

  D. 清洁气门，保护氧气表

  E. 检查氧气筒内是否有氧气

9. 使用氧气时下列错误的是_____。

  A. 远离火源

  B. 不可用力震动

  C. 可在氧气筒螺旋口上涂油保护

  D. 先调节流量后使用

  E. 氧气筒内的氧气不可用尽

10. 氧气筒内氧气不可用尽，其原因是_____。

  A. 便于再次充气

  B. 防止再充气时引起爆炸

  C. 便于检查氧气装置有无漏气

  D. 便于调节氧流量

  E. 使流量平稳，便于使用

11. 依据下列压力表显示的数值，应更换氧气筒的是_____。

  A. 1 kg/cm^2 B. 3 kg/cm^2 C. 5 kg/cm^2

  D. 7 kg/cm^2 E. 9 kg/cm^2

12. 常用洗胃溶液的温度是_____。

  A. 10℃~18℃   B. 20℃~24℃   C. 25℃~38℃

  D. 40℃~41℃   E. 42℃~45℃

13. 洗胃时胃管从口腔插入的长度是_____。

A. 10 ~ 15cm   B. 25 ~ 35cm   C. 55 ~ 60cm

D. 65 ~ 75cm   E. 85 ~ 90cm

14. 下列毒物中毒时禁忌洗胃的是_____。

     A. 来苏水   B. 安眠药   C. 磷化锌

     D. 硫酸   E. 苯酚

15. 敌百虫中毒时，不采用碱性溶液洗胃的原因是_____。

     A. 清除毒物速度慢

     B. 损伤胃、食道黏膜

     C. 增加毒物溶解度

     D. 抑制毒物排出

     E. 会产生毒性更强的敌敌畏

16. 电动吸引器吸痰每次插入导管吸痰时间不超过_____。

     A. 5 秒   B. 10 秒   C. 15 秒

     D. 20 秒   E. 25 秒

17. 为病人吸痰操作不正确的是_____。

     A. 检查吸引器性能是否正常

     B. 插管前应检查导管是否通畅

     C. 吸痰管反复上下提插，吸尽痰液

     D. 痰液黏稠时滴入少量生理盐水稀释

     E. 吸痰用物每日更换 1 ~ 2 次

18. 使用人工呼吸机，通气不足的症状是_____。

     A. 昏迷   B. 抽搐   C. 生命体征稳定

     D. 吸气时胸廓隆起   E. 皮肤潮红、出汗

二、A2 型题

下面每一个案例有 A、B、C、D、E 5 个备选答案，请从中选择一个最佳答案。

1. 陈先生，26 岁。夜间急诊入院，病人表情痛苦、呼吸急促，伴有鼻翼翕动，口唇有疱疹，面色潮红，测体温 38℃。该病人面容属于_____。

     A. 急性病容   B. 慢性病容   C. 病危病容

     D. 休克病容   E. 满月病容

2. 章叔叔，46 岁，来院就诊时面容憔悴、面色晦暗、目光暗淡。该病人面容属于_____。

     A. 急性病容   B. 慢性病容   C. 病危病容

     D. 休克病容   E. 满月病容

3. 邱阿姨，40 岁，患十二指肠溃疡，饭后呕吐较重，呕吐物中经常混有大量的胆汁。这时的呕吐物颜色呈_____。

     A. 黄绿色   B. 黄色   C. 咖啡色

　　D. 鲜红色　　　　　　　　　E. 暗红色

4. 刘先生，26 岁，大量饮酒后导致急性胃出血，其呕吐物的颜色是_____。
　　A. 食物本色　　　　　　B. 暗灰色　　　　　　　C. 咖啡色
　　D. 鲜红色　　　　　　　E. 暗红色

5. 孙先生，33 岁，因工作受到挫折而压抑，服有机磷农药后被家人及时发现，送
　　医院救治。此时，反映病情变化的最主要指征是_____。
　　A. 表情　　　　　　　　B. 瞳孔　　　　　　　　C. 面容
　　D. 呕吐物　　　　　　　E. 皮肤与黏膜

6. 隋伯伯，60 岁，瞳孔散大，角膜反射消失，四肢无力，呼之不醒。分诊护士考
　　虑病人可能为_____。
　　A. 嗜睡　　　　　　　　B. 脑出血　　　　　　　C. 昏睡
　　D. 浅昏迷　　　　　　　E. 深昏迷

7. 刘先生，56 岁。护士发现其不能被唤醒，压眶反射、瞳孔对光反射、角膜反射
　　存在。此病人的意识状况属于_____。
　　A. 嗜睡　　　　　　　　B. 昏睡　　　　　　　　C. 意识障碍
　　D. 浅昏迷　　　　　　　E. 深昏迷

8. 张大爷，因脑出血入院，现处于持续睡眠状态，但能被语言或轻度刺激唤醒，
　　刺激去除后又很快入睡。此时病人处于_____。
　　A. 嗜睡　　　　　　　　B. 昏睡　　　　　　　　C. 浅昏迷
　　D. 深昏迷　　　　　　　E. 意识模糊

9. 李先生，38 岁。因车祸急诊入院，现全天处于睡眠状态已 2 天，不易唤醒，醒
　　后答非所问，很快又入睡。该病人的意识障碍程度为_____。
　　A. 嗜睡　　　　　　　　B. 意识模糊　　　　　　C. 昏睡
　　D. 谵妄　　　　　　　　E. 昏迷

10. 吴先生，40 岁，喷洒有机磷农药时，防护不当造成中毒。其瞳孔可见_____。
　　 A. 双侧瞳孔散大　　　B. 双侧瞳孔缩小　　　C. 双侧瞳孔不等大
　　 D. 双侧同向偏斜　　　E. 一侧瞳孔散大固定

11. 许大哥，33 岁，建筑工人，施工时不慎坠楼，在抢救该病人时，抢救方位错误
　　 的是_____。
　　 A. 床头设吸引器、插灯、氧气
　　 B. 床尾置抢救车
　　 C. 左侧床头置心电图监护仪
　　 D. 右侧床头置呼吸机
　　 E. 主抢救医生站在左侧，辅助抢救医生站在右侧

12. 吴先生，35 岁，因外伤导致破伤风，被安置在隔离病室。病人牙关紧闭，四肢
　　 抽搐。采取措施中不妥的是_____。
　　 A. 使用床挡，以防坠床

B. 取下义齿，以防窒息

C. 枕头立于床头，以防撞伤

D. 压舌板裹上纱布，放于上下门齿之间

E. 室内光线宜暗，工作人员动作要轻

13. 张先生，43 岁。因上消化道大出血被送至急诊室。值班护士在医生未到达前首先应_____。

A. 记录病人入院时间和病情变化

B. 测生命体征，建立静脉通路

C. 通知住院处，办理入院手续

D. 向家属了解病史，耐心解释

E. 注射止血药物，抽血标本配血

14. 丁先生，45 岁，吸烟史 20 年。胆囊切除术后，已拔除气管插管，病人意识模糊。目前最重要的护理是_____。

A. 保持呼吸道通畅　　　B. 约束肢体活动　　　C. 防止输液针头脱出

D. 监测生命体征　　　E. 做好保暖

15. 刘奶奶，77 岁。昏迷 4 天，眼睑不能闭合。护理眼部首选的措施是_____。

A. 滴眼药水　　　B. 热敷眼部　　　C. 干纱布遮盖

D. 按摩双眼睑　　　E. 用凡士林纱布遮盖

16. 无名氏，交通事故后送往急诊室，意识丧失，左闭合性下肢骨折，呼吸 16 次/分，心率 70 次/分，血压 96/62mmHg，身上无任何证件。护士处理不妥的是_____。

A. 协助医生处理骨折

B. 处置同时通知保卫部

C. 等待家属办理手续后再处理

D. 先处理后再等家属补办手续

E. 处置同时通知医务部

17. 刘先生，58 岁，夜间急诊入院，病人恶心、呕吐，呕吐物呈喷射状吐出。应考虑_____。

A. 食物中毒　　　B. 高位性肠梗阻　　　C. 低位性肠梗阻

D. 颅内高压　　　E. 幽门梗阻

18. 孙某，因溺水送入急诊室，查体：神志不清，呼吸微弱，口流涎水，心率 56 次/分，血压 90/60mmHg。医生不在场时，护士正确的处理是_____。

A. 立即呼叫医生

B. 立即将头偏一侧，吸出口腔异物，吸氧

C. 立即心外按压

D. 立即心电监护

E. 测量生命体征

19. 王女士，20岁，高热39℃，急诊输液，体温没有下降，无家属陪伴。护士在肌注降温药时，心理护理正确的是_____。
   A. 协助病人多饮水
   B. 指导病人高热饮食
   C. 与病人交谈，分散注意力
   D. 用手触摸病人头部，安慰病人后再注射
   E. 注射后告知病人等待退热

20. 卢先生，40岁，因酗酒后突发急性胰腺炎，来院就诊。查体：神清，反应迟钝，呼吸26次/分，血压82/46mmHg，心率56次/分。抢救过程中护士操作不正确的是_____。
   A. 及时做好记录
   B. 护士向医生重复口头医嘱
   C. 医护双方核对后用药
   D. 超常规用药应双方核对医嘱
   E. 快速急救，无需核对

21. 任先生，22岁，病人烦躁不安，呼吸困难，鼻翼扇动，口唇及指甲发绀。遵医嘱给予吸氧。吸氧过程中需要调节氧流量，正确做法是_____。
   A. 先关总开关，再调节流量
   B. 先关流量表，再调节流量
   C. 直接调节流量
   D. 先拔出鼻导管，再调节流量
   E. 先分离接管，再调节流量

22. 王爷爷，70岁，因风湿性心脏病导致左心衰竭入院。病人呼吸困难，紫绀明显，神志清，烦躁不安。遵医嘱给予吸氧，用氧过程中需注意_____。
   A. 氧气筒内氧气应用尽
   B. 用氧过程中调节氧流量时先调节后停氧
   C. 每日更换鼻导管1次
   D. 氧气筒安置在阴凉处
   E. 可用有油的手触及氧气筒

23. 杨阿姨，48岁，急性食物中毒。病人意识清楚能配合，可选用的洗胃方法是_____。
   A. 口服催吐法
   B. 电动吸引器洗胃法
   C. 注洗器洗胃法
   D. 漏斗胃管洗胃法
   E. 自动洗胃机洗胃法

24. 潘女士，21岁，急性中毒昏迷，被送入急诊室，毒物不明。护士正确的处理措

施是_____。

A. 主张以输液解毒为主

B. 问清毒物名称后再洗胃

C. 待清醒后再洗胃

D. 观察后决定是否应洗胃

E. 抽出胃内容物检验，用温水洗胃

25. 李女士，36 岁，与家人争吵后口服大量巴比妥钠，急诊入院。其洗胃液与导泻液分别为_____。

A. 温开水，硫酸镁

B. 0.9% 氯化钠，硫酸镁

C. 0.1% 硫酸铜，硫酸钠

D. 2%～4% 碳酸氢钠，硫酸钠

E. 1:15000 高锰酸钾，硫酸钠

26. 小赵，27 岁。因交友情感受挫，自服农药，被同伴急送医院，护士为中毒者洗胃前先抽取胃内容物再行灌洗的主要目的是_____。

A. 送检毒物确定其性质

B. 减少毒物吸收

C. 防止胃管阻塞

D. 预防急性胃扩张

E. 防止灌入气管

27. 李先生，因误服磷化锌中毒急送医院，护士为其洗胃。禁用的洗胃溶液是_____。

A. 高锰酸钾   B. 生理盐水   C. 硫酸铜

D. 温开水   E. 牛奶

28. 齐女士，28 岁，因与家人发生口角后服用敌百虫，被家人及时发现送入急诊室。护士为病人洗胃时，禁用的溶液是_____。

A. 2%～4% 碳酸氢钠   B. 生理盐水   C. 硫酸铜

D. 温开水   E. 1% 盐水

29. 一位中年妇女，服 1605 农药自杀，被家人送入急诊室。护士为其洗胃清除毒物，应禁用的洗胃液是_____。

A. 生理盐水

B. 1:15000～1:20000 高锰酸钾

C. 2%～4% 碳酸氢钠

D. 蒸馏水

E. 1% 盐水

30. 无名氏，男，35 岁。服灭鼠药中毒，被送入急诊室。为病人洗胃首选_____。

A. 温开水   B. 生理盐水   C. 2% 碳酸氢钠

D. 1 : 15000 高锰酸钾　　　E. 4% 碳酸氢钠

31. 王先生，30 岁。5 分钟前误服硫酸，目前病人神志清楚。应立即给病人
_____。
    A. 饮牛奶
    B. 用 2% 碳酸氢钠洗胃
    C. 用硫酸镁导泻
    D. 口服碳酸氢钠
    E. 用 1 : 15000 高锰酸钾洗胃

32. 杨女士，在与家人争吵后服下半瓶敌敌畏。洗胃时每次灌入的溶液量应为
_____。
    A. 100 ~ 200mL　　　　　B. 200 ~ 300mL　　　　　C. 300 ~ 500mL
    D. 400 ~ 600mL　　　　　E. 500 ~ 700mL

33. 刘宝宝，男，7 岁，误服灭鼠药被送到医院洗胃。护士在操作过程中发现有血
性液体流出，应立即采取的护理措施是_____。
    A. 减低吸引压力
    B. 灌入蛋清水保护胃黏膜
    C. 更换洗胃液重新灌洗
    D. 灌入止血剂止血
    E. 立即停止操作，并通知医生

34. 钱女士，50 岁，因与家人发生口角服不明药物，被家属及时发现送入急诊室。
在不明确药物种类时，护士为其洗胃应选用_____。
    A. 高锰酸钾　　　　　B. 温水　　　　　C. 牛奶
    D. 碳酸氢钠　　　　　E. 过氧化氢

35. 于爷爷，男，69 岁，患慢性支气管炎 5 年。给病人吸痰时发现痰液黏稠，不易
吸出。为使痰液易于吸出，下列措施不妥的是_____。
    A. 拍胸背部　　　　　B. 滴入化痰药物　　　　　C. 滴入生理盐水
    D. 增加吸引器负压　　　E. 使用超声雾化吸入

36. 赵爷爷，70 岁，患慢性咽炎 15 年。病人咳嗽、咳痰，痰液黏稠不易咳出。遵
医嘱为病人吸痰，下列措施正确的是_____。
    A. 调节负压 -300 ~ -500mmHg
    B. 每次吸痰时间不超过 20s
    C. 从深部开始吸痰
    D. 喉头有痰鸣音时立即吸痰
    E. 每根吸痰管可重复使用，避免浪费

37. 周爷爷，70 岁，肺癌晚期。由于其年老体弱，痰液咳不出，遵医嘱为其吸痰。
下列说法错误的是_____。
    A. 连续使用时间不超过 3 小时

B. 动作轻柔，负压不可过大

C. 定期检查，做好清洁消毒工作

D. 贮液瓶达 2/3 时，及时倾倒

E. 吸痰用物每天更换 1~2 次

38. 吴爷爷，85 岁。咳嗽，咳痰，气促，咯黄色痰，痰液黏稠不易咳出。查体：体温 39.8℃，心率 92 次/分，呼吸 24 次/分，血压 120/70mmHg，口唇紫绀，双肺呼吸音减弱。下列处理措施错误的是_____。

A. 遵医嘱给予吸氧

B. 遵医嘱给予吸痰

C. 使用人工呼吸机

D. 乙醇擦浴

E. 长期卧床应防止压疮的出现

39. 郑先生，60 岁，患重症肌无力。为其使用人工呼吸机时，护理措施错误的是_____。

A. 螺纹管每日更换

B. 呼吸频率调节为 16~20 次/分

C. 人工通气 30 分钟后查血气分析

D. 按时翻身拍背，及时吸痰

E. 密切观察病情变化

三、A3 型题

下面每一个案例设 2~3 个试题，请根据病例所提供的信息在 A、B、C、D、E 5 个备选答案中选择一个最佳答案。

(1~2 题共用题干)

刘宝宝，男，2 岁，因患细菌性肺炎入院。现患儿烦躁不安，呼吸困难，鼻翼扇动，口唇及指甲发绀，氧分压为 5.0kpa，二氧化碳分压为 8.0kpa

1. 护士应为该病人选择的吸氧方式是_____。

A. 单侧鼻导管法　　　B. 鼻塞法　　　C. 口罩法

D. 头罩法　　　E. 漏斗法

2. 病人需氧浓度为 29%，应调节氧流量至_____。

A. 每分钟 1L　　　B. 每分钟 2L　　　C. 每分钟 3L

D. 每分钟 4L　　　E. 每分钟 5L

(3~4 题共用题干)

李奶奶，60 岁，因肺心病入院治疗。护士巡视病人时，发现病人口唇发绀、呼吸困难。血气分析结果显示：PaO_2 42mmHg，$PaCO_2$ 70 mmHg。

3. 根据病人症状及血气分析，判断其缺氧程度为_____。

A. 极轻度　　　B. 轻度　　　C. 中度

　　　D. 重度　　　　　　　　　E. 过重度

　4. 该病人吸氧时湿化瓶中应放_____。

　　　A. 生理盐水　　　　　　　B. 葡萄糖盐水　　　　　C. 20%～30%乙醇

　　　D. 5%葡萄糖　　　　　　　E. 无菌蒸馏水

（5～7题共用题干）

　　张小宝，男，7岁，误服灭鼠药（磷化锌）后被送入医院抢救。护士立即实施抢救措施，为该病人进行洗胃。

　5. 此时洗胃的主要目的是_____。

　　　A. 减轻胃黏膜水肿　　　B. 为手术做准备　　　　C. 清除胃内毒物

　　　D. 为某些检查做准备　　E. 保护胃黏膜，减轻疼痛

　6. 为减轻磷化锌的吸收，可采用口服的对抗剂是_____。

　　　A. 白醋　　　　　　　　　B. 蛋清水　　　　　　　C. 硫酸铜

　　　D. 10%盐水　　　　　　　E. 镁乳

　7. 根据磷化锌溶解的特点，病人在接受治疗期间应禁用_____。

　　　A. 粗纤维类的食物

　　　B. 富含维生素食物

　　　C. 鸡蛋、牛奶及油类食物

　　　D. 高碳水化合物类食物

　　　E. 海类产品

（8～10题共用题干）

　　魏女士，30岁。误服毒物昏迷不醒，被送急诊。查体：呼气呈大蒜味，双侧瞳孔缩小，压迫眶上无疼痛反应。询问家属不能准确说出毒物名称。

　8. 护士判断可能的中毒毒物是_____。

　　　A. 氰化物中毒　　　　　　B. 碱性物中毒　　　　　C. 颠茄类中毒

　　　D. 有机磷或吗啡类中毒　　E. 乙醇中毒

　9. 为病人洗胃宜采取的体位是_____。

　　　A. 平卧位　　　　　　　　B. 端坐位　　　　　　　C. 俯卧位

　　　D. 去枕左侧卧位　　　　　E. 头高脚低位

　10. 洗胃时，一次灌入的冲洗液量不宜超过_____。

　　　A. 500mL　　　　　　　　B. 450mL　　　　　　　C. 350mL

　　　D. 250mL　　　　　　　　E. 100mL

（11～12题共用题干）

　　孙女士，28岁。因失恋服乐果自杀，被家人发现后急送入院。入院时病人表情淡漠，反应迟钝。

　11. 该病人目前的意识状态属于_____。

　　　A. 意识模糊　　　　　　　B. 深昏迷　　　　　　　C. 浅昏迷

　　　D. 嗜睡　　　　　　　　　E. 谵妄

12. 该病人宜采用的洗胃液是_____。

    A. 生理盐水

    B. 1:5000 高锰酸钾溶液

    C. 20g/L 鞣酸溶液

    D. 2%～4% 碳酸氢钠溶液

    E. 温开水

(13～15 题共用题干)

丁宝宝，男，5 岁，误服灭鼠药磷化锌后被家人送入医院，护士立即实施抢救工作。

13. 为该病人清除毒物的最佳措施是_____。

    A. 口服催吐法   B. 注洗器法   C. 电动吸引器法

    D. 自动洗胃机法   E. 口服对抗剂法

14. 为该病人洗胃时，护士先吸尽胃内容物，最主要的目的是_____。

    A. 确定胃管已插入胃中

    B. 防止胃管阻塞

    C. 防止胃扩张

    D. 减轻胃黏膜水肿

    E. 减少毒物吸收

15. 洗胃过程中若有血性液体流出，应采取的护理措施是_____。

    A. 立即停止操作并通知医生

    B. 灌入蛋清水，保护胃黏膜

    C. 减低洗胃吸引压力

    D. 更换洗胃液，重新灌洗

    E. 灌入止血药物止血

四、X 型题

下面每一道题有 A、B、C、D、E 5 个备选答案，请从中选择所有的正确答案。

1. 对危重病人的皮肤黏膜应观察_____。

    A. 颜色   B. 温度   C. 湿度

    D. 弹性   E. 有无出血

2. 吞服强酸强碱的病人，可采用的对抗剂是_____。

    A. 米汤   B. 牛奶   C. 豆浆

    D. 蛋清   E. 醋酸

3. 用氧过程中，正确的方法是_____。

    A. 氧气筒距暖气 1m 以上

    B. 氧气筒不可用力震动

    C. 氧气筒螺旋口不可涂油

　　D. 氧气用尽后及时更换

　　E. 氧气筒放置阴凉处

4. 吸痰法适用于_____。

　　A. 新生儿　　　　　　　B. 危重病人　　　　　　　C. 昏迷病人

　　D. 气管切开病人　　　　E. 麻醉未清醒者

五、判断题

（　　）1. 瞳孔直径大于 5mm 为瞳孔扩大。

（　　）2. 昏迷病人禁忌洗胃。

（　　）3. 使用氧气时，应先调节流量而后应用。

（　　）4. 洗胃时如有血性液体流出，应降低洗胃吸引压力。

六、名词解释

1. 嗜睡

2. 昏睡

3. 吸氧法

4. 洗胃法

5. 吸痰法

七、填空题

1. 护士对呕吐物的_____、_____、_____和_____应注意观察并记录，以协助诊断。

2. 护士观察皮肤黏膜时应注意观察_____、_____、_____、_____、_____、_____等情况。

3. 病情观察内容包括_____、_____、_____、_____、_____、_____等方面。

4. 意识障碍一般分为_____、_____、_____、_____、_____。

5. 双侧瞳孔扩大伴对光反射消失见于_____、_____、_____；单侧瞳孔扩大、固定见于_____；双侧瞳孔大小不等提示有_____。

6. 使用氧气时，要注意安全，做到"四防"即_____、_____、_____、_____。搬运时，严禁倾倒撞击以免爆炸。

7. 吸氧时，湿化瓶内装入的溶液为_____或_____以湿化氧气，溶液量为_____或_____；急性肺水肿病人可选用_____作为湿化液。

8. 持续鼻导管用氧者，每日更换鼻导管_____次以上；使用鼻塞、头罩者每日更换鼻导管_____次，使用面罩者每_____小时更换一次。

9. 洗胃法的目的是_____、_____、_____。

10. 幽门梗阻者宜在饭后_____或_____洗胃，并记录胃内潴留量。

11. 小儿洗胃灌入量不宜过多，婴幼儿每次灌入量以_____mL 为宜。

12. 1605、1059、乐果等中毒病人禁用_____洗胃，敌百虫中毒禁用_____洗胃。

13. 吸痰时，先吸_____、_____痰液，再吸引_____痰液，每次吸引时间不超过_____。

14. 吸痰前需要根据病人情况调节负压，成人_____，儿童_____。

八、简答题

1. 危重病人的支持性护理有哪些？

2. 简述如何确保危重病人的安全。

3. 如何执行口头医嘱？

4. 简述吸氧法注意事项。

5. 哪些病人禁忌洗胃？

6. 对吞服强酸强碱等腐蚀性药物的病人，护士应采取哪些措施？

7. 简述吸痰法操作目的。

8. 简述吸痰法注意事项。

9. 简述使用人工呼吸机的注意事项。

九、案例

周先生，50 岁，突发脑梗死，送入医院时无意识反应，瞳孔对光反射、角膜反射存在，呼吸、血压无明显异常，小便失禁。

（1）此病人属于哪种程度的意识障碍？

（2）根据该病人的情况，应如何保持其呼吸道通畅？

技能考核

考核标准 25-1　　　　　　　　　　**吸氧法（氧气筒法）**　　　　　　　年　月　日

操作程序	操作步骤	质量标准	分值	自评分	教师评分
操作准备	护士着装	衣、帽、口罩、鞋整洁	2		
		指甲、配饰符合要求，洗手，戴口罩	2		
	用物准备	检查氧气表完好，一次性鼻导管和棉签包装完好无破损	4		
	环境准备	环境安静整洁，禁止明火，避开热源，有安全用氧标志	2		
	报告计时	报告老师某某同学用物准备完毕，现在开始操作。教师计时开始	2		

续表

操作程序	操作步骤	质量标准	分值	自评分	教师评分
氧气筒法	吹尘清口	未吹尘、吹尘过度酌情扣分	2		
	装压力表	初装表略后倾，旋紧后表直立，表前倾酌情扣分	4		
	使用扳手	不会用扳手：手在扳手柄中部扣2分，在扳手颈部扣4分	4		
	连瓶接管	接湿化瓶	4		
	检查漏气	关流量表开关，开总开关、流量表，检查各部是否漏气，关流量表，不查者扣2分	4		
评估病人	核对病人	携用物至病人床旁，询问病人床号、姓名，核对腕带	4		
	询问解释	向病人说明操作目的，用手电观察鼻腔情况	2		
插管吸氧	清洁鼻腔	取棉签，蘸清水清洁鼻腔，棉签弃于弯盘	2		
	连吸氧管	连接吸氧管	4		
	调节流量	开流量开关、调流量，湿化双孔吸氧管，松开调节扣	4		
	插吸氧管	将双孔吸氧管插入病人鼻孔	4		
	固定导管	挂在耳后固定，调节松紧扣	2		
	观察告知	观察吸氧情况，告知病人及家属安全用氧事项	4		
	洗手记录	洗手，记录开始时间及流量	4		
停止吸氧	评估病人	病人面色、呼吸已经得到改善	2		
	撤吸氧管	取纱布，松开调节扣，纱布包住双侧管头，清洁病人鼻孔后撤下	4		
	读表关闭	观察氧气瓶内余气量，看手表，关流量表，关总开关	4		
	拆除导管	分离氧气导管，放入医疗垃圾筒，撤下物品放置稳妥，可重复使用的湿化瓶要浸泡消毒，一次性湿化瓶放入医疗垃圾桶	4		
	卸氧气表	扳手方向不得用反，手在扳手柄中部扣3分，在扳手颈部扣5分	4		
	整理用物	将所有撤下的用物放置合理	2		
	安慰病人	您的呼吸困难已经缓解，您是否有其他需要？如果有其他需要请按呼叫器	2		
	洗手记录	洗手，记录停氧时间、病人症状，再次核对病人	4		
	报告结束	报告老师，操作结束。教师计时结束	2		
综合评价	操作步骤	重大混乱本次考核0分	4		
	整体质量	程序正确，技术规范，无污染	4		
	服务态度	态度和蔼、亲切、认真	4		
	时　间	5分钟，每超时30秒扣2分			
	口　试	本操作相关内容，答错最多从总分中扣5分			
总评					

考核标准 25 – 2   **吸氧法（中心管道供氧法）**   年　月　日

操作程序	操作步骤	质量标准	分值	自评分	教师评分
操作准备	护士着装	衣、帽、口罩、鞋整洁	2		
		指甲、配饰符合要求，洗手，戴口罩	2		
	用物准备	检查氧气表完好，一次性鼻导管和棉签包装完好无破损	4		
	环境准备	环境安静整洁，禁止明火，避开热源，有安全用氧标志	2		
	报告计时	报告老师某某同学用物准备完毕，现在开始操作。教师计时开始	2		
评估病人	核对病人	携用物至病人床旁，询问病人床号、姓名，核对腕带	4		
	询问解释	向病人说明操作目的，用手电观察鼻腔情况	4		
中心供氧	安装瓶管	安装流量表及湿化瓶、滤管，对齐标识插入，有响声即可	4		
	检查漏气	开流量表，检查各部是否漏气，关流量表，不查者扣2分	4		
插管吸氧	清洁鼻腔	取棉签，蘸清水清洁鼻腔，棉签弃于弯盘	4		
	连吸氧管	连接吸氧管	4		
	调节流量	开流量开关、调流量，湿化双孔吸氧管，松开调节扣	4		
	插吸氧管	将双孔吸氧管插入病人鼻孔	4		
	固定导管	挂在耳后固定，调节松紧扣	4		
	观察告知	观察吸氧情况，告知病人及家属安全用氧事项	4		
	洗手记录	洗手，记录开始时间及流量	4		
停止吸氧	评估病人	病人面色、呼吸已经得到改善	4		
	撤吸氧管	取纱布，松开调节扣，纱布包住双侧管头，清洁病人鼻孔后撤下	4		
	读表关闭	看手表，关流量表	4		
	拆除导管	分离氧气导管，放入医疗垃圾桶，撤下物品放置稳妥，可重复使用的湿化瓶要浸泡消毒，一次性湿化瓶放入医疗垃圾桶	4		
	整理用物	将所有撤下的用物放置合理	4		
	安慰病人	您的呼吸困难已经缓解，您是否有其他需要？如果有其他需要请按呼叫器	4		
	洗手记录	洗手，记录停氧时间、病人症状，再次核对病人	4		
	报告结束	报告老师，操作结束。教师计时结束	4		

操作程序	操作步骤	质量标准	分值	自评分	教师评分
综合评价	操作步骤	重大混乱本次考核0分	4		
	整体质量	程序正确，技术规范，无污染	4		
	服务态度	态度和蔼、亲切、认真	4		
	时　间	3分钟，每超时30秒扣2分			
	口　试	本操作相关内容，答错最多从总分中扣5分			
总评					

考核标准 26 - 1　　　吸痰法操作（电动吸引器法）　　　年　月　日

操作程序	操作步骤	质量标准	分值	自评分	教师评分
操作准备	护士着装	衣、帽、口罩、鞋整洁	2		
		指甲、配饰符合要求，洗手，戴口罩	2		
	用物准备	用物齐全，顺序正确。错1项扣1分	4		
	环境准备	环境安静、整洁，光线适中	2		
	报告计时	报告老师某某同学用物准备完毕，现在开始操作。教师计时开始	2		
评估病人	核对病人	携用物至病人床旁，询问病人床号、姓名，核对腕带	4		
	询问解释	向病人说明操作目的，观察口腔情况，讲清病人配合方法	4		
连结机器	连接机器	接好电源开关，消毒瓶挂于床边	4		
	检查机器	检查连接是否正确，接管端插入盛消毒液的瓶内	4		
	固定导管	将导管用血管钳或别针固定于大单上	4		
	准备盐水	向无菌碗内倒入约200mL无菌生理盐水	4	＼	
	检查通畅	戴手套，脚踩踏板，试吸盐水，检查吸引器性能是否正常，导管是否通畅	4		
插管吸引	安置体位	病人取合适卧位，头偏向护士一侧，颌下铺治疗巾	4		
	张口压舌	嘱病人张口，左手持压舌板压住舌头，将吸痰管后部环绕在右手上，前端空余10~15cm	4		
	吸痰清管	吸痰管插入口腔，先吸颊部、舌部周围，然后吸生理盐水清理吸痰管，再次伸进口腔吸引深部痰液，再次吸盐水，直至吸净。注意手脚配合恰当，不要长时间停留在一个位置	4		
	操作手法	左右旋转，不可反复上下插，吸痰管只用一次	4		
	吸痰时间	每次吸痰不超过15秒钟（口述）	4		

操作程序	操作步骤	质量标准	分值	自评分	教师评分
结束整理	停止吸痰	吸盐水冲洗导管，关吸引器开关，分离吸痰管，吸引器导管插入消毒液瓶内	4		
	清洁面部	擦净口角分泌物，观察病人口腔黏膜有无损伤	4		
	整理用物	协助病人取舒适卧位，交代注意事项，垃圾分类处置	4		
	安慰病人	您的呼吸困难已经缓解，您是否有其他需要？如果有其他需要请按呼叫器	4		
	洗手记录	洗手，记录吸痰过程、时间，病人症状，再次核对病人	4		
	报告结束	报告老师，操作结束。教师计时结束	4		
综合评价	无菌原则	全程未违反无菌操作原则	4		
	操作步骤	重大混乱本次考核 0 分	4		
	整体质量	程序正确，技术规范，无污染	4		
	服务态度	态度和蔼、亲切、认真	4		
	时　间	5 分钟，每超时 30 秒扣 2 分			
	口　试	本操作相关内容，答错最多从总分中扣 5 分			
总评			100		

考核标准 26 - 2　　　　**吸痰法操作（中心负压吸引法）**　　　　　年　月　日

操作程序	操作步骤	质量标准	分值	自评分	教师评分
操作准备	护士着装	衣、帽、口罩、鞋整洁	2		
		指甲、配饰符合要求，洗手，戴口罩	2		
	用物准备	用物齐全，顺序正确。错 1 项扣 1 分	4		
	环境准备	环境安静、整洁，光线适中	2		
	报告计时	报告老师某某同学用物准备完毕，现在开始操作。教师计时开始	2		
评估病人	核对病人	携用物至病人床旁，询问病人床号、姓名，核对腕带	4		
	询问解释	向病人说明操作目的，观察口腔情况，讲清病人配合方法	4		

操作程序	操作步骤	质量标准	分值	自评分	教师评分
连结机器	安负压表	取下中心吸引装置护帽，装表，对齐标识插入，有响声即可	4		
	连接导管	连接吸引导管及储液瓶，接管端插入盛消毒液的瓶内	4		
	固定导管	将导管用血管钳或别针固定于床单	4		
	准备盐水	向无菌碗内倒入约200mL无菌生理盐水	4		
	检查通畅	试吸，检查吸引器性能是否正常，导管是否通畅	4		
插管吸引	安置体位	病人取合适卧位，头偏向护士一侧，颌下铺治疗巾	4		
	张口压舌	嘱病人张口，左手持压舌板压住舌头，将吸痰管后部环绕在右手上，右手拇指按在管上的吸引器压力调节口，前端空余10～15cm	4		
	吸痰清管	吸痰管插入口腔，先吸颊部、舌部周围，然后吸生理盐水清理吸痰管，再次伸进口腔吸引深部痰液，再次吸盐水，直至吸净。注意手脚配合恰当，不要长时间停留在一个位置	4		
	操作手法	左右旋转，不可反复上下提插，吸痰管只用一次	4		
	吸痰时间	每次吸痰不超过15秒钟（口述）	4		
结束整理	停止吸痰	吸盐水冲洗导管，关吸引器开关，分离吸痰管，吸引器导管插入消毒液瓶内	4		
	清洁面部	擦净口角分泌物，观察病人口腔黏膜有无损伤	4		
	整理用物	协助病人取舒适卧位，交代注意事项，垃圾分类处置	4		
	安慰病人	您的呼吸困难已经缓解，您是否有其他需要？如果有其他需要请按呼叫器	4		
	洗手记录	洗手，记录吸痰过程、时间，病人症状，再次核对病人	4		
	报告结束	报告老师，操作结束。教师计时结束	4		
综合评价	无菌原则	全程未违反无菌操作原则	4		
	操作步骤	重大混乱本次考核0分	4		
	整体质量	程序正确，技术规范，无污染	4		
	服务态度	态度和蔼、亲切、认真	4		
	时　　间	电法5分钟，中法4分钟。每超时30秒扣2分			
	口　　试	本操作相关内容，答错最多从总分中扣5分			
总评			100		

第十五章 临终护理

 学习要点

　　临终是生命的终点，是人生的最后阶段，也是客观存在的。护士应具备正确的生死观，具备临终关怀相关理念和理论知识，并能向病人及病人家属进行正确、适当的死亡观教育。本章的重点是临终护理，难点是临终关怀。在学习尸体护理时应注意对去世病人持唯物主义死亡观及严肃、认真的态度。尊重死者，保护其隐私，劝慰丧亲者，体现人道主义精神及崇高的职业道德。

同步训练

一、A1 型题

下面每一道题有 A、B、C、D、E 5 个备选答案，请从中选择一个最佳答案。

1. 濒死期病人的心理表现第一期是_____。
　　A. 否认期　　　　　　B. 愤怒期　　　　　　C. 协议期
　　D. 忧郁期　　　　　　E. 接受期

2. 心理反应处于否认期的临终病人常表现为_____。
　　A. 忧郁、悲哀
　　B. 心情不好对工作人员发脾气
　　C. 表情淡漠、嗜睡
　　D. 不承认自己的病情，认为"不可能"
　　E. 配合治疗，想尽一切办法以延长寿命

3. 病人的临终状态也称为_____。
　　A. 临床死亡期　　　　B. 脑死亡期　　　　　C. 生物学死亡期
　　D. 濒死期　　　　　　E. 代谢衰退期

4. 临床死亡期的诊断依据不包括_____。
　　A. 瞳孔散大而固定　　B. 呼吸、心跳停止　　C. 四肢冰冷
　　D. 反射消失　　　　　E. 心电图呈直线

5. 大脑出现不可逆变化的阶段是_____。
   A. 濒死期
   B. 临床死亡期
   C. 生物学死亡期
   D. 脑死亡期
   E. 临终状态

6. 尸僵漫延至全身是在死亡后_____。
   A. 2～4 小时
   B. 4～6 小时
   C. 6～8 小时
   D. 2～6 小时
   E. 7～8 小时

7. 临床上进行尸体护理的依据是_____。
   A. 医生做出死亡诊断后
   B. 呼吸停止
   C. 各种反射消失
   D. 心跳停止
   E. 意识丧失

8. 病人死亡后，进行尸体料理时，对义齿的处理方法是_____。
   A. 取下丢弃
   B. 装入口中
   C. 取下浸泡在冷水中
   D. 取下交给死者家属
   E. 取下以便于在口中填充棉花

9. 护士进行尸体料理时，头部垫枕头的主要目的是_____。
   A. 易于辨认
   B. 保持舒适
   C. 安慰家属
   D. 防止面部瘀血
   E. 保持正确姿势

10. 传染病病人死亡后，护士用消毒液清洁尸体，填塞尸体孔道的棉球应浸有
    _____。
    A. 1% 氯胺溶液
    B. 过氧化氢溶液
    C. 生理盐水
    D. 乙醇
    E. 碘酊

二、A2 型题

下面每一个案例有 A、B、C、D、E 5 个备选答案，请从中选择一个最佳答案。

1. 李奶奶，69 岁，胰腺癌晚期，病情日趋恶化，病人情绪低落，要求见亲友，急
   于交代后事。此时病人心理反应处于_____。
   A. 忧郁期
   B. 否认期
   C. 愤怒期
   D. 接受期
   E. 协议期

2. 刘先生，60 岁，肺癌转移，病情恶化，病人常向家属发脾气，对医护人员工作
   不满，此时的心理反应属于_____。
   A. 否认期
   B. 忧郁期
   C. 协议期
   D. 愤怒期
   E. 接受期

3. 赵先生，60 岁，胰腺癌末期，常常自言自语："这不是真的，一定是搞错了！"
   出现这种心理反应，提示病人处于_____。
   A. 接受期
   B. 忧郁期
   C. 愤怒期
   D. 协议期
   E. 否认期

4. 赵奶奶，64 岁，肺癌晚期，病人经常询问医生、护士如何做才能延长生命。此
   时病人心理反应处于_____。
   A. 忧郁期
   B. 愤怒期
   C. 接受期

D. 否认期　　　　　　　E. 协议期

5. 张小翠，白血病晚期，因病情恶化，现处于临终状态，病人感到恐惧和绝望，当其发怒时，护士应_____。

A. 理解忍让，陪伴保护病人

B. 指导用药，减轻病人痛苦

C. 说服教育，使病人理智地面对病情

D. 热情鼓励，帮助病人树立信心

E. 同情照顾，满足病人的要求

6. 李女士，55 岁，肝癌晚期，感不久于人世，常常一人呆坐，泪流满面。相应的护理措施为_____。

A. 维持病人希望

B. 鼓励病人增强信心

C. 指导病人更好配合

D. 尽量不让病人流露失落情绪

E. 安慰病人并允许家属陪伴

7. 张先生，65 岁，车祸大出血后，出现呼吸停止、心跳停止、脑干反射消失、脑电波消失。病人以上表现属于_____。

A. 濒死期　　　　B. 临床死亡期　　　　C. 生物学死亡期

D. 疾病晚期　　　　E. 脑死亡

8. 陈爷爷，70 岁，多器官功能衰竭。表现为肌张力消失，意识模糊，心音低钝，血压 60/40mmhg，潮式呼吸。此时病人处于_____。

A. 濒死期　　　　　　B. 生物学死亡期　　　　C. 机体死亡期

D. 临床死亡期　　　　E. 脑死亡期

9. 王先生，因心肌梗死去世。在死亡 3 小时后，家属为其更换衣服时，发现腰背部有暗红色条纹，这种现象说明尸体出现了_____。

A. 尸僵　　　　　　　B. 尸斑　　　　　　　C. 尸冷

D. 尸体受伤　　　　　E. 尸体腐烂

10. 刘奶奶，79 岁，因病情急剧恶化，已处于临终状态。护理该病人的主要措施是_____。

A. 帮助其行走　　　　B. 检验生化指标　　　　C. 帮助病人刷牙

D. 置肢体于功能位　　E. 减轻痛苦

三、A3 型题

下面以下每一个案例设 2 ~ 3 个试题，请根据病例所提供的信息在 A、B、C、D、E 5 个备选答案中选择一个最佳答案。

(1 ~ 3 题共用题干)

陈先生，62 岁，肝癌晚期。病人刚得知病情，经常自言自语"不，这不会是我"。

病人化疗效果不佳，病人经常对家人发脾气，经过家人和医生的劝说，病人对自己的病情抱有希望，表示愿意配合治疗。

1. 病人得知病情后自言自语"不，这不会是我"。属于心理变化的_____。

    A. 忧郁期   B. 接受期   C. 协议期

    D. 否认期   E. 愤怒期

2. 病人处于愤怒期时，医护人员对待病人应_____。

    A. 给予病人关爱和宽容，允许病人宣泄他们的情绪

    B. 说服教育，使病人理智地面对病情

    C. 同情照顾，满足病人的要求

    D. 热情鼓励，帮助病人树立信心

    E. 指导用药，减轻病人痛苦

3. 病人表示愿意配合治疗时，其心理处于_____。

    A. 忧郁期   B. 愤怒期   C. 协议期

    D. 否认期   E. 接受期

（4～5 题共用题干）

邓先生，51 岁。车祸撞伤脑部，因出血严重而死亡。

4. 病人死亡后，对其遗物处理不妥的是_____。

    A. 将贵重物品及清单交护士长保存

    B. 家属不在，护士将遗物清点，并列出清单保存

    C. 由护士长根据清单点清交给家属

    D. 无家属者，由护士长清点交给死者工作单位负责人

    E. 将遗物当面清点交给家属

5. 尸体护理的目的不包括_____。

    A. 使尸体整洁

    B. 保持死者姿势良好

    C. 使家属易于辨认

    D. 尊重死者，给家属以安慰

    E. 有利于尸体保存

四、X 型题

下面有 A、B、C、D、E 5 个备选答案，请从中选择所有的正确答案。

尸体护理的目的_____。

A. 使尸体无异味   B. 使尸体整洁   C. 使尸体位置良好

D. 有利于尸体保存   E. 易于尸体鉴别

五、判断题

（　）临床死亡期，病人呼吸心跳停止，各种反射消失，表明生命已结束。

六、名词解释

1. 临终关怀
2. 临终护理
3. 濒死
4. 死亡

七、填空题

1. 脑死亡是指全脑包括_____、_____、_____和_____功能活动的不可逆停止。
2. 脑死亡诊断标准是_____、_____、_____、_____。
3. 死亡过程的分期是_____、_____、_____。
4. 临终病人的心理变化分为_____、_____、_____、_____、_____。

八、简答题

1. 临终关怀的基本原则是什么？
2. 简述对临终病人家属的安抚及护理。
3. 尸体护理的注意事项有哪些？

九、案例

李某，女，64岁，宫颈癌晚期手术后，化疗效果不佳，身体日益衰竭，病人的心理变化会出现几个阶段？应怎样护理？

第十六章 医疗护理文件记录

 学习要点

　　护理文件记录是护士必备的基本能力，要求掌握体温单的记录方法、医嘱的处理方法，并能正确记录出入液量。注意：护理记录单记录时应使用医学术语，避免错别字。本章重点是医疗文件的记录，难点是正确书写医疗文件。

同步训练

一、A1 型题

以下每一道题有 A、B、C、D、E 5 个备选答案，请从中选择一个最佳答案。

1. 关于医疗护理文书书写要求不正确的是_____。
　　A. 记录及时、准确　　　　B. 字体清楚、端正　　　　C. 内容通俗易懂
　　D. 用红蓝钢笔书写　　　　E. 简明扼要

2. 在书写护理记录过程中出现错字（句）时，正确的处理方法是_____。
　　A. 用橡皮擦擦掉
　　B. 用涂改液涂改掉
　　C. 用透明胶粘掉
　　D. 用刀片刮掉
　　E. 同色笔双线横行划在错字（句）上，就近写上正确字（句）并签名。

3. 住院病人的病历排在第一页的是_____。
　　A. 住院病历首页　　　　B. 手术记录单　　　　C. 病程记录
　　D. 体温单　　　　　　　E. 护理记录单

4. 不属于体温单记录的内容是_____。
　　A. 体温、脉搏　　　　B. 呼吸、血压　　　　C. 出入液量
　　D. 药物疗效　　　　　E. 大小便次数

5. 临时备用医嘱的有效时间是_____。

A. 4 小时　　　　　　　B. 12 小时　　　　　　　C. 18 小时

D. 20 小时　　　　　　　E. 24 小时

6. 护士在抢救病人时，执行医生的口头医嘱正确的做法是_____。

　　A. 边执行边向医生复述

　　B. 向医生复述一遍，双方确认无误后方可执行

　　C. 向医生复述一遍后，立即执行

　　D. 立即执行，抢救完毕后补医嘱

　　E. 立即执行，不需补写医嘱

二、A2 型题

下面每一个案例有 A、B、C、D、E 5 个备选答案，请从中选择一个最佳答案。

1. 病人林先生的家属认为护士给林某打错针而与医院发生纠纷，找护士长要病历资料，护士长处理正确的是_____。

　　A. 将家属需要的资料给病人

　　B. 将原始病历资料给病人

　　C. 按要求为其复印可复印的病历资料

　　D. 将护理记录单给病人家属

　　E. 拒绝给病历资料

2. 王女士，30 岁，因晚上难于入睡，医嘱给予安定 2.5mg po qn prn。属于_____。

　　A. 长期医嘱　　　　　　B. 长期备用医嘱　　　　　C. 临时医嘱

　　D. 临时备用医嘱　　　　E. 指定时间的医嘱

3. 医嘱小儿百服宁 1/4 片 q6h，prn，其中 q6h、prn 的意思是_____。

　　A. 长期备用，每次间隔不少于 6 小时

　　B. 临时备用，每次间隔不少于 6 小时

　　C. 长期备用，每 6 小时 1 次

　　D. 临时备用，每 6 小时 1 次

　　E. 每次间隔不少于 6 小时

4. 陈先生，40 岁，面部手术后感到疼痛，医嘱给予哌替啶 50mg im sos，属于_____。

　　A. 临时医嘱　　　　　　B. 长期医嘱　　　　　　C. 长期备用医嘱

　　D. 临时备用医嘱　　　　E. 立即执行医嘱

5. 李先生，阑尾切除术后。医生为其开写的术后医嘱，以下不妥的是_____。

　　A. 在术前最后一项医嘱下划一红线

　　B. 用红笔写"术后医嘱"

　　C. 红线以上长期医嘱仍有效

　　D. 医生签名

　　E. 认真核对后执行

6. 张女士，因慢性胃炎入院。入院当晚 11 时不能入睡，医嘱给予地西泮 10mg，po，st。此医嘱属于_____。

  A. 临时医嘱   B. 长期医嘱   C. 临时备用医嘱

  D. 长期备用医嘱   E. 立即执行医嘱

7. 陈女士，子宫切除手术后。医嘱明日出院，此项内容属于_____。

  A. 临时医嘱   B. 长期医嘱   C. 临床备用医嘱

  D. 长期备用医嘱   E. 不列入医嘱

8. 翟先生，肺癌切除术后。疼痛严重，为减轻病人疼痛，医生在 3pm 开出医嘱：阿法罗定 10mg im sos，此医嘱失效的时间至_____。

  A. 6pm   B. 12pm   C. 次日 3am

  D. 次日 1pm   E. 长期有效

9. 护士王某，下午 17 时巡视病房后，准备书写交班报告，首先应写的是_____。

  A. 03 床，肖某，于上午 10 时入院

  B. 06 床，王某，于上午 10 时手术

  C. 09 床，季某，病重

  D. 10 床，华某，于下午 3 点出院

  E. 14 床，周某，于上午 10 时行 B 超检查

10. 陈某，女，因车祸脾破裂入院。其危重病人护理记录记录不符合要求的是_____。

  A. 记录时间应具体到分钟

  B. 病人日间至少 2 小时记录 1 次

  C. 夜间至少 4 小时记录 1 次，病情有变化随时记录

  D. 病情稳定后至少每天记录 1 次

  E. 大手术后情况随时记录，至少连续记录 2~3 天

11. 张先生，50 岁，冠心病。为病人测量、记录脉搏的方法正确的是_____。

  A. 每次计数半分钟

  B. 脉搏短绌应先测脉率后听心率

  C. 用拇指诊脉后记录

  D. 记录脉率符号用红点

  E. 绌脉记录为脉率/心率

12. 护士需要将物理降温的结果画在体温单上，下列错误的是_____。

  A. 物理降温后的体温用红圈表示

  B. 降温前后的符号绘制在同一纵格内

  C. 用红虚线将降温前后的温度相连

  D. 用蓝虚线将降温前后温度相连

  E. 下次体温符号与降温前的体温符号用蓝线相连

三、A3 型题

下面每一个案例设 2~3 个试题，请根据病例所提供的信息在 A、B、C、D、E 5 个备选答案中选择一个最佳答案。

（1~2 题共用题干）

谢奶奶，72 岁，独居。近日因天气变化，急性哮喘发作急诊入院治疗。

1. 当医生检查病人后，开出医嘱"吸氧 st"属于_____。

    A. 长期医嘱   B. 立即执行的医嘱   C. 长期备用医嘱

    D. 临时备用医嘱   E. 定期执行医嘱

2. 根据病人的情况，护士下班时最需要交班的内容是_____。

    A. 病人食欲下降   B. 病人尿量增多   C. 病人烦躁不安

    D. 病人睡眠不佳   E. 病人呼气有哮鸣音

（3~4 题共用题干）

秦女士，46 岁，行子宫切除术，病人于下午 2 点回病房，生命体征平稳。医嘱：哌替啶 50mg，im，q6h，prn。

3. 对于此医嘱的特点，不正确的认识是_____。

    A. 有效时间在 24 小时以上

    B. 医生注明停止时间后方为失效

    C. 必要时使用

    D. 过时尚未执行则失效

    E. 2 次执行之间有间隔时间

4. 护士在处理此项医嘱时，不正确的做法是_____。

    A. 密切观察

    B. 应将此项医嘱抄写在长期医嘱单上

    C. 间隔 6 小时必须使用

    D. 每次用药的间隔时间是 6 小时

    E. 每次执行医嘱后在临时医嘱单上记录签全名

四、X 型题

以下每一道题有 A、B、C、D、E 5 个备选答案，请从中选择所有的正确答案。_____。

1. 医院能为病人家属复印或者复制的病历资料包括

    A. 医学影像检查资料

    B. 特殊检查（治疗）同意书

    C. 手术同意书

    D. 手术记录单

    E. 护理记录

2. 特别护理记录单适用于_____。

    A. 特殊治疗病人   B. 病危病人   C. 大手术后病人

    D. 新入院病人   E. 转科病人

3. 对产妇的交班内容有_____。

    A. 胎次   B. 产程   C. 分娩时间

    D. 会阴切口   E. 恶露情况

4. 王先生，胃痛 5 月余，怀疑消化性溃疡，为明确诊断，医嘱：行粪便潜血检查。护士处理医嘱时正确的方法是_____。

    A. 立刻采取病人粪便标本送检

    B. 让病人自行留大便送检

    C. 将医嘱转抄至临时医嘱单上

    D. 将医嘱转抄至临时治疗单上

    E. 向下一班护士口头交班

五、判断题

（　）临时医嘱是指有效期在 12 小时以内，应在短时间内执行，一般只执行一次。

六、名词解释

1. 医嘱
2. 长期医嘱
3. 临时医嘱
4. 长期备用医嘱
5. 临时备用医嘱

七、填空题

1. 医嘱的种类有_____、_____、_____ 3 种。

2. 备用医嘱根据病情需要又可分为_____备用医嘱和_____备用医嘱两种。

3. 危重病人护理记录适用于_____、_____、_____或_____病人。

4. 24h 出入液量应于_____总结，并记录于_____上。

5. 书写病室报告的顺序是先填写_____，再写_____，最后写病室内_____的病人。

6. 体温单 40℃ ～42℃ 之间相应时间栏内填写_____、_____、_____、_____、_____、_____和_____时间。

八、简答题

1. 病历书写有哪些要求？

2. 医嘱的种类有哪几种？

3. 在处理各种医嘱时应注意哪些事项？

九、案例

李先生，行胃大部切除术，病人 2pm 回病室，一般情况稳定，7pm 诉伤口疼痛难忍。医嘱：派替啶 50mg im q6h prn。7：10pm 执行了一次，12：00mn 病人又诉伤口疼痛，难以入睡。

请问：（1）此属何种医嘱？有何特点？

（2）你作为值班护士，将如何处理此医嘱？

参考答案

第一章 绪 论

一、A1 型题

1. C   2. D   3. B   4. C   5. C   6. C   7. B   8. E   9. C   10. E   11. C

12. C   13. A   14. A   15. C   16. E   17. D   18. A   19. E   20. D   21. A   22. C

23. B   24. A   25. C   26. E   27. E   28. B   29. E

二、A2 型题

1. E   2. C   3. B   4. E

三、A3 型题

1. B   2. A   3. D

四、X 型题

1. BCDE   2. ABCD

五、判断题

1.（×）   2.（×）   3.（√）

六、名词解释

1. 是一门研究维护、增进、恢复人类身心健康的护理理论、知识、技能及其发展规律的综合性应用科学。

2. 现代护理学所研究的人指的是全体的人和人的整个生命过程，也就是整体人。其内涵包括人的生理、心理和社会功能。

3. 人类赖以生存的周围的一切事物称为环境。

4. 世界卫生组织（WHO）于 1948 年将健康定义为"健康，不仅是没有疾病和身体缺陷，还要有完整的生理、心理状态和良好的社会适应能力"。

5. 护理是诊断和处理人类对现存的或潜在的健康问题的反应。

6. 慎独是指当个人独处，无人注意时，能够保持始终如一的行为标准。

7. 素质是以人的先天禀赋为基础，在后天环境和教育影响下形成并发展起来的内在的、相对稳定的身心组织结构及其质量水平。护士素质是专业护士所应具备的素质。是在一般素质的基础上，根据护士职业的需要，对护士提出的素质要求。包括品德、科学文化、专业能力、身体心理等方面的素质要求。

七、填空题

1. 1860　圣托马斯

2. 临床护理　社区护理　护理教育　护理管理　护理科研

3. 敏锐的观察能力　规范的操作技能　灵活的应变能力　较强的思维能力

八、简答题

1. 南丁格尔对护理事业的贡献主要有：

（1）创建了世界上第一所护士学校，为现代护理教育奠定了基础，形成了具有专门知识、受过专门训练的护士队伍，从而使护理工作作为一门职业与专业成为可能。

（2）使护理学成为一门科学专业。南丁格尔认为"护理是一门艺术，需要以组织性、实务性及科学性为基础"，主张"护理人员应由护理人员来管理"。她确定了护理学的概念和护士的任务，奠定了近代护理理论基础，确立了护理专业的社会地位和科学地位。

（3）总结经验，著书立说。1858年至1859年她分别撰写了《医院札记》及《护理札记》。《护理札记》曾是护士必读的经典教科书，她在书中指出了环境、个人卫生、饮食对服务对象的影响。

（4）创立新型护理制度。南丁格尔首先提出了护理系统化的管理方式，使护士担负起护理病人的责任。此外她还制定了相关的管理要求，提高了护理工作的质量和效率。

2. 可概括为3个阶段。

（1）以疾病为中心的护理阶段：此阶段护理特点：护理已成为一个专门的职业、护士从业前需经过专门的训练。护理从属于医疗，护士被看做是医生的助手，工作的主要内容是执行医嘱和各项护理技术操作。护理教育类似于医学教育，护理内容较少，护理研究领域十分有限，这些都限制了护理专业的发展。

（2）以病人为中心的护理阶段：此阶段护理特点：强调护理是一个专业，护士是护理专业中的专业人员。护士与医生的关系为合作伙伴关系，护士不再是被动地执行医嘱和完成护理技术操作，而是对病人实施系统的整体护理，解决病人的健康问题，满足病人的健康需要。护理教育逐步形成了自己的理论知识体系，建立了以病人为中心的护理教育模式和临床实践模式，丰富并完善了护理研究内容。

（3）以人的健康为中心的护理阶段：此期护理特点是：护理学成为现代科学体系中一门综合自然科学与社会科学的、独立的、为人类健康服务的应用科学。护理工作的范畴扩展到对人的生命全过程的护理和群体的护理。护理的工作场所从医院扩展到社会和家庭。护士不仅要关注病人的健康恢复，而且更要关注所有人的潜在的健康问题，护士将成为向社会提供初级卫生保健的最主要力量并且其角色将变为多元化。护理工作将在预防、治疗、保健、康复、计划生育、健康教育、健康促进等多领域中得到发展。

3. （1）护理教育体制逐渐完备：1950年国家卫生部召开"第一届全国卫生工作会议"。1995年10月经卫生部批准，中国协和医科大学护理学院正式成立。至2003年全国有护理研究生教育的院校30所，护理本科教育的院校133所，护理专科教育的院校255所。1997年5月，中华护理学会在无锡召开继续护理教育座谈会，制定了继续护理教育的法规，使继续护理教育开始走向制度化、规范化、标准化。

（2）护理学术交流日益增多：1950年以后，中华护理学会积极组织国内的护理学术交流，多次召开护理学术交流会，举办各种不同类型的专题讲习班、研讨班等。1980年以后，随着我国的改革开放政策的实施，学会同美国、加拿大、日本、澳大利亚、新加坡等国的国际学术交流更加频繁，与许多国家建立了良好学术联系，并互派访问学者相互交流。2000年11月，第三届亚洲护理学术大会在深圳市召开，通过国际学术交流，增进了我国护理界与国际护理界沟通交流，搭建了以护理学术研究为基础的护理学术大舞台，带给中国护理事业以新的发展契机。

（3）护理科研水平不断提高：自改革开放以来，我国护理期刊由《中华护理杂志》一种增至20余种。护理论著、护理教材相继出版，护理研究和护理科普文章如雨后春笋般出现，标志着护理学已成为一门成熟的学科。

（4）护理管理体制逐步健全：①1982年卫生部医政司设立了护理处，负责全国护士的管理，制定有关政策法规。②1979年国务院批准卫生部颁发了《卫生技术人员职称及晋升条例（试行）》，明确规定了护士晋升考核的具体内容和方法。③1995年6月全国举行首届执业护士考试。目前，全国各层次护理专业毕业生均需参加考试，合格后获执业证书方可申请注册。

4. 人是护理的对象。现代护理学所研究的人指的是全体的人和人的整个生命过程，也就是整体人。其内涵包括人的生理、心理和社会功能。护士在现实工作中所面对的人是每个具体的个体，因而在考虑人时还要考虑到人有基本需要，人体本身即是一个完整的系统，又是处在发展变化之中。正常的人有自理能力，并对健康有所追求。因此护士对人的各方面特点要有清醒的、完整的认识。对人的本质的认识是护理理论与实践发展的基础和核心。

5. 人类赖以生存的周围的一切事物称为环境。良好的环境能促进人的健康，不良环境则会给人带来危害。环境包括内环境和外环境，人体内环境是细胞所生存的环境，存在着体液平衡；人体外环境即指个体生存所处的环境，有自然环境与社会环境之分。内、外环境之间不断地进行物质、信息、能量的交换，有利于健康的环境随时维持着动态平衡。护理工作的重要内容之一就是调整环境以利于健康。

6. 世界卫生组织（WHO）于1948年将健康定义为"健康，不仅是没有疾病和身体缺陷，还要有完整的生理、心理状态和良好的社会适应能力"。健康是动态的过程，维持健康的基本条件是人的各种需要得到满足，使机体处于内外环境的平衡和协调状态。健康是生理、心理、精神等方面的完好状态，包括了身体、心理和社会等各方面。因而健康反映的是整体观念，即人的任何一方面不正常均会影响整体的健康状态，并且健康受多方面因素影响，如生理、遗传、家庭、心理精神、生活方式、行为习惯、社会支持体系和人际关系。因此帮助人们建立现代健康观念，采取健康的生活方式以及促进健康行为是护士的职责。

7. 护理学是一门研究维护、增进、恢复人类身心健康的护理理论、知识、技能及其发展规律的综合性应用科学。它以自然科学和社会科学为基础，是医学科学领域里的一门独立学科。护理的概念随着时代的发展而不断地变化着，其中大家比较认可的护理观点有：护理是照护，是一门艺术，也是一门科学，要以病人为中心。护理工作是一个整体，是一门帮助性的专业。护理关心的是健康促进、健康维持和健康恢复。1980 年美国护士学会公布的护理定义是："护理是诊断和处理人类对现存的或潜在的健康问题的反应。"

8. 护理学的任务是：

（1）减轻痛苦：是护士的基本职责和任务。是运用护理知识和技能进行临床护理实践，帮助个体和人群减轻身心痛苦。包括：帮助病人尽可能舒适地带病生活，提供必要的支持以帮助人们应对功能减退或丧失，对临终病人提供安慰和关怀照护，使临终病人平静、安详、有尊严地的走完人生旅程。

（2）预防疾病：是采取行动，积极地控制不良行为和健康危险因素，预防和对抗疾病的过程。包括：开展妇幼保健的健康教育、增强免疫力、预防各种传染病、提供疾病自我监测的技术、临床和社区的保健设施等。预防疾病的目标是通过预防措施帮助护理对象减少或消除不利于健康的因素，避免或延迟疾病的发生，阻止疾病的恶化，限制残疾，促进康复，使之达到最佳的健康状态。

（3）恢复健康：是护理对象在患病或出现健康问题后，帮助其改善健康状况，提高健康水平。包括：为病人提供直接护理，如执行药物治疗、提供生活护理；进行护理评估；和其他卫生保健专业人员共同协助残障者参与他们力所能及的活动，将残障损害降到最低限度，指导病人进行康复训练活动，使其从活动中得到锻炼、获得自信，以利恢复健康。

（4）促进健康：是帮助人群获取维持健康时所需要的知识及资源，其目标是帮助人们维持最佳健康水平或健康状态。可以通过健康教育，使人们理解和懂得参加适当的运动有益于增进健康。包括：教育人们对自己的健康负责，建立健康的生活方式、提供有关合理营养和平衡膳食方面的咨询、解释加强锻炼的意义、告知吸烟对人体的危害、指导安全有效用药、预防意外伤害和提供健康信息以帮助人们利用健康资源等。

9. 护理学理论范畴的内涵是：

（1）护理学研究的对象、任务、目标：护理学的主要研究目标是人类健康；服务对象是全体人群；护理学研究的主要任务是应用护理的理论、知识、技能进行护理实践活动，从而为护理对象提供有针对性的、整体的、连续的服务。

（2）研究护理学与社会发展的关系：包括护理学在社会中的作用、地位和价值；社会对护理学发展的促进和制约因素；信息高速公路的建成对护理工作效率的积极影响，同时促使护理专业向着网络化、信息化方面发展。

（3）护理专业知识体系与理论：专业知识体系是专业实践的基础。自从 20 世纪 50年代后，涌现出多种护理理论与概念模式，这些理论用于指导临床实践，对提高护理质量、改善护理服务起到了积极作用，并为护理教育、科研和管理提供了依据，也为人们验证和发展这些理论或建立新的理论奠定了基础。

（4）护理交叉学科和分支学科：21 世纪医学发展的特点就是各专业学科交叉渗透，

而综合的学科领域，成为新的交叉学科，如护理心理学、护理伦理学、护理美学、护理教育学、护理管理学等，而在原有学科的基础上对其各个部分、各个方面进行研究发展，从而形成原有学科的分支学科，如老年护理学、社区护理学、急救护理学等一批分支学科，这些新的综合型、边缘型的交叉学科和分支学科在更大范围内促进了护理学科的发展。

10. 护理学实践范畴的内涵是：

（1）临床护理：①基础护理：运用护理学的基本理论、基本知识和基本技能来满足病人的基本生活、心理、治疗和康复的需要，如膳食护理、排泄护理、病情观察、临终关怀等，是各专科护理的基础。②专科护理　以护理学及相关学科理论为基础，结合各专科病人的特点及诊疗要求，为病人提供护理。如内科、外科、妇科、儿科病人的护理、急救护理等。

（2）社区护理：根据社区的特点，对社区范围内的居民及社会群体开展疾病预防，如妇幼保健、家庭护理、预防接种、卫生宣传、健康教育及防疫灭菌等工作，以促进全民健康水平的提高。

（3）护理教育：护理教育一般划分为基础教育、毕业后教育和继续教育3大类。基础教育分为中专、大专和本科教育；毕业后教育包括岗位培训教育及研究生教育等；继续教育是对从事临床的护士提供以新理论、新知识、新技术和新方法为目标的终身性在职教育。

（4）护理管理：是运用现代管理学的理论和方法，对护理工作的诸要素如人、财、物、时间、信息等进行科学的计划、组织、人力资源管理、指导与控制等，以确保护理工作正确、及时、安全、有效的开展，为护理对象提供优质的服务，提高护理工作效率和工作质量。

（5）护理科研：是运用科学观察、有计划的实验、调查分析等方法揭示护理学的内在规律，促进护理理论、知识、技能和管理模式的更新和发展。从而推动护理学的发展。

11. 护理工作方式的特点是：

（1）个案护理：特点：是由一名护士护理一位病人。适用于抢救病人或某些特殊病人的情况，也适用于临床教学需要。这种方式，护士责任明确，并负责完成其全部护理工作，能掌握病人全面情况，但较耗费人力。

（2）功能制护理：特点：是一种流水作业的工作方法，以完成各项医嘱和常规的基础护理为主要工作内容，其工作分配以日常工作任务为中心，护士分为"生活护理护士""治疗护士""办公室护士""药疗护士"等。在这种方式下护士分工明确，易于组织管理，节省人力。但工作被动机械，不利于调动护士工作的积极性，缺少与病人的交流机会，较少考虑病人的心理社会需求，护士较难掌握病人的全面情况。

（3）小组制护理：特点：护士分为小组进行护理活动，每组分管10～15位病人。由小组长制定护理计划和措施，安排小组成员去完成任务及实现确定的目标。小组成员由不同级别的护理人员组成，各司其职。这种护理方式能发挥各级护士的作用，能了解病人一般情况，但护士个人责任感相对减弱。

（4）责任制护理：特点：由责任护士评估病人情况、制定护理计划和实施护理措施，由责任护士和辅助护士按所制定的护理计划对病人进行全面、系统和连续的整体护理。要求从病人入院到出院均由责任护士对病人实行 8 小时在岗，24 小时负责制。这种护理方式，护士的责任明确，能较全面地了解病人情况，但较耗费人力。

（5）综合护理：特点：是通过综合应用几种工作方式，为服务对象提供既节约成本，又高效率、高质量的护理服务。最终目标是促进病人康复，维持其最佳健康状态。在护理过程中，首先应该根据特定的实践环境与病人需求来决定护士应具备的能力，并加以培训。

12. 护士素质是护士所应具备的素质。是在一般素质的基础上，根据护士职业的需要，对护士提出的包括品德、科学文化、专业能力、身体心理等方面的要求。

九、论述题

护士素质的要求包含 4 个方面：

1. 品德素质　包括品行素质及职业道德素质两个方面。

（1）品行素质：热爱祖国、热爱人民、热爱生命，具有高尚的品行是护士必备的条件，要有高尚的道德情操及正确的人生观、价值观，能做到自尊、自爱、自律、自强，具有为人类健康服务的奉献精神。

（2）职业道德素质：具有高尚的护理道德和思想情操，诚实、敬业，特别是应当具有慎独的品质。

2. 科学文化素质

（1）基础文化知识：现代护理学的发展要求护士具有一定的文化素养和外语应用能力，以便能更迅速地接受现代科学发展的新理论、新技术，为终身学习打下坚实的基础。

（2）人文科学及社会科学知识：医学模式的转变，已将护理学科从纯医学范畴转变到自然科学与社会科学相结合的交叉领域。护理学无论是作为独立学科，还是工作内容、范围的转变与扩大，都需要人文科学与社会科学知识。因此，不断拓宽自己的知识面，以便及时掌握病人的心理及情绪变化，最大限度满足病人的健康需求是十分必要的。

3. 专业能力

（1）坚实的专业知识：拥有扎实学科知识对护士来说十分重要的。作为现代护士，应掌握坚实的医学基础知识、临床医学知识、护理专业知识，只有这样才能为病人提供良好的健康服务。

（2）高超的专业技能：①敏锐的观察能力；②规范的操作技能；③灵活的应变能力；④较强的思维能力。

4. 身体心理素质

（1）身体素质：护士应具备健康的体魄、充沛的精力、良好的耐受力、敏捷的反应力。护士只有具备良好的身体素质，才能有健美的体魄和雷厉风行的工作作风。因此护士在平时要有目的地锻炼身体并加强营养。

（2）心理素质：护士应保持心理健康，情绪稳定，要有较强的适应能力及自我控制力，能保持良好的人际关系。

（3）行为素质：护士应具有仪表整洁、举止端庄，待人真诚，谈吐文雅，处事大方并具有良好的个人卫生习惯。

自身素质的提高：首先应养成良好的学习习惯，在每一堂新课学习之前，应做好充分的预习，提前对本次学习的内容有所了解，结合课堂学习基本当堂消化所学内容，课后充分复习与记忆所学知识，对于技能操作部分应进行反复的练习，直到熟练为止。同时按照护士素质的具体要求严格执行，养成良好的慎独精神，具有高度的责任感和同情心，工作时兢兢业业、一丝不苟、积极主动、忠于职守，为增进人民健康，减轻人民痛苦，预防各种疾病而努力做好本职工作，全心全意为人民的健康服务。

第二章　整体护理与护理程序

一、A1 型题

1. B　　2. A　　3. B　　4. B　　5. A　　6. C　　7. E　　8. E　　9. A　　10. B　　11. B
12. B

二、A2 型题

1. E　　2. D　　3. A　　4. C　　5. D　　6. D　　7. E　　8. B　　9. D　　10. A　　11. C
12. B　　13. C　　14. D　　15. B　　16. D　　17. E

三、A3 型题

1. A　　2. E　　3. D　　4. A　　5. B　　6. B　　7. E　　8. B　　9. B

四、X 型题

1. ABCD　　2. CDE　　3. ADE

五、判断题

1.（√）　2.（√）　3.（×）

六、名词解释

1. 整体护理　整体护理是以病人为中心，以现代护理观为指导，以护理程序为基本框架，并且把护理程序系统化地运用到临床护理和护理管理中的思想和方法。

2. 护理程序　是一种有计划、系统而科学的安排护理活动的工作方法和思维方法。目的是确认和解决服务对象现存的，或潜在的健康问题。

七、填空题

1. 评估　诊断　计划　实施　评价

2. 奥兰多

3. 观察法　交谈法　护理体检　查阅资料

4. 正式交谈　非正式交谈

5. 健康问题（P）　症状和体征（S）　相关因素（E）

6. 首优问题　中优问题　次优问题

7. 短期目标　长期目标

8. 依赖性措施　独立性措施　合作性措施

八、简答题

1. 整体护理是以病人为中心，以现代护理观为指导，以护理程序为基本框架，并且把护理程序系统化地运用到临床护理和护理管理中的思想和方法。其内涵包括：把人视为一个整体；把护理工作看作一个整体；把护理与环境视为一个整体。

2. 护理程序是一个持续循环的过程。由护理评估、护理诊断、护理计划、护理实施和护理评价5个相互联系、相互影响的步骤组成。

3. ①一般资料；②现在健康状况；③既往健康状况；④家族史；⑤护理体检结果；⑥近期实验室及其他检查的结果；⑦目前治疗和用药情况；⑧心理状况；⑨社会情况。

4. ①名称：是对护理对象的健康问题或疾病反应的概括性描述；②定义：是对护理诊断的一种清晰、精确的描述，并以此与其他护理诊断相区别；③诊断依据：是做出该诊断的临床判断标准，是一组症状、体征或有关病史，也可是高危因素；④相关因素：是指促成护理诊断形成和成立的原因或情景。

5. 针对健康问题的性质可将护理诊断分为现存的、潜在的、健康的、综合的护理诊断4种类型。

6. 护理诊断的相关因素有以下5个方面。

（1）病理生理方面：指与病理生理改变有关的因素。

（2）心理方面：指与心理状况有关的因素。

（3）治疗方面：指与治疗措施有关的因素。

（4）情境方面：指涉及环境、生活方式、生活习惯、生活经历、人际关系、适应等多方面因素。

（5）年龄方面：指在生长发育或成熟过程中与年龄有关的因素。

7. 护理诊断的陈述：

（1）三部分陈述：即 PES 公式：P（problem）问题即护理诊断的名称、E（etiology）病因即相关因素、S（symptoms or signs）症状和体征包括实验室检查结果。

（2）二部分陈述：即 PE 公式。如皮肤完整性受损：与长期卧床有关。PE 用于现存和高危的护理诊断。

（3）一部分陈述：只有 P，用于健康的护理诊断。

8. 多个诊断的排列次序及原则：

（1）按先急后缓、先重后轻的原则排列护理诊断的顺序，将护理诊断分为首优、中优和次优3类，从而保证有条不紊地、有重点地工作。①首优问题：又称威胁生命的问题；②中优问题：又称威胁健康的问题；③次优问题：指人们在应对发展和生活变化时所遇到的问题。

（2）排列护理诊断优先顺序的原则。①优先解决危及病人生命的问题；②按照马斯洛需要层次理论排列优先顺序；③考虑护理对象的主观需求；④分析护理诊断之间的相互关系；⑤不要忽视潜在的和合作性的护理问题。

9. 护理诊断是对病理状态所引起的生理、心理和社会反应的描述，包括现存的或潜在的，由护士提出并在护士的职责范围内解决，可用于个人、家庭和社区。

合作性问题是一类需要护士与其他健康保健人员，尤其是医生共同合作才能解决的问题。在合作性问题的处理过程中，护士承担的是监测职责，同时需要应用医嘱和护理措施共同预防或减少并发症的发生。合作性问题的陈述方式是"潜在并发症：×××"。如"潜在并发症：心律失常"。

医疗诊断是对个体出现病理变化的一种临床判断，描述的是一个具体疾病或病理状态，由医生提出并进行处理，仅用于个体。

10. ①目标以护理对象为中心，是护理活动的结果，而非护理活动本身。②目标陈述要针对一个问题，即一个目标中只能出现一个行为动词，否则难以评价。③目标所描述的行为标准应具体，可观察、可测量、可评价。④目标确立应属护理范畴，即可通过护理措施达到。⑤目标切实可行，能够在病人能力及客观条件的范围内实现。⑥鼓励护理对象参与目标的制定，以利护理措施的落实。⑦护理目标应与医嘱保持一致。⑧目标陈述必须包括具体日期甚至时间，为确定何时评价提供依据。⑨关于潜在并发症的目标：潜在并发症是合作性问题，仅通过护理活动往往无法阻止，护士只能监测并发症的发生与发展。

11. ①依赖性措施：是按照医嘱要求所进行的护理活动。②独立性措施：是护士不依赖医嘱，运用护理知识和技能独立决策并采取的护理活动。③合作性措施：是护士与其他医务人员合作完成的护理活动。

12. ①协调性；②针对性；③可行性；④时效性；⑤安全性；⑥科学性；⑦合作性；⑧顺序性。

13. ①所收集的资料是否准确、全面；②护理诊断是否正确；③设立预期目标的时间和行为标准是否合理；④护理措施是否适合病人，执行是否有效；⑤病人是否配合；⑥病情是否已经改变或有新的问题发生，原定计划是否失去了有效性。

九、案例

护理诊断：体温过高；有感染的危险；清理呼吸道无效；焦虑；有皮肤完整性受损的危险；口腔黏膜受损；躯体活动障碍；床上活动障碍；移动能力障碍。

针对体温过高的护理诊断，以 PIO 格式进行护理，记录如下：

P：体温过高

I：（1）物理降温，冰袋冷敷头部。

（2）定时测量病人体温。

（3）补充营养和水分。

O：体温下降。

第三章 医院及入院和出院护理

一、A1 型题

1. A 　2. C 　3. C 　4. D 　5. C 　6. E 　7. D 　8. B 　9. A 　10. C 　11. D
12. D 　13. B 　14. B 　15. A 　16. E 　17. E 　18. C 　19. E 　20. C 　21. A 　22. B

二、A2 型题

1. B 　2. A 　3. C 　4. A 　5. C 　6. C 　7. B 　8. C 　9. D 　10. A 　11. A
12. A 　13. D 　14. A 　15. B 　16. D 　17. B 　18. E 　19. D 　20. B 　21. B 　22. C
23. D 　24. E 　25. A 　26. C 　27. D 　28. D 　29. B 　30. B 　31. C 　32. E 　33. A
34. A 　35. A 　36. A 　37. D 　38. C 　39. E 　40. A 　41. A 　42. D 　43. C 　44. B
45. D 　46. A 　47. D 　48. E 　49. C 　50. D 　51. A 　52. E

三、A3 型题

1. B 　2. B 　3. D 　4. B 　5. D 　6. C 　7. C 　8. B 　9. C 　10. D 　11. C
12. A 　13. E 　14. B 　15. C 　16. C 　17. C 　18. D 　19. D 　20. D 　21. C 　22. C

四、X 型题

1. ABCE 　　2. ABCDE 　　3. ABDE 　　4. ABD 　　5. ACDE 　　6. ABCDE

五、判断题

1. (√) 　2. (×) 　3. (×) 　4. (×) 　5. (√) 　6. (×)

六、名词解释

1. 是以寻求健康的人为服务对象，以医学科学技术为主要手段，把医疗护理服务和基础生活服务融为一体的技术服务体系，同时又是为病人提供治病、休养、康复的诊疗机构。

2. 处于一定社会地位的个体或群体，在实现与其地位相联系的权利和义务的过程中，所表现出的符合社会期望的模式化行为。

3. 是指在医疗护理活动中，护士与病人之间确立的一种人际关系，是护理实践活动中最主要的一种专业性人际关系。

4. 是住院病人接受诊断、治疗和护理的场所，也是医护人员开展医疗、预防、教学和科研活动的重要基地。

5. 是指病人经门诊或急诊医生诊查后，根据病情需要住院做进一步的观察、检查和治疗时，经医生签发住院证后，由护士为病人提供的一系列护理工作。

6. 分级护理是指病人在住院期间，医护人员根据病人病情的轻重缓急以及自理能力的不同，给予不同级别的护理措施。

7. 出院护理是指住院病人在出院前后护士所进行的一系列护理活动。

七、填空题

1. 三 　十

2. 预检分诊 　挂号诊疗

3. 问　看　检查　分诊

4. 挪动法　一人搬运　二人搬运　三人搬运　四人搬运

5. 颈　腰椎骨折　病情较重

6. 24小时　小时　2小时

7. 头　颈　肩　胸背部　腰　臀　腘窝　小腿

八、简答题

1. 以医疗工作为中心，在提高医疗质量的基础上，保证教学和科研任务的完成，并不断提高教学质量和科研水平，同时做好扩大预防保健、指导基层和计划生育的技术工作。

2. 应立即在危重病室或抢救室准备好床单位，如为急诊手术病人应备好麻醉床。准备好急救器材和药品，护士应密切观察病情变化，积极配合抢救，并做好护理记录。

3. 临床上常用的铺床法及其目的是：

（1）备用床：保持病室整洁、舒适和美观，准备迎接新病人。

（2）暂空床：保持病室整洁、美观；供新入院病人使用；供暂离床活动的病人使用。

（3）麻醉床：便于接收和护理麻醉手术后的病人；保持床铺整洁，使病人安全、舒适，预防并发症；保护床上用物不被血液、呕吐物、排泄物等污染。

4. 铺备用床的注意事项为：

（1）病室内如有病人进行治疗、护理或进餐应暂停铺床。

（2）操作中动作轻稳，避免抖动、拍打等动作，以免尘土飞扬。

（3）病床单位应符合实用、耐用、安全、舒适、美观的原则，大单、被套、枕套均应做到平、整、紧、实。

（4）注意省时、节力原则的应用

5. 一般病人入院的初步护理：准备床单位、迎接新病人、通知医生诊疗、测量生命体征、准备膳食、建立病历资料、填写有关表格、介绍与指导、执行医嘱、入院护理评估。

6. 病人出院时的护理指导是：

（1）执行出院医嘱：①停止一切医嘱，用红笔在各种卡片或有关表格上填写"出院"字样，注明时间并签名。如服药卡、治疗卡、饮食卡等。②撤去病人一览表上的诊断小卡和床头（尾）卡。③病人出院后需要继续服药者，护士应遵医嘱领取病人的出院带药，并将药物交给病人或家属，同时给予用药知识指导。④填写病人出院登记本。⑤在体温单40℃～42℃之间相应的时间栏内，用红笔纵行填写出院时间。⑥填写病人出院护理记录

（2）协助整理用物：协助病人及家属整理及消毒用物，收回病人所借物品并消毒处理，归还寄存的物品，开具物品带出证。

（3）护送病人出院：协助办理出院手续，根据病人病情，采取不同的护送方式护送病人出病区。

7. 撤去病床上的污被服，放入污物袋，由洗衣房收回。根据出院病人病种类别决定清洗和消毒的方法。用消毒液擦拭床、床旁桌及床旁椅。非一次性痰杯、脸盆须消毒浸泡。将床垫、床褥、棉胎、枕芯等可选择日光下暴晒、紫外线照射，或臭氧机消毒等方法。传染病病人的床单位应按传染病终末消毒法处理。

8. 平车搬运病人时应注意：

（1）病人头部应卧于大轮端，以减轻由于车轮转动过多或颠簸所引起的不适。

（2）护士站在病人头侧，以利于观察病情。

（3）平车上、下坡时，病人的头部应在高处，以防引起病人不适。

（4）有引流管及输液管时，要固定妥当并保持通畅。

（5）运送骨折病人，平车上要垫木板，并将骨折部位固定好。

（6）运送过程中要保持车速平稳。

（7）进出门时，应先将门打开，再推平车。不可用车撞门，以免震动病人或损坏建筑物。

九、案例

（1）安排提前就诊。

（2）测量体温、脉搏、呼吸、血压，护送病人入病区。

第四章　医院环境

一、A1 型题

1. E　2. B　3. D　4. A　5. D　6. D　7. A　8. A　9. B　10. B　11. D
12. D　13. A　14. C　15. D　16. D　17. A　18. D　19. B　20. E　21. C　22. D
23. A　24. E　25. D　26. A　27. E　28. D　29. A　30. B　31. C　32. A　33. B
34. B　35. D　36. D　37. B　38. E　39. C　40. E　41. B　42. C　43. C　44. C
45. E　46. B　47. A　48. C

二、A2 型题

1. E　2. A　3. B　4. C　5. D　6. E　7. C　8. A　9. D　10. D　11. E
12. D　13. A　14. C　15. B　16. D　17. C　18. C　19. D　20. E　21. B　22. C
23. E　24. C　25. C　26. A　27. B　28. E　29. C　30. A　31. C　32. D　33. C
34. C

三、A3 型题

1. B　2. D　3. E　4. A　5. A　6. A　7. E　8. D　9. E　10. B　11. A
12. A　13. C　14. B　15. E　16. D　17. D　18. C　19. C　20. A　21. B　22. E
23. A　24. C　25. E　26. A

四、X 型题

1. ACDE　　2. ACE　　3. ABCE　　4. ABCE　　5. ABCDE　　6. ABDE　　7. ACDE

8. BCE 9. ABCE 10. CDE 11. BCDE

五、判断题

1. （×） 2. （×） 3. （×） 4. （×） 5. （×） 6. （×） 7. （√） 8. （√） 9. （√） 10. （√）

六、名词解释

1. 又称医院获得性感染，是指病人、探视者和医院工作人员在医院内受到的感染。包括病人在住院期间发生的感染和在医院内获得出院后发生的感染，但不包括入院前已开始或入院时已处于潜伏期的感染。

2. 指病原体来自于病人体外，通过直接或间接感染途径而引起的感染。如病人与病人，病人与探视者，病人与工作人员之间的直接感染，或通过水、空气、物品等之间的间接感染。

3. 指清除或杀灭物体上除细菌芽孢外的所有病原微生物。凡接触皮肤、黏膜的医疗器械、器具和物品必须达到消毒水平。

4. 指杀灭物体上全部微生物，包括细菌芽孢。凡进入人体组织、无菌器官的医疗器械、器具和物品必须达到灭菌水平。

5. 是利用物理因素如热力、辐射、电离辐射等，将微生物清除或杀灭的方法。

6. 是指在医疗护理操作中，防止一切微生物侵入人体和防止无菌物品、无菌区域被污染的操作技术。

7. 是指经过灭菌处理后未被污染的物品。

8. 是指经过灭菌处理后未被污染的区域。

9. 是指未经过灭菌处理，或虽经过灭菌处理但又被污染的区域。

10. 是将传染源传播者和高度易感人群安置在指定的地点或特殊的环境中，暂时避免接触周围人群。对前者采取的是传染源隔离，达到控制传染源，切断传播途径的目的；对后者采取的是保护性隔离，达到保护此类人群免受感染的目的。

11. 未被病原微生物污染的区域。包括医护人员的值班室、男女更衣室、浴室及库房、配餐室等。

12. 也称潜在污染区，指有可能被病原微生物污染的区域。包括医生办公室、护士站、检验室、病室内走廊等。

13. 被病原微生物污染的区域。包括病室、病人浴室及卫生间、处置室、污物间、病人入出院处理室等。

14. 又称反向隔离，达到保护此类人群免受感染的目的。

15. 是指对出院、转科或死亡病人及其所住病室、用物、医疗器械等进行的消毒处理。

16. 医源性损伤是指由于医务人员语言、行为上的不慎，或操作不当、失误造成病人心理或生理上的损害。如有些医务人员对病人不够尊重，缺乏耐心，语言欠妥当，使病人心理上难以承受而造成痛苦。还有个别医务人员责任心不强，工作态度不严谨，导致医疗差错、事故的发生，轻者加重病情，重者危及生命。

17. 指护理人员由于职业的关系，在为病人提供护理服务时，经常暴露在感染病人的血液、体液及排泄物污染的环境中，有感染某种疾病的危险，同时各种理化因素及工作压力也会对护理人员造成影响，这些统称为护理职业暴露。

18. 指护理人员在工作中采取多种有效措施，保护护士免受职业暴露中危险因素的侵袭，或将其所受伤害降到最低程度。

19. 在为病人提供医疗服务时，无论是病人还是医务人员的血液和深层体液，也不论其是阳性还是阴性，都应当作为具有潜在传染性加以保护。

20. 假定所有人的血液等体内物质都有潜在的传染性，接触时均应采取防护措施，防止职业感染经血液传播疾病的策略。

七、填空题

1. 说话轻　走路轻　关门轻　操作轻

2. 感染源　传播途径　易感宿主

3. 物理监测法　化学监测法　生物监测法　生物

4. 浸泡法　擦拭法　喷雾法　熏蒸法

5. 30 分钟

6. 无菌区，无菌区

7. 三叉钳　卵圆钳　镊子

8. 消毒液浸泡法　干燥保存法

9. 24

10. 7

11. 手心

12. 已戴手套

13. 立即更换

14. 清洁区　半污染区

15. 清洁　污染

16. 甲醛（福尔马林）熏蒸

17. 严密　呼吸道

18. 肠道　血液－体液

19. 反向隔离

20. 4～8　4

21. 天

22. 清洁　污染

23. 外面

24. 15 秒　10cm

25. 30 秒　2 分钟

26. 前臂　指尖

八、简答题

1. 病区为控制噪声，护士应采取的有效措施有：

（1）病区的桌椅脚应钉上橡胶垫，推车、治疗车的轮轴、门窗合页应定期注油润滑。

（2）医护人员应做到"四轻"：走路轻、说话轻、操作轻、关门轻。

（3）加强对病人及家属的宣传工作，共同保持病室安静。

2. 又称医院获得性感染，是指病人、探视者和医院工作人员在医院内受到的感染。包括病人在住院期间发生的感染和在医院内获得出院后发生的感染，但不包括入院前已开始或入院时已处于潜伏期的感染。

3. 必须具备 3 个环节，即感染源、传播途径和易感宿主。当三者同时存在，并互相联系时，就构成了感染链。感染链的存在会导致医院感染的发生。

4. 医院感染的主要因素有：

（1）控制医院感染的规章制度不健全。

（2）易感人群增多。

（3）由于医务人员认识不足，导致消毒灭菌和无菌技术不严格。

（4）医院布局不合理、隔离设施不完全或不配套。

（5）侵入性操作过多、抗生素滥用。

5. 燃烧灭菌时应注意以下 3 个方面：

（1）注意安全。操作时远离氧气、汽油、乙醚等易燃、易爆物品。

（2）在燃烧过程中不得添加乙醇，以免引起烧伤或火灾。

（3）贵重器械及锐利刀剪禁用燃烧法，以免锋刃变钝或器械损坏。

6. 高压蒸汽灭菌法的注意事项是：

（1）灭菌包不宜过大，体积不超过 30cm ×30cm ×25cm；包扎不宜过紧；放置时各包之间留有空隙，以利于蒸汽进入，排气时蒸汽能迅速排出，保持物品干燥。

（2）盛装物品的容器有孔，应将通气孔打开，灭菌完毕后再关闭。

（3）布类物品应放在金属和搪瓷类物品之上，以免蒸汽遇冷凝成水珠，使包布受潮，影响灭菌效果。

（4）随时观察压力及温度情况。

7. 化学消毒剂的使用原则是：

（1）根据物品的性能及微生物的特性，选择合适的消毒剂。

（2）严格掌握消毒剂的有效浓度、消毒时间及使用方法。

（3）消毒剂应定期更换，易挥发的要加盖，并定期检测以确保其有效浓度。

（4）待消毒的物品必须洗净、擦干，全部浸没在消毒液内；注意管腔内应注满消毒液，并打开器械的轴节和容器的盖。

（5）消毒液中不能放置纱布、棉花等物，因这类物品易吸附消毒剂而降低消毒能力。

（6）浸泡消毒后的物品，在使用前应用无菌等渗盐水冲洗，气体消毒后的物品，应待气体散发后使用，以免消毒剂刺激人体组织。

8. 无菌技术操作应遵循的原则是：

（1）进行无菌操作时，操作者应面向无菌区，身体与无菌区保持一定距离，不可面对无菌区讲话、咳嗽、打喷嚏；手臂需保持在腰部或操作台面以上，不可跨越无菌区。

（2）取放无菌物品时，应使用无菌持物钳；无菌物品一经取出，即使未用，也不可再放回无菌容器内；无菌物品使用后，必须重新灭菌后方可再用。

（3）无菌操作中，无菌物品潮湿、被污染或疑有污染，不可再用，应予以更换或重新灭菌。

（4）一套无菌物品，仅供一位病人使用一次，以防止交叉感染。

9. 终末消毒处理的方法是：

（1）病人的终末处理：病人出院或转科前应沐浴、更衣，个人用物须消毒后方可带出。如病人死亡，原则上衣物一律焚烧，尸体须用中效以上消毒液擦拭尸体，并用消毒液浸湿的棉球填塞口、鼻、耳、阴道、肛门等孔道，尸体用一次性尸单包裹。

（2）病室的终末处理：关闭病室门窗、打开床旁桌、摊开棉被、竖起床垫，消毒液熏蒸或紫外线照射消毒，消毒后开窗通风换气；家具、地面等用消毒液擦拭；体温计用消毒液浸泡；血压计及听诊器用消毒液擦拭或熏蒸消毒；被服类消毒处理后再清洗；其他物品根据其特性选择相应的消毒方法。

10. 保护性隔离措施有以下 3 种。

（1）病人住专用隔离室，单人单间。病室内空气应保持正压通风，定时换气，地面、家具等应每天严格消毒。凡患呼吸道疾病及咽部带菌者，包括工作人员均应避免接触病人；原则上不予探视，探视者进入隔离病室也应采取相应隔离措施。

（2）进入隔离病室内，应穿戴灭菌后的口罩、帽子、隔离衣手套及拖鞋，未经消毒的物品不得带入隔离区。接触病人或被污染物品后、护理另一位病人前、离开隔离病室前均须消毒双手。

（3）病人的排泄物、引流物及被血液、体液污染的物品，应及时分装密闭，标记后送往指定处理地点。

11. 穿脱隔离衣的注意事项是：

（1）穿隔离衣前，应准备好工作中所需的所有物品。

（2）检查隔离衣，完整无破损、无潮湿，长短合适，须全部遮盖工作服。

（3）隔离衣应每日更换，如有潮湿或污染应立即更换。

（4）穿脱隔离衣过程中，清洁的手不能触及隔离衣的污染面，系领扣时污染的袖口不可触及衣领、面部、帽子；注意保持衣领清洁。

（5）穿好隔离衣后，双臂保持在腰部以上、视线以内，避免接触清洁物品，不得进入清洁区。

（6）脱下的隔离衣如挂在半污染区，则应清洁面朝外；如挂在污染区，则应污染面朝外。

12. 七步洗手法的方法是：

（1）双手掌心对掌心相互揉搓。

（2）掌心对手背，手指交错相互揉搓，交替进行。

（3）双手交叉，掌心相对，沿指缝相互揉搓。

（4）双手互扣，将一手手指指背部放在另一手掌心内揉搓，交替进行。

（5）一手握另一手拇指旋转揉搓，交替进行。

（6）一手五指尖放于另一手掌心内揉搓，交替进行。

（7）一手用手掌包裹住另一手腕部，旋转揉搓，交替进行。

13. 为保证病人安全，病区预防和消除的不安全因素为：

（1）物理性因素：①跌倒和坠床：肢体功能障碍者、视力减退者、服用镇静药和麻醉药者、年老体弱及婴幼儿等均易发生坠床意外。②温度性损伤：治疗性用热、用冷时，操作不慎可致烫伤、冻伤；医院内存放的易燃易爆物品（乙醇、乙醚、氧气、布类、纸张）较多，若处置不当极易造成火灾。③其他：触电、微波、X线及放射线物质等。

（2）化学性因素：药物使用不当或错用，化学消毒剂使用不当，吸入有害气体等。

（3）生物学因素：包括微生物及昆虫等伤害。微生物可致医院内感染的发生，给病人带来不应有的痛苦甚至造成严重的后果；昆虫的叮咬爬飞，不仅影响病人休息，干扰睡眠，还可致过敏性伤害，更严重的是传播疾病，直接威胁病人的生命。

（4）医源性损伤：医源性损伤是指由于医务人员语言、行为上的不慎，或操作不当、失误造成病人心理或生理上的损害。如有些医务人员对病人不够尊重，缺乏耐心，语言欠妥当，使病人心理上难以承受而造成痛苦。还有个别医务人员责任心不强，工作态度不严谨，导致医疗差错、事故的发生，轻者加重病情，重者危及生命。

14. 锐器伤是护理人员最常受到的职业损伤之一。包括针头、刀片所致的刺伤、切割伤等，多发生在分离注射器、双手回套针帽、处置用过的针头、拔针时误伤到自己及侵入性操作不熟练等。

九、案例

1. 小张作为助手需做以下准备：

（1）应先对手进行消毒后穿手术衣，然后再戴无菌手套上台。护士需协助其穿手术衣并帮其打开无菌手套包。

（2）准备无菌盘。用到无菌包的打开法、无菌持物钳的使用、无菌盘铺法。

（3）将无菌手套包、胶布、剪刀等放在盘外，治疗车下层放置弯盘用来盛放污染敷料。

护士需按取用无菌溶液的方法将无菌溶液瓶打开，掌心对准标签，手持瓶子冲洗瓶口，将无菌溶液倒入治疗碗中。

2. 本案例应采取的措施：

（1）呼吸道隔离。

（2）隔离措施为；

①病人应住专用隔离室，相同病原菌感染的病人可同住一室，通向过道的门窗需关

闭，室外悬挂明显标识。有条件时尽量使隔离室远离其他病室。②进入隔离室前必须戴好帽子、口罩，并保持口罩清洁干燥，必要时穿隔离衣、戴手套。接触病人或被污染物品后、护理另一位病人前、离开隔离病室前均须消毒双手。③为病人准备专用痰杯，口鼻分泌物须经消毒后方可排放病人离开病室，必须戴口罩。④室内空气用紫外线照射或消毒液喷洒消毒，每日一次。

（3）取下手表，卷袖过肘。打开水龙头，调节水温，流水充分湿润双手，关闭水龙头。取洗手液或皂液充分涂抹手在双手及手腕部。认真揉搓双手至少15秒，具体步骤为：

①双手掌心对掌心相互揉搓；②掌心对手背，手指交错相互揉搓，交替进行；③双手交叉，掌心相对，沿指缝相互揉搓；④双手互扣，将一手手指指背部放在另一手掌心内揉搓，交替进行；⑤一手握另一手拇指旋转揉搓，交替进行；⑥一手五指尖放于另一手掌心内揉搓，交替进行；⑦一手用手掌包裹住另一手腕部，旋转揉搓，交替进行。打开水龙头，流水冲净双手，关闭水龙头。用纸巾擦干或用干手机烘干双手。

第五章　舒　　适

一、A1 型题

1. A　　2. B　　3. C　　4. D　　5. B　　6. B　　7. D　　8. B

二、A2 型题

1. A　　2. B　　3. A　　4. A　　5. B　　6. A　　7. E　　8. A　　9. D　　10. C　　11. B

12. E　　13. E　　14. D　　15. D

三、A3 型题

1. B　　2. A　　3. D　　4. C　　5. D　　6. E　　7. A

四、X 型题

1. ACE　　2. ABCD　　3. BCD　　4. ABCDE　　5. ABC　　6. ABC

五、判断题

1.（√）　　2.（×）　　3.（√）

六、名词解释

1. 指病人活动自如，能根据自己意愿随意改变体位。

2. 指病人自己没有变换卧位的能力，需由他人帮助安置的卧位。

3. 指病人的意识清晰，也有变换卧位的能力，但由于疾病的影响或治疗的需要，被迫采取的卧位。

4. 指处在轻松、安宁的环境状态下，个体所具有的身心健康、满意、没有疼痛、没有焦虑、轻松自在的自我感觉。

七、填空题

1. 10°～20°　　20°～30°

2. 弯曲　　伸直

3. 胎膜早破　跟骨牵引　15～30

4. 头痛　健侧

5. 床档

八、简答题

1. 为病人变换卧位的注意事项是：

（1）移动病人时不可拖拉，以免擦伤病人皮肤。

（2）注意应用节力原则帮助病人翻身，让病人尽量靠近护士，以缩短重力臂，达到省力的目的。

（3）协助脊椎受损或脊椎手术后病人改变卧位时，避免翻身时脊柱错位而损伤脊髓。

（4）翻身移动前应将病人身上的各种导管及输液装置安置妥当，移动后检查导管及输液装置是否脱落、受压、移位；保持导管通畅。如有伤口需要更换敷料应先换药然后翻身。

2. 早期的疼痛比较容易控制，疼痛时间越长，病人对疼痛的感受越深，越难以用药物解除。因此，一旦确定病人存在疼痛，应及时作出护理计划，采取措施减轻病人疼痛。

（1）去除原因，对症处理

（2）止痛是临床解除疼痛的主要手段，可采用药物止痛、中医疗法和物理止痛等方法。推拿、按摩和理疗（电疗、光疗、超声波治疗、磁疗等方法）也有较好的止痛效果。

九、案例

可采取半坐卧位。该体位的临床意义在于：

（1）胸腔疾病、胸部创伤或心脏病病人。此卧位借助重力使膈肌下降，胸腔容积增大，部分血液滞留在下肢和盆腔脏器内，回心血量减少，减轻肺部淤血和心脏负担；同时，使膈肌下降，胸腔容量扩大，减轻腹腔脏器对心肺的压力，肺活量增加，有利于气体交换，改善呼吸困难。亦有利于脓液、血液及渗出液的引流。

（2）腹腔、盆腔手术后或有炎症的病人。半坐卧位一方面可减轻腹部切口缝合处的张力、缓解疼痛，有利于切口愈合；另一方面，可使腹腔渗出物流入盆腔，减少炎症扩散和毒素吸收，促使感染局限化和减少中毒反应，因为盆腔腹膜的吸收性较弱，而抗感染性较强。同时，采取半坐卧位，可防止感染向上蔓延引起膈下脓肿。

（3）某些面部及颈部手术后，采取半坐卧位可减少局部出血。

（4）恢复期体质虚弱的病人采取半坐卧位，有利于向站立过渡。

第六章　病人的清洁护理

一、A1 型题

1. C　2. A　3. E　4. D　5. D　6. B　7. A　8. B　9. D　10. D　11. E
12. B　13. C　14. B　15. E　16. D　17. B　18. D　19. A　20. A　21. E　22. B
23. A　24. B　25. C　26. A　27. D　28. A　29. E　30. E

二、A2 型题

1. D　2. E　3. E　4. E　5. E　6. A　7. C　8. A　9. C　10. C　11. B
12. B　13. D　14. C　15. C　16. E　17. B　18. C　19. B　20. D　21. E　22. D
23. B　24. B　25. B　26. A　27. A　28. E　29. D　30. E　31. E　32. D　33. A
34. D　35. D　36. B　37. D　38. E　39. D　40. A　41. E

三、A3 型题

1. B　2. E　3. E　4. D　5. C　6. C　7. A　8. E　9. D　10. C　11. B
12. B　13. E　14. E　15. E　16. C　17. C　18. B　19. C　20. E

四、X 型题

1. ABCE　　2. ACD　　3. ABDE　　4. ABC

五、判断题

1.（×）　2.（×）　3.（√）　4.（×）　5.（√）

六、名词解释

1. 压疮是由于身体局部组织长期受压，血液循环障碍，发生持续缺血、缺氧、营养不良而导致的组织破损和坏死。

2. 剪切力是由两层组织相邻表面间的滑行，产生进行性的相对移位，由摩擦力和压力相加而成。

七、填空题

1. 压力　剪力　摩擦力

2. 2　抬起　拖　拉　推

3. 勤观察　勤翻身　勤擦洗　勤按摩　勤整理　勤更换

4. 禁食　昏迷　高热　鼻饲　大手术后

5. 50%乙醇　大小鱼际肌　向心

6. 0.1%醋酸溶液　1%～4%碳酸氢钠溶液

7. 长期受压　血液循环障碍

8. 耳郭　肩峰部　肘部　髋部　膝关节的内外侧　内外踝处

9. 面部　上肢双手　胸腹　背部　下肢双足　会阴

10. 局部组织持续受压　潮湿对皮肤的刺激　全身营养不良

11. 坐骨结节

12. 枕骨粗隆　肩胛部　肘部　脊椎体隆突处　骶尾部　足跟部

13. 致病原因 护理

14. 一 一 一

15. 眼 耳

八、简答题

1. 临床上对禁食、昏迷、高热、鼻饲、大手术后及口腔疾患等病人常采用特殊口腔护理。

2. 昏迷病人禁忌漱口；需用张口器时，应从臼齿处放入（牙齿紧闭者不可暴力助其张口）；擦洗时需用血管钳夹紧棉球，每次一个，防止棉球遗留在口腔内；棉球不可过湿，以防病人将溶液吸入呼吸道，造成窒息。

3. 根据压疮的发展过程和轻重程度不同，压疮可分3期。

Ⅰ期 瘀血红润期 表现为红、肿、热、麻木或有触痛，解除压力30分钟后，皮肤颜色不能恢复正常。

Ⅱ期 炎性浸润期 受压表面可呈紫红色，皮下产生硬结，表皮水泡形成，极易破溃，病人有疼痛感。

Ⅲ期 浅度溃疡期 主要表现为表皮水泡逐渐扩大、破溃，真皮创面有黄色渗出物，感染后脓液流出。浅层组织坏死，溃疡形成，疼痛加重。

Ⅳ期 坏死溃疡期 主要表现为坏死组织侵入真皮层，脓性分泌物增多，坏死组织发黑，有臭味，感染向周围及深部组织扩展，可深达骨骼，甚至可引起败血症。

预防措施：要求做到"六勤一好"，即勤观察、勤翻身、勤擦洗、勤按摩、勤整理、勤更换、营养好。交接班时护士要严格细致地交接皮肤受压情况及护理措施的执行情况。

①避免局部组织长期受压，做到定时翻身，解除局部组织持续受压；保护骨隆突处，支持身体空隙处；正确使用石膏绷带及夹板固定。②避免潮湿刺激。③避免摩擦力和剪切力。④促进局部血液循环。⑤增进营养的摄入。

4. 为病人床上擦浴时应注意以下事项：

（1）擦浴中注意节力原则。护士操作时，应使病人尽量靠近自己，站立时，两脚稍分开重心应在身体的中央或稍低处。

（2）要关心体贴病人，保护病人自尊，减少翻动次数和暴露，防止着凉。动作要轻柔、敏捷。

（3）注意脐部的清洁，擦净腋窝、腹股沟、腘窝等皮肤皱褶处。

（4）擦洗过程中，应密切观察病人的情况，如病人出现寒战、面色苍白等应立即停止擦洗，并给予适当处理。如观察皮肤有异常，应及时处理和记录。

5. 评估病人的皮肤，应做到以下3点：

（1）颜色与温度：评估皮肤的颜色与温度，了解皮肤的血液循环情况及有无感染，如有颜色的特殊改变，可提供病情动态变化，为临床诊断、治疗和护理提供依据。如皮肤颜色苍白，温度降低，常见于休克和贫血病人；皮肤发绀常见于各种原因引起的乏氧；皮肤潮红，温度升高，常见于发热病人。

（2）感觉与弹性：当皮肤对温度、压力和触摸存在感觉障碍时，表明皮肤有广泛性或局限性损伤；皮肤有瘙痒感表明皮肤干燥或有过敏反应。一般老年人或脱水病人，皮肤弹性较差。

（3）完整性与清洁度：检查皮肤有无破损、皮疹、水泡、硬结和斑点，皮肤病灶的部位及范围；皮肤的湿润度、污垢和油脂情况，及嗅病人身体的气味来评估皮肤的完整性和清洁度。

6. 容易发生压疮的病人有：

（1）精神系统疾病病人：如昏迷、瘫痪者，自主活动能力丧失，长期卧床，身体局部组织长期受压。

（2）老年病人：老年人皮肤松弛、干燥、缺乏弹性，皮下脂肪萎缩、变薄，皮肤易损性增加。

（3）肥胖病人：过重的机体使承重部位的压力增加。

（4）身体衰弱营养不良的病人：受压处缺乏肌肉、脂肪组织的保护。

（5）水肿病人：水肿降低了皮肤的抵抗力，并增加了对承重部位的压力。

（6）疼痛病人：为避免疼痛而处于强迫体位，机体活动减少。

（7）石膏固定病人：石膏固定或矫形器使用不当，病人翻身、活动受限。

（8）大、小便失禁病人：皮肤经常受到污物、潮湿的刺激。

（9）发热病人：体温升高可致排汗增多，汗液可刺激皮肤。

（10）使用镇静剂病人：自主活动减少。

7. 为卧床病人更换床单应注意：

（1）操作时动作轻稳，注意节力，若两人配合应动作协调。

（2）保证病人舒适与安全，不宜过多翻动和暴露病人，保护病人隐私，必要时可用床档保护病人。

（3）病人的衣服、床单、被套等一般每周更换1~2次，如被血液、便液等污染时，应及时更换。

（4）病床应湿式清扫，一床一巾一消毒。禁止在病区走廊地面上堆放更换下来的衣物。

8. 常用漱口溶液及其作用见下表。

名　称	浓度	作　用
氯化钠溶液	0.9%	清洁口腔，预防感染
复方硼砂溶液（朵贝尔溶液）		轻度抑菌，除臭
过氧化氢溶液	1%~3%	抗菌，除臭
呋喃西林溶液	0.02%	清洁口腔，广谱抗菌硼酸
溶液	2%~3%	酸性防腐剂，抑菌
碳酸氢钠溶液	1%~4%	碱性溶液，用于真菌感染
醋酸溶液	0.1%	用于铜绿假单胞菌感染
甲硝唑溶液	0.08%	用于厌氧菌感染
氯己定溶液（洗必泰）	0.01%	清洁口腔，广谱抗菌

九、案例

1.（1）病人发生了压疮，处于炎性浸润期。

（2）此期是炎性浸润期，护理原则是保护皮肤，避免感染。除继续加强上述措施外，对未破的小水泡要减少摩擦，防止破裂感染，使其自行吸收；大水泡可在无菌操作下用注射器抽出泡内液体（不必剪去表皮），然后涂以消毒液，用无菌敷料包扎。另外配合使用红外线或紫外线照射治疗，可起到消炎、干燥，促进血液循环的作用。

2.（1）为该患口腔护理时要注意动作轻柔，避免划伤口腔黏膜引起出血。

（2）预防皮肤并发症的措施：做到"六勤一好"。即勤观察、勤翻身、勤擦洗、勤按摩、勤整理、勤更换、营养好。交接班时护士要严格细致地交接皮肤受压情况及护理措施的执行情况。

①避免局部组织长期受压，做到定时翻身，解除局部组织持续受压；保护骨隆突处，支持身体空隙处；正确使用石膏绷带及夹板固定。②避免潮湿刺激。③避免摩擦力和剪切力。④促进局部血液循环。⑤增进营养的摄入。

第七章　饮食与营养

一、A1 型题

1. C　2. A　3. A　4. A　5. C　6. D　7. B　8. C　9. E　10. D　11. C
12. D　13. A　14. C　15. B

二、A2 型题

1. D　2. E　3. A　4. A　5. D　6. E　7. A　8. E　9. D　10. A　11. C
12. C　13. A　14. D　15. B　16. E　17. C　18. D　19. A　20. E　21. C　22. C
23. C　24. B　25. C　26. C　27. D　28. D　29. A　30. C　31. B　32. A　33. D
34. D　35. B　36. D

三、A3 型题

1. A　2. E　3. D　4. A　5. A　6. E　7. C　8. B　9. D　10. A　11. D
12. E　13. E　14. D　15. C　16. E

四、X 型题

1. CD　　2. AD　　3. ABCE　　4. BCE

五、判断题

1.（×）　2.（×）　3.（√）　4.（√）

六、名词解释

1. 鼻饲法是将导管经鼻腔插入胃内，从管内灌注流质食物、营养液、水和药物的方法。

2. 要素饮食又称为要素膳、化学膳、元素膳，它是一种用化学方法精制而成的食物，含有全部人体生理需要的各种营养成分，不需要消化或很少消化即可吸收的无渣饮食。

3. 胃肠外营养又称全胃肠外营养支持，是指口服或管饲有困难、消化与吸收功能障碍的病人，通过静脉途径输入生理需要的全部营养要素。

七、填空题

1. 蛋白质　脂肪　碳水化合物　矿物质　维生素　水　膳食纤维
2. 脂溶性　水溶性
3. 普通饮食　软质饮食　半流质饮食　流质饮食

八、简答题

1. 胆囊造影的目的、方法是：

目的：用于检查胆囊、胆管及肝胆管疾病。

实验方法：①造影前1天中午餐进高脂肪饮食，刺激胆囊收缩排空。②造影前1天晚餐进无脂肪、低蛋白、高糖类、清淡饮食，以减少胆汁分泌。晚饭后口服造影剂，禁烟、禁水、禁食。③检查当日，禁食早餐，第一次摄X线片，如果胆囊显影好，再让病人进高脂肪餐（2个油煎鸡蛋），脂肪量不低于50g。待30分钟后第二次摄X线片，观察胆囊收缩情况。

2. 胃管插入胃内的依据是：

（1）将胃管末端连接注射器可抽出胃液。

（2）胃管末端放入盛水碗中，无气泡溢出；如有大量气泡证明胃管误入气管。

（3）将听诊器的胸件放在病人胃部，用注射器迅速注入10mL空气，听到有气过水声。

九、案例

（1）成人插入胃内的长度45cm～55cm。

（2）插管应注意以下问题：

①插管动作应轻稳，特别是在通过食管3个狭窄处时，以免损伤食道黏膜。

②当导管插至咽喉部（14cm～16cm处），嘱病人做吞咽动作。昏迷病人此时可将病人头部托起，将下颌靠近胸骨柄，可增大咽喉部的弧度，便于插管。

③插管时如病人出现恶心，应停止插管，嘱病人做吞咽动作或深呼吸；如果插入不畅，应检查口腔，观察胃管是否盘曲在口中；如出现呛咳、呼吸困难、发绀等现象，表示误入气管，应立即拔出胃管，休息片刻后重新插入。

第八章　排泄护理

一、A1 型题

1. D　2. A　3. E　4. B　5. D　6. E　7. A　8. C　9. D　10. D　11. C
12. D　13. C　14. B　15. A　16. A　17. D　18. E　19. D

二、A2 型题

1. B　2. C　3. A　4. C　5. E　6. D　7. C　8. E　9. A　10. E　11. B
12. B　13. C　14. D　16. A　17. D　18. E　19. A　20. B　21. C　22. C

23. E 24. A 25. C 26. E 27. B 28. B 29. C 30. E 31. A 32. E 33. D
34. E 35. A 36. D 37. B 38. C 39. E 40. E 41. B 42. B 43. A 44. C
45. A 46. A 47. D

三、A3 型题

1. A 2. E 3. E 4. C 5. E 6. B 7. C 8. A 9. B 10. A 11. D
12. C 13. B 14. C 15. D 16. C 17. C 18. A 19. C

四、X 型题

1. ABCDE 2. ABCE 3. DE 4. BC

五、判断题

1.（×） 2.（×） 3.（√） 4.（×） 5.（×）

六、名词解释

1. 24 小时尿量少于 100mL 或 12 小时内无尿，称无尿或尿闭。

2. 24 小时尿量少于 400mL 或每小时尿量少于 17mL 者为少尿。

3. 24 小时尿量超过 2500mL 者为多尿。

4. 尿潴留是指膀胱内滞留大量尿液而不能自主排出。

5. 尿失禁是指排尿失去控制，尿液不由自主流出。

6. 导尿术是在严格无菌操作下，将无菌导尿管插入膀胱引出尿液的方法。

7. 导尿管留置法是在导尿后，将导尿管保留在膀胱内持续引流出尿液的方法。

8. 便秘是指正常排便形态改变，排便次数减少，粪质干硬，排便困难。

9. 腹泻是指正常排便形态改变，肠蠕动增快，排便次数增多，粪便稀薄而不成形，甚至呈水样。

10. 排便失禁是指肛门括约肌不受意识控制而不由自主地排便。

11. 将一定量的溶液由肛门经直肠灌入结肠，以帮助病人达到清洁肠道、排便、排气的目的。

12. 是自肛门灌入药物，保留在直肠或结肠内，通过肠黏膜吸收达到治疗目的。

七、填空题

1. 1000 ~ 2000mL

2. 排尿次数增多 尿量增多

3. 丙酮 烂苹果

4. 酱油色或浓茶色 深黄色或黄褐色

5. 尿量与次数 颜色与透明度 比重 酸碱度 气味

6. 年龄与性别 饮食与气候 治疗与检查 个人习惯 疾病因素 心理因素

7. 4 ~ 5 阴蒂下方 18 ~ 20 耻骨前弯 耻骨下弯 尿道外口 膜部 尿道内口

8. 为尿潴留病人导出尿液 以减轻痛苦 协助临床诊断 治疗膀胱和尿道的疾病

9. 1000 虚脱 血尿

10. 每天 每周

11. 柏油样便 暗红色

12. 次数　形状　颜色　气味　混合物

13. 均衡饮食，多进食蔬菜、粗粮等富含膳食纤维和维生素的食物，多饮水　清淡的流质或半流质

14. 开塞露　甘油栓

15. 软化和清除粪便，解除便秘及肠胀气　清洁肠道，为某些手术、检查或分娩做准备　稀释并清除肠道内有害物质，减轻中毒

16. 消化道出血　妊娠　急腹症　严重心血管疾病

17. 肛门、直肠、结肠　大便失禁

18. 肛门括约肌及盆底肌肉收缩运动

八、简答题

1. 尿潴留病人的护理应遵循以下 8 个方面：

（1）心理护理：给予解释和安慰，消除病人的焦虑和紧张，鼓励病人树立战胜疾病的信心，积极配合治疗和护理。

（2）提供排尿环境：关闭门窗，屏风遮挡，适当调整治疗和护理时间。

（3）调整体位和姿势：根据病情协助卧床病人取合适的体位排尿，如协助病人抬高上身或坐起。

（4）诱导排尿：利用某些条件反射，如听流水声，或用温水冲洗会阴，以诱导排尿。

（5）热敷、按摩：可解除肌肉紧张，促进排尿。病情允许，可用手掌自膀胱底部向尿道方向推移按压，逐渐加力，切不可强力按压，防止膀胱破裂。

（6）药物或针灸治疗：必要时根据医嘱用药或针灸中极、三阴交、曲骨穴等刺激排尿。

（7）健康教育：指导病人养成及时、定时排尿的习惯，教会病人正确的自我放松方法。

（8）导尿术：经上述措施处理无效时，可根据医嘱采取导尿术。

2. 第一次导尿量不可超过 1000mL，以防大量放尿引起腹腔内压突然降低，大量血液滞留于腹腔血管内造成血压下降，产生虚脱；亦可因膀胱内突然减压，导致膀胱黏膜急剧充血，引起血尿。

3. 尿潴留病人；需要留取无菌尿标本，做细菌培养；测量膀胱容量、压力，检查残余尿量；进行尿道或膀胱造影等；治疗膀胱和尿道的疾病。

4. 保持尿道口清洁，每日用消毒液棉球消毒 1~2 次；每日更换集尿袋，每周更换尿管一次，硅胶导尿管可酌情延长更换时间；及时放出集尿袋内尿液，记录；病人离床活动时，引流管和集尿袋应放置妥当，不可高于耻骨联合，以防尿液逆流。

5. 灌肠中病人可能出现的问题及处理办法如下：

（1）病人有腹胀或便意，应嘱病人做深呼吸，以减轻不适。同时降低灌肠筒高度以减慢流速或暂停片刻

（2）病人出现脉速、面色苍白、出冷汗、剧烈腹痛、心慌气急等情况，应立即停

止灌肠，并与医生联系及时给予处理。

6. 排便失禁的护理有以下 5 个方面：

（1）心理护理：排便失禁的病人心情紧张而窘迫，常感到自卑和忧郁，期望得到理解和帮助。护理人员应尊重和理解病人，主动给予安慰与支持，消除其紧张、羞涩、焦虑、自卑等情绪，鼓励病人树立信心，配合治疗和护理。

（2）皮肤护理：床上铺橡胶单和中单或一次性尿布，及时更换污染的被单和衣裤，保持床铺清洁、干燥、平整；注意保护肛周皮肤清洁，每次便后用温水清洗，保持皮肤清洁干燥，必要时在肛门周围涂油膏保护，避免破损感染，并注意观察骶尾部皮肤变化，防止压疮的发生。

（3）重建排便能力：了解病人排便的时间、规律，定时给予便器，促使病人按时自己排便；对排便无规律的病人，可定时给予便盆试行排便，以帮助病人建立排便反射。

（4）室内环境：定时打开门窗通风换气，除去不良气味，使病人舒适。

（5）健康教育：向病人及家属解释排便失禁的原因和护理方法；指导病人及家属饮食卫生知识；教会病人进行肛门括约肌及盆底肌肉收缩运动锻炼的方法。

7. 慢性痢疾者应取左侧卧位，因为病变部位多在乙状结肠和直肠；阿米巴痢疾者应取右侧卧位，因为病变部位多在回盲部。

8. 会减弱肛门括约肌反应，甚至导致肛门括约肌永久性松弛。

九、案例

1. 主要问题：便秘。

原因：卧床休息，活动减少；饮水量少；饮食中肉食成分较多。

健康教育计划：

（1）向病人讲解有关排便的知识，养成定时排便的习惯。

（2）注意均衡饮食，多进食蔬菜、粗粮等富含膳食纤维和维生素的食物，多饮水。

（3）安排适当的运动，如散步、打太极拳等。

2. 主要护理问题：尿潴留。

护理目标：1 小时后病员自行排尿。

护理措施：

（1）心理护理：解释和安慰病人，消除焦虑和紧张情绪。

（2）提供排尿环境：关闭门窗，屏风遮挡，适当调整治疗和护理时间，使病人安心排尿。

（3）调整体位和姿势：助卧床病人取合适的体位排尿，如协助病人抬高上身或坐起，以免因不适应排尿姿势的改变而导致尿潴留。

（4）诱导排尿：听流水声，或用温水冲洗会阴，以诱导排尿。

（5）热敷、按摩下腹部：可解除肌肉紧张，促进排尿。如病情允许，可用手掌自膀胱底部向尿道方向推移按压，逐渐加力，切不可强力按压，防止膀胱破裂。

（6）药物或针灸治疗：根据医嘱注射卡巴胆碱等或针灸中极、三阴交、曲骨穴等，刺激排尿。

第九章 冷热疗法护理

一、A1 型题

1. B 2. E 3. B 4. B 5. D

二、A2 型题

1. B 2. B 3. B 4. D 5. A 6. B 7. A 8. B 9. A 10. A 11. B
12. A 13. E 14. E 15. E

三、A3 型题

1. E 2. C 3. D 4. B 5. A

四、X 型题

1. ABDE 2. ACD

五、判断题

（×）

六、填空题

1. 继发效应

2. 对冷热刺激反应的敏感性降低 对冷的适应能力有限

3. 减轻局部组织充血 疼痛

4. 用冷可使局部血流量减少，影响炎症的吸收

5. 心率减慢 心房或心室纤颤 房室传导阻滞

6. 反射性末梢血管收缩 引起一过性冠状动脉收缩

七、简答题

1. 禁用冷疗的情况有以下 4 个方面：

（1）慢性炎症或深部化脓症：用冷可使局部血流量减少，影响炎症的吸收。

（2）局部血液循环不良：用冷可加重血液循环障碍，导致局部组织缺血缺氧而变性坏死。

（3）对冷过敏：用冷出现过敏症状，如红斑、荨麻疹、关节疼痛、肌肉痉挛等，应禁忌使用。

（4）下列部位禁忌冷疗

枕后、耳郭、阴囊：以防冻伤。

心前区：以防引起反射性心率减慢，心房或心室纤颤，房室传导阻滞。

腹部：以防腹泻。

足底：以防反射性末梢血管收缩而影响散热，或引起一过性冠状动脉收缩。

2. 禁用热疗的情况有以下 5 个方面：

（1）未明确诊断的急腹症：虽减轻了疼痛，但易掩盖病情真相，贻误诊断治疗，有引发腹膜炎的危险。

（2）面部危险三角区的感染：因该处血管丰富，面部静脉无静脉瓣，且与颅内海绵窦相通，热疗可使血管扩张，血流量增多，导致细菌和毒素进入血液循环，使炎症扩散，造成严重的颅内感染和败血症。

（3）软组织损伤或扭伤的初期（48 小时内）：热疗可促进血液循环，加重皮下出血、肿胀和疼痛。

（4）各种脏器出血：热疗可使局部血管扩张，增加脏器的血流量和血管通透性而加重出血。

（5）其他：心、肝、肾功能不全者，孕妇，皮肤湿疹，金属移植物部位，恶性病变等禁忌热疗；急性炎症反应如牙龈炎、中耳炎、结膜炎等也不宜热疗；感觉麻痹、感觉异常者慎用热疗。

3. 皮肤薄且有大血管流经的部位血流丰富，可通过传导的物理作用，降低体温。

八、案例

（1）病人年龄、病情、体温、治疗情况；局部皮肤情况，如颜色、温度，有无硬解、瘀血等，有无感觉迟钝；病人意识状态、活动能力、合作程度。

（2）25% ～35% 乙醇，200 ～300mL。

（3）擦浴中注意事项如下：

①禁忌擦拭心前区、腹部、后颈部和足底以免引起不良反应。

②擦浴过程中注意观察病人反应，如出现面色苍白、寒战、呼吸异常时，应立即停止擦浴并通知医生。

③擦拭腋窝、肘窝、手掌、腹股沟和腘窝等血管丰富处时，稍用力并延长擦拭时间，以促进散热。

④擦浴整个过程不宜超过 20 分钟。

第十章　生命体征的护理

一、A1 型题

1. B　2. B　3. A　4. C　5. B　6. C　7. D　8. C　9. C　10. D　11. E
12. E　13. D　14. D　15. B

二、A2 型题

1. C　2. D　3. B　4. C　5. B　6. C　7. C　8. C　9. B　10. E　11. C
12. D　13. D　14. B　15. E　16. B　17. B　18. B　19. C　20. E　21. A　22. C
23. C　24. E　25. C　26. D　27. E

三、A3 型题

1. D　2. E　3. C　4. E　5. E　6. E　7. A　8. C　9. C　10. D　11. C
12. A

四、X 型题

1. AB　2. BCD　3. CDE

五、判断题

1．（×）　　2．（×）　　3．（√）　　4．（×）

六、名词解释

1．稽留热：体温持续在39℃～49℃左右，达数天或数月，24小时波动范围不超过1℃。

2．弛张热：体温在39℃以上，24小时内温差达1℃以上，体温最低时仍高于正常水平。

3．间歇热：体温骤然升高至39℃以上，持续数小时或更长，然后下降至正常或正常以下，经过一个间歇，又反复发作。即高热期和无热期交替出现。

4．不规则热：发热无一定规律，且持续时间不定。

5．脉搏短绌：在单位时间内脉率少于心率，称为脉搏短绌。

6．指在一系列正常均匀的脉搏中出现一次提前而较弱的搏动，其后有一较正常延长的间歇（代偿间歇），称间歇脉，亦称过早搏动。

7．指呼吸频率、节律和深浅度的异常。病人主观上感到空气不足，客观上表现为呼吸费力，可出现鼻翼扇动、端坐呼吸，辅助呼吸机参与呼吸活动及末梢发绀等。

8．潮式呼吸：又称陈－施呼吸，是一种由浅慢逐渐变为深快的呼吸，然后由深快转为浅慢，再经过一段呼吸暂停后，又开始重复以上的周期性变化，其形态就如潮水起伏。

9．间断呼吸：又称毕奥呼吸。表现为有规律的呼吸几次后，突然停止呼吸，间隔一个短时间后又开始呼吸，如此反复交替。即呼吸和呼吸暂停现象交替出现。

10．高血压：成人收缩压≥140mmHg和（或）舒张压≥90mmHg称为高血压。

11．低血压：血压低于90/60～50mmHg（12/8～6.65kPa）称为低血压。

12．脉压：收缩压与舒张压之差称为脉压。

七、填空题

1．36.0℃～37.0℃　　36.3℃～37.2℃　　36.5℃～37.7℃

2．节律　强弱　动脉壁弹性　紧张度

3．频率　深度　节律　声音

4．呼吸时胸骨上窝　锁骨上窝　肋间隙凹陷

5．24　10

八、简答题

1．发热程度的划分：

（1）低热：37.3℃～38.0℃

（2）中等热：38.1℃～39.0℃

（3）高热：39.1℃～41.0℃

（4）超高热：41.0℃以上

2．体温过高的分期及表现：

（1）体温上升期：此期特点是产热大于散热。体温上升可有两种方式：骤升和渐

升。骤升是体温突然升高，在数小时内升至高峰。渐升是指体温逐渐上升，主要表现是皮肤苍白、畏寒、寒战、皮肤干燥。

（2）高热持续期：此期特点是产热和散热在较高水平上趋于平衡。主要表现是皮肤潮红、灼热；口唇、皮肤干燥；呼吸深而快；心率加快；头痛、头晕、食欲不振、全身不适、软弱无力。

（3）退热期：此期特点是散热大于产热，体温恢复至正常水平。退热方式可有骤退和渐退两种。对于骤退型者由于大量出汗、体液大量丧失，易出现血压下降、脉搏细速、四肢厥冷等虚脱或休克现象。

3. 易出现血压下降、脉搏细速、四肢厥冷等虚脱或休克的现象，应严密观察和配合医生给予及时处理：保暖，补充水分，静脉补液，卧床休息，必要时氧气吸入，做好心理护理。

4. 测量血压的注意事项是：

（1）血压计要定期检查和校正，以保证其准确性。

（2）测血压前病人应保持情绪稳定，如有情绪激动或吸烟、进食等活动，应安静休息 20～30 分钟后再测量。

（3）正确使用血压计。充气不可过猛、过高，用后应驱尽袖带内的空气，卷好。如水银柱里出现气泡，应及时检修，不可带气泡测量，用后及时关闭水银槽的开关。

（4）需要密切监测血压者应做到四定：定时间、定部位、定体位、定血压计。

（5）正确选择测量肢体。为偏瘫、肢体外伤的病人测血压时应选健侧肢体，一侧肢体输液或施行手术，应选择对侧肢体测量。

（6）发现血压听不清或有异常时应重新测量。重测时，应先驱尽袖袋内的空气，使水银柱降至"0"点，休息片刻后再测，必要时可行双侧肢体血压测量对照。

（7）排除影响血压的因素，防止产生误差．

（8）健康教育，给病人及家属讲解测量血压的目的、注意事项及血压的正常值，指导病人家属正确使用血压计，正确判断血压测量结果。

5. 测量血压产生误差的原因是：

（1）袖带过宽，使测得的血压值偏低；袖带过窄，可使测得的血压值偏高。

（2）肱动脉低于心脏水平，可使测得的血压值偏高；肱动脉高于心脏水平，可使测得的血压值偏低。

（3）袖带过紧，测得血压值偏低；袖带缠得过松，可使测得的血压值偏高。

（4）测量者的视线低于水银柱弯月面，使血压读数偏高；反之，血压读数偏低。

九、案例

1.（1）体温过高、速脉和呼吸过速。

（2）高热；稽留热。

（3）应采取下列护理措施：

①降温。根据病情采用物理降温或药物降温的方法。

②加强病情观察。应每 4h 测量体温一次，待体温恢复正常 3d 后，改为每日 2 次；

观察脉搏的节律、频率、强弱变化及相关症状；监测呼吸，观察呼吸频率、节律的变化，有无呼吸困难及其他伴随症状，必要时氧气吸入。

③补充营养和水分。鼓励病人进食高热量、高蛋白、高维生素、低脂易消化的流质或半流质食物，少量多餐。鼓励病人多饮水，必要时静脉补液。

④保持清洁、舒适、呼吸道通畅，预防并发症。

⑤休息与安全。

⑥心理护理。

2.（1）潮式呼吸。

（2）是由于呼吸中枢的兴奋性降低，只有当缺氧严重，二氧化碳积聚到一定程度，才能刺激呼吸中枢，使呼吸恢复或加强，当积聚的二氧化碳呼出后，呼吸中枢又失去有效的兴奋，呼吸又再次减弱继而暂停，从而形成了周期性变化。

3.（1）脉搏短绌。其发生机制是由于心肌收缩力强弱不等，有些心输出量少的搏动可产生心音，但不能引起周围血管的搏动，造成脉率低于心率。

（2）脉率少于心率。

（3）由两名护士同时测量，一人听心率，另一人测脉率，由听心率者发出"起"或"停"口令，计时一分钟。

4.（1）三期高血压。

（2）应在右侧上肢测量血压；严密监测血压变化及伴随症状，做好记录；发现异常及时与医生联系，配合抢救。

第十一章　药物疗法

一、A1 型题

1. A　2. D　3. B　4. C　5. C　6. C　7. D　8. C　9. C　10. A　11. B
12. D　13. C　14. B　15. C　16. B　17. C　18. A　19. A　20. B　21. D　22. D
23. C　24. B　25. E　26. D　27. D　28. A　29. C　30. B　31. C

二、A2 型题

1. B　2. A　3. A　4. C　5. E　6. E　7. C　8. B　9. E　10. D　11. E
12. A　13. A　14. B　15. C　16. E　17. D　18. E　19. A　20. C　21. A　22. C
23. B　24. B　25. A　26. C

三、A3 型题

1. C　2. D　3. E　4. D　5. D　6. B　7. B

四、X 型题

1. AB　2. ABC　3. ABCE　4. ABCDE　5. ABDE　6. BC　7. ABC
8. ADE　9. ADE　10. CE　11. ABC　12. BD　13. ACE　14. BD
15. ABCDE　16. ABD　17. ACD　18. ABCD　19. AC　20. BCE

五、判断题

1.（×）　2.（×）　3.（√）　4.（√）　5.（×）　6.（√）　7.（√）　8.（×）　9.（×）

六、名词解释

1. 是将一定量无菌药液或生物制剂注入体内的方法，以达到诊断、预防、治疗疾病的目的。

2. 是将微量药液或生物制品注入表皮与真皮之间的方法。

3. 是将一定量的药液注入肌肉组织的方法。

4. 把可能致敏的微量药物或生物制品通过一定途径注入人体（如注入皮内组织），在一定时间内，通过对局部或全身出现反应的判断，推断机体是否对可疑抗原过敏的一种检测手段。

5. 可采用小剂量、短间隔、多次注射至所需全部剂量的方法。

6. 是应用雾化装置将药液以气雾状喷出，经口腔或鼻吸入呼吸道，达到湿化气道、预防和治疗相关疾病目的的给药方法。

七、填空题

1. 蓝色　红色　黑色

2. 黑纸遮光纸盒

3. 药匙　滴管　温开水

4. 适时再发或交班　耐心听取　重新核查医嘱　给予解释　以消除病人疑虑

5. 皮内注射　皮下注射　肌内注射　静脉注射

6. 刺激性弱　刺激性强

7. 前臂掌侧下段　上臂三角肌下缘

8. 上臂三角肌下缘　腹部　后背

9. 血管　神经

10. 用药　过敏　家族　药物过敏试验

11. 体温单　医嘱单　门诊卡　病历卡　注射卡　床头卡

12. 口服　皮内注射　静脉注射

13. 30～50　雾化罐　15～20

14. 冷　30～50　3～5　15～20

八、简答题

1. 各药品的正确保存方法：

（1）维生素C丸：避光贮存。

（2）95%乙醇：阴凉处密封存放。

（3）破伤风抗毒素：冰箱贮存。

2. 安全正确给药应遵循以下4个方面：

（1）安全用药：根据医嘱和药物的性能，掌握正确的给药方法，安排合理给药时间。

（2）及时用药：备好的药物应及时使用，避免久置引起药物污染或效价降低。

（3）注意配伍禁忌：当有两种或两种以上的药物联合使用时，应注意有无配伍禁忌。

（4）防止过敏反应：对易引起过敏反应的药物，使用前应了解过敏史，按需要做药物过敏试验，使用中加强观察。

3. 三查八对的内容：

（1）三查：操作前、操作中、操作后查。

（2）八对：对床号、姓名、药名、浓度、剂量、时间、用法及有效期。

4. 口服给药是临床上最简单、最常用、最方便、较经济、安全的给药方法，药物口服后经胃肠道黏膜吸收入血而发挥局部或全身的治疗作用。但由于口服给药吸收较慢，疗效易受胃肠功能、胃肠内容物的影响，故不适用于急救。对意识不清、吞咽功能障碍、呕吐不止、禁食等病人也不宜口服给药。

5. 注射原则是：

（1）严格遵守无菌操作原则。

（2）严格执行查对制度。

（3）严格执行消毒隔离制度，预防交叉感染。

（4）选择合适的注射器及针头。

（5）选择合适的注射部位。

（6）注射药液应现用现配。

（7）注射前排尽空气。

（8）掌握合适的进针角度和深度。

（9）注射前检查回血。

（10）运用无痛注射技术。

6. 无痛肌内注射应遵循以下5点：

（1）做好解释与安慰，解除病人思想顾虑，分散其注意力，指导病人做深呼吸，尽可能放松身心。

（2）选择正确的注射部位，指导并协助病人取适当的体位与姿势，使肌肉松弛，易于进针。

（3）注射时做到"二快一慢"，即进针快、拔针快、推药慢，且推药速度要均匀。

（4）如需同时注射数种药物，应查对有无配伍禁忌。一般应先注射无刺激性或刺激性弱的药液，再注射刺激性强的药液，以减轻疼痛。

（5）注射刺激性强的药物，宜选用长针头，且进针要深，注射完毕拔针时，适当延长按压穿刺点的时间，以免引起疼痛和硬结。

7. 一般选择肌肉丰厚且距大血管、大神经较远处，其中最常用的部位为臀大肌，其次为臀中肌、臀小肌、股外侧肌及上臂三角肌。

8. 臀大肌注射的定位有以下2种方法。

（1）十字法：从臀裂顶点向左或向右侧作一水平线，从髂嵴最高点做一垂线，将一侧臀部划分为4个象限，其外上象限（避开内角）为注射区。

（2）联线法：从髂前上棘至尾骨作一联线，其外上 1/3 处为注射部位。

9. 肌内注射应注意以下 5 项。

（1）严格执行无菌操作原则、查对制度及消毒隔离原则。

（2）注射时注意手法正确，用力适度。避免针梗全部刺入，以防折断针梗。

（3）2 岁以内的婴幼儿不宜选用臀大肌注射。因其臀大肌发育不完善，此处注射有损伤坐骨神经的危险，一般选用股外侧肌或臀中小肌注射。

（4）需长期肌内注射者，应交替更换注射部位，防止或减少局部产生硬结。

（5）如两种或两种以上药物同时注射时，应注意配伍禁忌。

10. 临床上常见静脉注射失败原因有：

（1）针头未刺入静脉内。

（2）针头斜面一部分在血管内。

（3）针头刺破对侧血管壁。

（4）针头刺入深层组织。

11. 肥胖者皮下脂肪较厚，静脉较深，显露不清，难以辨认，但血管相对比较固定。穿刺前，用手指触摸血管，探明其走向，由静脉上方进针并稍加大进针角度（30°～40°）。

12. 预防青霉素过敏应该做到：

（1）详细评估三史。

（2）正确实施过敏试验。

（3）操作中严格执行查对制度。

（4）药物应现用现配。

（5）严密观察病人。

（6）熟练掌握过敏性休克的抢救程序和抢救技术。

13. 青霉素皮试液的配制见下表：

青霉素	加等渗盐水	青霉素含量	要求
80 万 U	4mL	20 万 U/mL	完全溶解
取上液 0.1mL	0.9mL	2 万 U/mL	摇匀
取上液 0.1mL	0.9mL	2000U/mL	摇匀
取上液 0.1mL 或 0.25mL	0.9mL 或 0.75mL	200U/mL 或 500U/mL	摇匀

14. 少量抗原（TAT）进入人体内后，与吸附于肥大细胞或嗜碱性粒细胞上的 IgE 结合，使其逐步释放少量的组胺等活性物质。而机体本身能释放一种组胺酶，它可使组胺分解，不至于对机体产生严重损害，临床上可不出现症状。经过小量多次的反复注射后，逐步消耗掉细胞表面的 IgE 抗体，达到脱敏目的。但这种脱敏作用只是暂时的，经过一定时间后机体可重新恢复致敏状态，故再应用 TAT 时仍需重做过敏试验。

15. 超声波发生器在接通电源后，输出高频电能，使水槽底部晶体换能器发生超声波声能，声能震动并透过雾化罐底部的透声膜作用于罐内的药液，使药液表面张力和惯性受到破坏而成为细微的雾滴，通过螺纹管随病人的吸气进入呼吸道。

九、案例

1. 发生了青霉素过敏性休克。处理方法是：

（1）就地抢救。立即停药，平卧，就地抢救，同时通知医生。病情未稳定前，不宜搬动病人。

（2）首选盐酸肾上腺素注射。即刻皮下注射0.1%盐酸肾上腺素0.5～1mL，小儿酌减。如症状不缓解，可按医嘱每隔30分钟再行皮下注射或静脉注射，也可气管内滴入，直至脱离危险期。肾上腺素是抢救过敏性休克的首选药物，其具有收缩血管、增加外周阻力、兴奋心肌、增加心排出量及松弛支气管平滑肌的作用。

（3）保持呼吸道通畅，给予氧气吸入，改善缺氧症状。呼吸抑制时，立即行口对口人工呼吸，并肌内注射尼可刹米或洛贝林等呼吸兴奋药；喉头水肿影响呼吸时，应立即准备气管切开或气管插管，有条件者可借助人工呼吸机辅助呼吸。

（4）建立静脉通道。维持或迅速建立有效静脉通道，保证及时给药和扩充血容量。

（5）遵照医嘱给药。应用抗过敏药物，如地塞米松5～10mg或氢化可的松200mg加入5%或10%葡萄糖液500mL静脉滴注；抗组胺类药物，如肌注盐酸异丙嗪25～50mg或苯海拉明40mg；扩容、升血压，可用10%葡萄糖液或平衡液静脉滴注扩充血容量，必要时可用多巴胺、间羟胺等升压药物；纠正酸中毒可用5%碳酸氢钠静滴。

（6）对症抢救。如呼吸心跳骤停，立即配合医生实施心肺复苏、人工呼吸、胸外心脏按压等。

（7）密切观察病情。密切观察病人生命体征、尿量、神志等变化，并记录。及时评价治疗和护理效果，为抢救提供动态信息。

2. 可以注射TAT。可以用脱敏注射法进行注射。按下面表格的剂量肌内注射，每隔20分钟注射一次，期间密切观察病人反应。

次数	TAT（mL）	加等渗盐水（mL）	注射法
1	0.1	0.9	肌内注射
2	0.2	0.8	肌内注射
3	0.3	0.7	肌内注射
4	余量	稀释至1mL	肌内注射

第十二章　静脉输液和输血

一、A1 型题

1. E　2. B　3. B　4. B　5. C　6. D　7. E　8. C　9. C　10. C　11. C
12. A　13. B　14. A　15. C　16. B　17. B　18. E　19. A　20. C　21. A　22. D
23. E　24. E　25. A　26. A　27. C　28. D　29. C　30. A

二、A2 型题

1. B　2. C　3. D　4. C　5. D　6. C　7. A　8. C　9. C　10. C　11. E
12. E　13. D　14. B　15. C　16. A　17. D　18. E　19. C　20. D　21. C　22. B

23. C　24. E　25. C　26. E　27. D　28. E　29. C　30. E　31. A　32. D　33. A

34. D　35. C　36. A　37. D　38. B　39. B　40. B　41. A　42. E　43. E　44. B

45. E　46. C　47. A　48. C　49. C　50. D　51. E　52. E　53. D　54. A　55. D

56. C　57. B　58. E　59. A　60. A　61. B　62. C　63. A　64. E　65. B　66. B

三、A3 型题

1. A　2. A　3. B　4. E　5. A　6. C　7. A　8. E　9. C　10. C　11. A

12. E　13. C　14. D　15. B　16. B　17. D　18. A　19. E　20. D　21. C　22. C

23. A　24. D　25. A　26. D　27. A　28. B　29. B　30. E　31. B

四、X 型题

1. ABCD　　2. BCD　　3. ABCD　　4. BCD　　5. ABC　　6. ABCD　　7. ABCD

五、判断题

1.（×）　2.（√）　3.（×）　4.（×）　5.（×）　6.（×）　7.（√）　8.（√）

六、名词解释

1. 静脉输液法是利用液体静压的物理原理，将大量的无菌溶液和药液直接滴入静脉的治疗方法，是临床上最重要和最常用的给药方法之一。

2. 静脉输血法是将全血或成分血如血浆、红细胞、白细胞、血小板等通过静脉输入人体内的方法，是急救和治疗疾病的重要措施之一，临床上应用广泛。

3. 静脉输液泵是临床上准确控制输液流量和速度，在保证药物疗效的同时达到安全给药的一种仪器。

4. 静脉炎是指长期刺激静脉血管，导致静脉血管出现的炎症反应。

5. 4℃环境下保存 2～3 周的血液称为库存血。

6. 4℃环境下保存 1 周内的血液称为新鲜血。其保留了血液的原有成分，可以补充各种血细胞、凝血因子和血小板。多用于血液病的病人。

7. 将献血人的红细胞和血清分别与受血人的血清和红细胞混合，观察有无凝集反应，这一试验称为交叉配血试验。

8. 自体输血法是指采集病人体内的血液或手术中收集自体失血，经适当保存和处理，需要时回输给病人的方法，是最安全的输血方法。

9. 溶血反应是受血者或供血者红细胞发生异常破坏或溶解引起的一系列临床症状，是最严重的输血反应，分为血管内溶血反应和血管外溶血反应。

10. 大量输血一般是指在 24h 内紧急输血量相当于或大于病人总血容量。

七、填空题

1. 热能　氨基酸　正氮平衡　氨基酸　脂肪乳

2. 粗　直　弹性好　关节　静脉瓣

3. 20°角　15°～30°角　45°角

4. 1/2～2/3

5. 5cm

6. 年龄　病情　药物的性质　40～60 滴/分　20～40 滴/分

7. 头端　70% 乙醇

8. 坠积性肺炎　压疮

9. 3～5 天　7 天

10. 长期输液者　静脉穿刺困难者　年老体弱者　化疗者

11. 停止输液　端坐卧位　下垂　四肢轮流结扎

12. 贵要静脉　肘正中静脉　头静脉

13. 脉冲式　24 小时

14. 高浓度　刺激性较强

15. 95% 乙醇　50% 硫酸镁　2　20

16. 新鲜血　库存血

17. 浓缩红细胞　洗涤红细胞　红细胞悬液

18. −30℃　37℃ 的温水　6 小时内

19. 5 年　0.9% 氯化钠　0.1% 枸橼酸钠溶液

20. 受血者　供血者　供血者　受血者

21. 完整无破损　明显　变色　浑浊　凝块　气泡　交叉配血试验单

22. 两名护士

23. 20 滴/分　年老体弱　心衰　严重贫血

24. 24 小时

25. 术前预存自体血　术前稀释血液回输　术中失血回输

26. 10% 葡萄糖酸钙 10mL　低血钙（枸橼酸钠中毒反应）

27. 4 小时内

28. 输入异型血　输入变质的血液

29. 3 名　抽血　传递　输血

30. 10mL

八、简答题

1. 静脉输液的目的及适应证包括：

（1）补充水和电解质，维持酸碱平衡：常用于各种原因引起的脱水、酸碱平衡紊乱者。如腹泻、剧烈呕吐、大手术后等。

（2）补充营养，供给热能：常用于治疗慢性消耗性疾病、胃肠道吸收障碍、不能经口进食者，如昏迷、口腔疾病等病人。

（3）输入药物，治疗疾病：常用于中毒、各种感染、组织水肿等，通过静脉给药达到解毒、控制感染、利尿和治疗疾病的目的。

（4）增加血容量，改善微循环，维持血压：常用于严重烧伤、大出血、休克等病人。

2. 常用的晶体溶液及其作用包括：

（1）葡萄糖溶液：用于供给水分和热量。常用溶液有 5% 葡萄糖溶液和 10% 葡萄糖溶液。

（2）等渗电解质：用于补充水和电解质，维持体液和渗透压平衡。常用溶液有0.9%氯化钠溶液、复方氯化钠溶液（林格氏液）、5%葡萄糖氯化钠溶液。

（3）碱性溶液：用于纠正酸中毒，调节酸碱平衡。常用溶液有5%碳酸氢钠溶液和11.2%乳酸钠溶液。

（4）高渗溶液：用于利尿脱水，消除水肿，降低颅内压，改善中枢神经系统。常用溶液有20%甘露醇、25%山梨醇和50%葡萄糖溶液。

3. 常用胶体溶液及其作用包括：

（1）右旋糖酐：常用低分子右旋糖酐和中分子右旋糖酐。低分子右旋糖酐可降低血液黏稠度，改善微循环，预防血栓的形成；中分子右旋糖酐可提高血浆胶体渗透压，扩充血容量。

（2）代血浆：可增加循环血量和胶体渗透压，急性大出血时可与全血共用。常用羟乙基淀粉、氧化聚明胶、聚乙烯吡咯酮等。

（3）浓缩白蛋白注射液：维持机体胶体渗透压，减轻组织水肿。

（4）水解蛋白注射液：补充蛋白质，纠正低蛋白血症，促进组织修复。

4. 静脉输液时溶液不滴的原因及处理方法包括：

（1）针头滑出血管外。处理：应立即拔出针头，更换血管穿刺。

（2）针头斜面紧贴血管壁。处理：调整针头位置或适当变换肢体位置，直到点滴顺畅为止。

（3）针头阻塞。处理：更换针头，重新选择静脉血管穿刺。

（4）压力过低。处理：适当抬高输液瓶位置或放低肢体。

（5）静脉痉挛。处理：用热毛巾或热水袋敷在注射部位上端的血管，以缓解痉挛；提高室内温度，以利保暖。

5. 常见的输液故障有：

（1）溶液不滴。

（2）Murphy滴管内液面过高。

（3）Murphy滴管内液面过低。

（4）Murphy滴管内液面自行下降。

6. Murphy滴管内液面过高的处理：如果滴管侧面有调节孔，可夹住滴管上端输液管，打开调节孔，待滴管内液体下降至滴管的1/2~2/3时，关闭调节孔，松开输液管即可。如果滴管侧面无调节孔，将输液瓶从输液架上取下，倾斜输液瓶，使插入输液瓶内的针头露出液面，待滴管内液体缓慢下降至露出液面，将输液瓶重新挂于输液架上继续输液。

7. Murphy滴管内液面过低的处理：如果滴管侧面有调节孔，夹紧滴管下端输液管，打开调节孔，待滴管内液体上升至滴管的1/2~2/3时，关闭调节孔，松开输液管即可。如果滴管侧面无调节孔，夹紧滴管下端输液管，用手挤压输液管，使输液瓶内的液体流入到滴管内，当液面升至滴管的1/2~2/3时，停止挤压，松开滴管下端的输液管即可。

8. 预防发热反应的措施：输液前认真检查溶液质量、有效期；核对输液用品的包装、灭菌日期、有效期等；严格执行无菌操作。

9. 肺水肿的临床表现：输液过程中，病人突然出现呼吸急促、胸闷、咳嗽、咳粉红色泡沫样痰，严重时痰液可由口腔、鼻腔涌出。听诊肺部布满湿性啰音，心率快且心律不齐。

10. 静脉炎的临床表现：沿静脉血管走行出现条索状红线，局部疼痛、红肿、灼热甚至肿胀，有时伴有畏寒、发热等全身症状。发生范围大于血管长度。

11. 静脉炎的护理措施包括：

（1）停止此部位的输液，抬高患肢并制动，局部用 95% 乙醇或 50% 硫酸镁进行湿热敷，每日 2 次，每次 20 分钟。

（2）超短波理疗，每日 1 次。

（3）中药治疗。金黄散加醋调成糊状，局部外敷，具有清热、止痛、消肿的作用。

（4）合并感染时，遵医嘱给予抗生素治疗。

12. 预防静脉炎的发生需要做到：

（1）严格执行无菌操作。

（2）刺激性强的药物应充分稀释后应用，减少药物对血管的刺激，放慢输液的速度。

（3）提高穿刺的成功率，防止药物漏出血管外。

（4）有计划地更换输液部位以保护静脉。

13. 发生空气栓塞的原因有：

（1）加压输液、输血时无人守护；液体输入完毕未及时更换药液或拔针。

（2）输液导管内空气未排尽；导管连接不紧，有漏气。

（3）拔出较粗、近胸腔的深静脉导管时，穿刺点封闭不严。

14. 预防空气栓塞需要做到：

（1）输液前认真检查输液器的质量，排尽输液导管内的气体。

（2）输液过程中加强巡视，及时更换药液，输液完毕及时拔针；加压输液时安排专人在旁守护。

（3）拔出较粗的、近胸腔的深静脉导管后，必须严密封闭穿刺点。

15. 空气栓塞的临床表现：病人感到胸部异常不适或有胸骨后疼痛，随即发生呼吸困难、严重发绀，并伴有濒死感。听诊心前区可闻及响亮的、持续的水泡声。心电图呈心肌缺血和急性肺心病的改变。

16. 发生空气栓塞立即将病人置于左侧头低足高位的原因是：

此卧位有助于气体上浮于右心室，避免阻塞肺动脉入口；随着心脏的搏动，空气被打成泡沫，分次小量进入肺动脉内，最后弥散至肺泡逐渐被吸收。

17. 输液微粒的伤害有：

（1）微粒直接阻塞血管，引起局部供血不足，组织缺血、缺氧，甚至坏死。

（2）红细胞聚集在微粒上，形成血栓，引起血管栓塞和炎症。

（3）微粒进入肺、脑、肾等器官引起巨噬细胞增殖，包裹微粒形成肉芽肿，从而影响肺、脑、肾等器官不同程度的供血，造成循环障碍。

（4）引起血小板减少症和过敏反应。

（5）微粒刺激组织，发生炎症或形成肿块。

18. 三查：查血液的有效期、血液制品的质量、血液包装是否完好；八对：姓名、床号、住院号、血袋（瓶）号、血型、交叉配血试验结果、血液制品种类、血量。

19. 造成血管内溶血的原因有：

（1）输入了异型血：供血者和受血者血型不符是输血反应中最为严重的一种。反应发生快，输入 10～15mL 血液即可出现症状。

（2）输入变质的血液：输入前红细胞已经破坏溶解，如血液存储时间过久、保存温度不当、血液制品剧烈震荡或被细菌污染、血液内加入药物等。

九、案例

1.（1）输入药物，控制感染，治疗疾病。

（2）静脉炎。

（3）①停止此部位的输液，抬高患肢并制动，局部用 95% 乙醇或 50% 硫酸镁进行湿热敷，每日 2 次，每次 20 分钟。②超短波理疗，每日 1 次。③中药治疗：金黄散加醋调成糊状，局部外敷，具有清热、止痛、消肿的作用。④合并感染时，遵医嘱给予抗生素治疗。

2. 该病人发生了空气栓塞。对他进行的护理措施包括：

①立即将病人置于左侧头低足高位；②给予高流量吸氧，提高病人血氧浓度，从而纠正缺氧症状；③有条件时可使用中心静脉导管抽出血管内空气；④严密观察病人病情变化，如有异常及时对症处理。

3.（1）输血前准备：①根据医嘱填写好输血申请单，抽取血标本 2mL 一起送血库进行血型鉴定和交叉配血试验；②护士凭取血单到血库取血，与血库工作人员共同做好"三查八对"；③血液从血库取出后勿剧烈震荡，以免红细胞破裂造成溶血；④血液不可加热，避免血浆蛋白凝固变性，可在室温下放置 15～20 分钟后输入；⑤血液制品中不可添加任何的药物，避免变质。⑥输血前，应先征得病人的理解及同意，签署知情同意书；⑦血液从血库取出后，需经两名护士核对无误后方可输入。

调节速度：开始滴速不宜超过 20 滴/分，观察病人无不良反应后可调节滴速 40～60 滴/分之间。

（2）可以从临床表现上判断。溶血反应共分为 3 个阶段：

第一阶段：出现头胀痛、四肢麻木、腰背部疼痛、面部潮红、胸闷等症状。

第二阶段：出现黄疸和血红蛋白尿，伴寒战、高热、呼吸困难、发绀和血压下降等症状。

第三阶段：出现少尿、无尿等急性肾衰竭的症状，严重者发生死亡。

护理措施：①立即停止输血，维持静脉通路，通知医生给予相应处理，将余血、病人血标本送化验室检查；②给予氧气吸入，遵医嘱给予升压药和其他药物治疗；③双侧腰部封闭，用热水袋热敷双侧肾区，以便解除肾小管痉挛；④碱化尿液，静脉注射碳酸氢钠，促进血红蛋白的溶解和排出，以免肾小管阻塞；⑤密切观察生命体征和尿量的变化，做好记录，发生急性肾衰竭时做好相应处理；⑥出现休克时，给予抗休克治疗；⑦给予心理护理，消除病人紧张、恐惧的心理。

第十三章　标本采集

一、A1 型题

1. D　2. A　3. D　4. A

二、A2 型题

1. E　2. B　3. C　4. A　5. A

三、A3 型题

1. A　2. D　3. D

四、判断题

(×)

五、填空题

1. 导尿术　留取中段尿法

2. 一天的痰量　性状

六、简答题

1. 标本采集应遵循以下原则：

（1）遵照医嘱：各项标本的采集均应按照医嘱执行。

（2）做好准备：采集标本前应明确检验目的，认真评估病人的病情、心理反应和合作程度。根据检验目的选择适当的容器，容器外按照要求贴上标签。

（3）严格查对：严格执行查对制度以确保采集准确无误。采集前、中、后及送检前认真核对：医嘱、申请项目、申请时间、病人所在科室、床号、姓名、性别、住院号、采集容器及方法等。

（4）正确采集：为了确保送检标本的质量，护士必须掌握正确的标本采集技术、采集时间、采集容器及采集量。

（5）及时送检：标本应及时留取，以免污染或变质而影响检验结果，某些特殊标本应注明采集时间。

2. 24 小时尿标本采集时常用的防腐剂为甲醛、甲苯和浓盐酸。

甲醛的作用：固定尿中有机成分、防腐。

浓盐酸的作用：防止尿中激素被氧化、防腐。

甲苯的作用：保持尿液中的化学成分不变。

七、案例

应准备抗凝试管（血糖）、干燥试管（肝功能）和血培养瓶。

采集标本时应注意的事项：

（1）做生化检验时，宜清晨空腹采血，应提前通知病人禁食。

（2）根据检验目的准备适合的标本容器，并计算采血量。

（3）严禁在输液、输血的针头处或在同侧肢体抽取血标本，以免影响检验结果。

（4）真空试管采血时不可先将真空试管与采血针头相连，以免试管内负压消失而影响采血。

（5）如同时采集几个种类的标本应注意注入顺序：先注入血培养瓶，再注入抗凝管，最后注入干燥试管。

第十四章　危重病人的护理及抢救

一、A1 型题

1. C　2. E　3. E　4. D　5. C　6. D　7. C　8. D　9. C　10. B　11. C
12. C　13. C　14. D　15. E　16. C　17. C　18. E

二、A2 型题

1. A　2. B　3. A　4. D　5. B　6. E　7. D　8. A　9. C　10. B　11. E
12. D　13. B　14. A　15. E　16. C　17. D　18. B　19. D　20. E　21. E　22. D
23. A　24. E　25. E　26. A　27. E　28. A　29. B　30. D　31. A　32. C　33. E
34. B　35. D　36. D　37. A　38. C　39. B

三、A3 型题

1. D　2. B　3. C　4. E　5. C　6. C　7. C　8. D　9. D　10. A　11. A
12. D　13. D　14. E　15. A

四、X 型题

1. ABCDE　2. ABCD　3. ABCE　4. ABCDE

五、判断题

1. （√）　2. （×）　3. （√）　4. （×）

六、名词解释

1. 是最轻的意识障碍，病人持续地处于睡眠状态，能被唤醒，醒后能正确回答问题和做出各种反应，刺激去除后又很快入睡。

2. 是接近于人事不省的意识状态，病人处于熟睡状态，不易唤醒，醒后不能正确回答问题，刺激停止后即进入熟睡状态。

3. 是通过给病人吸入氧气以提高血氧含量及动脉血氧饱和度，纠正缺氧的方法。

4. 是将洗胃管经口腔或鼻腔插入胃内，利用重力、虹吸或负压吸引作用，将大量溶液灌入胃腔内并吸出，达到反复冲洗胃黏膜的方法。

5. 是指利用负压作用，用导管经口、鼻腔、人工气道将呼吸道分泌物吸出，以保持呼吸道通畅的一种方法。

七、填空题

1. 味　色　量　性状

2. 颜色　温度　湿度　弹性　出血　水肿

3. 发育　饮食与营养　表情和面容　体位与姿势　皮肤黏膜　呕吐物

4. 嗜睡　意识模糊　谵妄　昏睡　昏迷

5. 双侧小脑幕裂孔疝　枕骨大孔疝　颠茄类药物中毒等；同侧小脑幕裂孔疝；颅内病变如脑疝

6. 防火　防震　防热　防油

7. 无菌蒸馏水　灭菌水；1/3 或 1/2；20% ~30% 乙醇

8. 2 次；一次；4 ~8

9. 解毒　减轻胃黏膜水肿　手术或某些检查前的准备

10. 4 ~6 小时　睡前

11. 100 ~200mL

12. 高锰酸钾　碱性药物

13. 颊部　舌部周围　深部痰液　15 秒

14. −300 ~ −400mmHg　−250 ~ −300mmHg

八、简答题

1. 危重病人的支持性护理有：

(1) 严密观察病情变化，做好病情记录。

(2) 保持呼吸道通畅。

(3) 确保病人安全。

(4) 补充营养水分。

(5) 加强眼、口、鼻护理。

(6) 做好排泄及皮肤护理。

(7) 加强引流管护理。

(8) 做好心理护理。

2. 对意识丧失、谵妄或昏迷的病人要保证其安全，必要时可使用保护具。牙关紧闭抽搐的病人，可用压舌板裹上数层纱布，放于上下磨牙之间，以免将舌咬伤；光线宜暗，工作人员动作要轻，以免因外界刺激而引起抽搐。

3. 执行口头医嘱时，护士要复述一遍，双方确认无误后方可执行，抢救完毕后，请医生及时补写医嘱和处方。抢救中各种空安瓿、输液空瓶、输血空袋等应集中放置以便统计查对。

4. 吸氧法的注意事项有：

(1) 严格遵守操作规程，注意用氧安全：切实做好"四防"，即防火、防震、防热、防油。氧气筒应安置在阴凉处，周围严禁烟火和易燃品，至少离火炉 5m、暖气 1m，氧气表及螺旋口上勿抹油，搬运时避免倾倒和震动。

(2) 避免关错开关：使用氧气时，应先调节流量而后应用；停用时先拔出导管，再关闭氧气开关；中途改变流量时，先将湿化瓶与鼻导管分离，调节好流量后再接上，以免一旦关错开关，大量氧气突然冲入呼吸道而损伤肺组织。

（3）正确衡量氧疗的效果：在用氧过程中可根据病人脉搏、血压、精神状态、皮肤颜色及湿度、呼吸方式、血气分析等来衡量氧疗的效果。

（4）避免感染，保持舒适：持续鼻导管用氧者，每日更换鼻导管2次以上；如使用单侧鼻导管吸氧时，应双侧鼻孔交替插管；使用鼻塞、头罩者每天更换一次；面罩者每4~8小时更换一次。

（5）保证安全：氧气筒内氧气不可用尽，压力表上指针降至5kg/cm²（约0.5MPa）时，即不可再用，以防灰尘进入筒内，当再次充氧时引起爆炸。

（6）正确标识氧气筒：对未用或已用空的氧气筒，应分别悬挂"满"或"空"的标志并在不同的地方分别存放，以免急用时拿错，耽误抢救时间。

5. 强腐蚀性毒物（强酸、强碱）中毒、食管阻塞、食管狭窄、食管胃底静脉曲张、上消化道溃疡、癌症等病人禁忌洗胃。

6. 吞服强酸或强碱等腐蚀性毒物可按医嘱给予药物，或迅速给予物理性对抗剂，如牛奶、豆浆、蛋清、米汤等，以保护胃黏膜。

7. 清除呼吸道分泌物，改善肺通气，预防肺不张、坠积性肺炎等肺部感染。

8. 吸痰法的注意事项：

（1）根据病人情况及痰液黏稠情况调节负压，成人：-300 ~ -400mmHg，儿童：-250 ~ -300mmHg。

（2）严格无菌操作，治疗盘内吸痰用物每天更换1~2次。

（3）密切观察病情。当喉头有痰鸣音或排痰不畅时，应立即抽吸。

（4）痰液黏稠可配合叩背或交替使用超声雾化吸入，还可缓慢滴入少量生理盐水或化痰药物，使痰液稀释，便于吸出。

（5）为婴儿吸痰吸痰管要细，动作轻柔，负压不可过大，以免损伤黏膜。

（6）贮液瓶液体达2/3满时，应及时倾倒，以免液体过多，被吸入马达内损坏机器。

（7）连续使用时间不宜过久，每次不超过2小时。

（8）专人管理，定期检查其效能，并做好清洁消毒工作。

9. 使用人工呼吸机的注意事项有：

（1）密切观察病情变化：密切观察生命体征、意识状态的变化，定期进行血气分析和电解质的测定。观察病人有无自主呼吸、呼吸机的工作情况、有无漏气、管道连接处有无脱落、各参数是否符合病人的情况。

（2）观察通气是否合适：若通气量合适，吸气时能看到胸廓起伏，肺部呼吸音清楚，生命体征恢复并稳定；若通气不足，出现二氧化碳滞留时，病人皮肤潮红、出汗、浅表静脉充盈消失；若通气量过度，病人出现昏迷、抽搐等碱中毒症状。

（3）保持呼吸道通畅：鼓励咳嗽，深呼吸，协助危重病人定期翻身、拍背，以促进痰液排出，同时湿化吸入气体。

（4）预防和控制感染：呼吸机的湿化器应每日清洁、消毒，并更换液体；螺纹管接口每日更换，浸泡消毒；病室空气每天消毒1~2次；地面及家具物品每天用消毒液擦拭2次。

（5）做好生活护理：做好口腔护理，并保证水分和营养的摄入，可采用鼻饲或静脉高营养疗法。

九、案例

（1）此病人处于浅昏迷。

（2）此病人昏迷，应将其头偏向一侧，及时吸痰与清理呕吐物，防止窒息。实施人工气道时，需要经常翻身、及时吸痰、拍背，以改善通气状态，防止继发感染。

第十五章　临终护理

一、A1 型题

1. A　　2. D　　3. D　　4. C　　5. C　　6. B　　7. A　　8. B　　9. D　　10. A

二、A2 型题

1. D　　2. D　　3. E　　4. E　　5. A　　6. E　　7. B　　8. A　　9. B　　10. E

三、A3 型题

1. D　　2. A　　3. C　　4. B　　5. E

四、X 型题

BCDE

五、判断题

（×）

六、名词解释

1. 临终关怀指由社会各层次人员组成的团队向临终病人及其家属提供包括生理、心理和社会等方面的全面性支持和照料，又称善终服务、安息护理。

2. 临终护理是对那些接近死亡的病人实施积极的整体护理。其目的是尽可能减轻临终病人的痛苦与恐惧，维护其尊严，使其安详地告别人世。

3. 濒死即临终，指病人在接受治疗或姑息性治疗后病情恶化，是生命的最后阶段，各种迹象显示生命即将结束。

4. 死亡是指个体生命活动和新陈代谢的永久性停止。

七、填空题

1. 大脑　中脑　小脑　脑干

2. 不可逆的深度昏迷　自发呼吸停止　脑干反射消失　脑电波消失

3. 濒死期　临床死亡期　生物学死亡期

4. 否认期　愤怒期　协议期　抑郁期　接受期

八、简答题

1. 临终关怀的基本原则包括：

（1）以护理照顾为主。

（2）维护病人的尊严。

（3）提高生存的质量。

（4）注重心理支持。

2. 主要做好以下工作：

（1）满足家属照顾陪伴病人的需要。

（2）鼓励家属表达对病人的情感。

（3）指导、协助家属对病人的照顾。

（4）尽量满足家属的需求。

（5）协助维持家庭的完整性。

3. 尸体护理需要注意：

（1）尸体护理应在医生开出死亡证明、家属同意后进行。避免时间过长，出现尸僵。

（2）进行尸体护理时，注意态度要严肃、认真，维护死者尊严及隐私权，不可随意暴露尸体。

（3）传染病人尸体按消毒隔离原则处理。

九、案例

病人在接近死亡时，会产生十分复杂的心理变化，临终病人心理反应分为 5 个阶段。即否认期、愤怒期、协议期、协议期、接受期。

1. 否认期护理措施　经常陪伴在病人身旁，耐心倾听，与病人之间坦诚沟通，既要维护病人的知情权，也不要欺骗病人，也不必揭穿病人，应注意医护人员对病人的言语一致性。

2. 愤怒期护理措施　护士认真倾听病人的感受，充分理解病人的痛苦，给予关爱和宽容，允许病人宣泄他们的情感，并鼓励家属的陪伴和关爱。同时注意预防意外事件的发生。

3. 协议期护理措施　护士应主动关心病人，鼓励其说出内心的感受，并给与指导。尽量满足病人的要求，加强护理，使其更加配合治疗，使其减轻痛苦。创造条件，协助病人完成其角色义务，实现愿望，充实生命的最后历程，提高生命质量。

4. 抑郁期护理措施　护士应经常陪伴病人，并给予更多的同情和照顾。尽量满足病人的要求，允许其宣泄情感，鼓励家属陪伴左右，并加强安全保护。

5. 接收期护理措施　护士应减少外界干扰，提供安静、舒适的环境，尊重其选择，保持与病人的沟通，帮助病人了却未完成的心愿，并给予适当的支持，使其安详的告别人世。

第十六章　医疗护理文件记录

一、A1 型题

1. C　　2. E　　3. D　　4. D　　5. B　　6. B

二、A2 型题

1. C   2. B   3. A   4. D   5. C   6. A   7. A   8. C   9. D   10. D   11. D   12. D

三、A3 型题

1. B   2. E   3. D   4. C

四、X 型题

1. ABCDE   2. ABC   3. ABCDE   4. DE

五、判断题

(×)

六、名词解释

1. 医嘱是医生根据病人需要拟定的治疗计划和护理措施的书面嘱咐。

2. 长期医嘱是有效时间在 24 小时以上，当医生注明停止时间后失效。

3. 临时医嘱是有效时间在 24 小时以内，应在短时间内执行，一般只执行一次。

4. 长期备用医嘱是有效时间在 24 小时以上，必要时使用，两次执行之间有时间间隔，由医生注明停止时间方可失效。

5. 临时备用医嘱是仅在 12 小时内有效，必要时使用，只执行一次，过期尚未执行则自动失效。

七、填空题

1. 长期医嘱　临时医嘱　备用医嘱

2. 长期　临时

3. 病情危重　抢救　大手术后　特殊治疗后

4. 次晨 7 时　体温单

5. 离开的　新进的　重点护理的

6. 入院时间　手术时间　分娩时间　转入时间　转出时间　出院时间　死亡时间

八、简答题

1. 病历书写的要求：

（1）及时：医疗和护理文件书写必须及时，不可提早或拖延，更不能漏记，使资料保持最新。

（2）准确、真实：医疗和护理文件的内容必须准确、真实，不可主观臆断，描述应详细、客观。

（3）完整：医疗和护理文件的眉栏、页码、各记录必须逐项填写完整，避免遗漏，书写者应签上全名，以明确职责。医疗护理文件不得随意拆散、损坏或外借，以免丢失。

（4）简明扼要：医疗和护理文件的内容应尽量简明扼要，语句通顺，重点突出，使用医学术语应确切，并使用公认的缩写，避免笼统及含糊不清。

（5）清晰书写：医疗和护理文件书写应使用红、蓝墨水钢笔或签字笔，字体清楚、端正，不出格，不跨行，不得涂改、剪贴，或滥用简化字，保持文件的整洁。如有错误，应在相应的文字上划双横线，就近书写正确文字并签全名。

2. 医嘱的种类有：

（1）长期医嘱：有效时间在 24 小时以上，当医生注明停止时间后失效。

（2）临时医嘱：有效时间在 24 小时以内，应在短时间内执行，一般只执行一次。有的临时医嘱必须立即执行，有的限定执行时间。

（3）备用医嘱：包括长期备用医嘱和临时备用医嘱，长期备用医嘱的有效时间在 24 小时以上，必要时使用，两次执行之间有时间间隔，由医生注明停止时间方可失效；临时备用医嘱仅在 12 小时内有效，必要时使用，只执行一次，过期尚未执行则自动失效。

3. 处理各种医嘱的注意事项：

（1）医嘱必须经医师签名后方为有效。

（2）转抄医嘱应做到认真、细致、准确、及时，要求字迹清楚。护士不得任意涂改，执行医嘱后及时记录执行时间、签名。

（3）处理医嘱应先急后缓，先执行临时医嘱，再执行长期医嘱。

（4）书面医嘱应仔细查对，确认无误后方可执行。若发现医嘱有疑问，必须与医师核对清楚后方可执行。

（5）一般情况下，医师不得下达口头医嘱。因抢救急危病人需要下达口头医嘱时，护士必须复诵一遍，双方确认无误后执行。抢救结束后，医师应当据实补医嘱。

（6）护士每班要查对医嘱。所有医嘱必须有医生签名方为有效。

（7）护士如因极特殊情况未按照长期医嘱及时给药，应将原因记录在备注栏内。

（8）凡需下一班执行的临时医嘱，要交代清楚。

（9）医嘱不得涂改。凡是写在医嘱单上而又不需执行的医嘱，应由医师在该项医嘱上用红色笔标注"取消"字样，并在医嘱后签名。

（10）输血医嘱需两人核对无误后方可执行，并在执行栏内两人签全名。

九、案例

（1）此医嘱是长期备用医嘱。它的特点是有效时间在 24 小时以上，必要时使用，两次执行之间有时间间隔，由医生注明停止时间方可失效。

（2）此医嘱要求两次使用的间隔时间必须是 6 小时，作为值班护士，7：10pm 病人伤口疼痛难忍，才执行了一次，12：00mn 病人又诉伤口疼痛，难以入睡，两次的间隔时间不到 6 小时，所以不能执行该项医嘱，只能选用其他方法帮助病人减轻疼痛。